W0253754

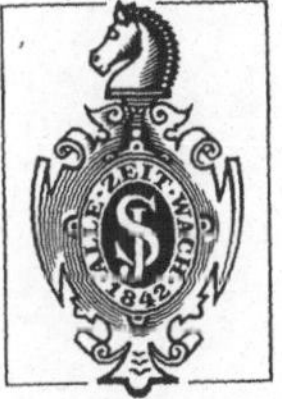
ALLE · ZEIT · WACH
1842

P. E. Peters E. Zeitler (Hrsg.)

Röntgenkontrastmittel

Nebenwirkungen · Prophylaxe · Therapie

Springer-Verlag
Berlin Heidelberg New York
London Paris Tokyo
Hong Kong Barcelona
Budapest

Professor Dr. P. E. Peters
Institut für Klinische Radiologie
Westfälische Wilhelms-Universität
Albert-Schweitzer-Straße 33
W-4400 Münster, Bundesrepublik Deutschland

Professor Dr. E. Zeitler
Klinikum Nürnberg
Radiologisches Zentrum
Flurstraße 17
W-8500 Nürnberg, Bundesrepublik Deutschland

Mit 49 Abbildungen

ISBN-13: 978-3-540-53550-8 e-ISBN: 978-3-642-76338-0
DOI: 10.1007/978-3-642-76338-0

CIP-Titelaufnahme der Deutschen Bibliothek. Röntgenkontrastmittel : Nebenwirkungen, Prophylaxe, Therapie / P. E. Peters ; E. Zeitler (Hrsg.). – Berlin ; Heidelberg ; New York ; London ; Paris ; Tokyo ; Hong Kong ; Barcelona : Springer, 1991
ISBN 3-540-53550-0 (Berlin ...)
NE: Peters, Peter E. [Hrsg.].

Satz: Konrad Triltsch, Graphischer Betrieb, Würzburg
21/3130-543210 – Gedruckt auf säurefreiem Papier

Vorwort

Von 1986 bis 1989 traf sich alljährlich eine wechselnd zusammengesetzte Gruppe von Radiologen mit Vertretern anderer klinischer Disziplinen, Grundlagenforschern und Naturwissenschaftlern aus Universitäten, Krankenhäusern und Industrie zu einem „Expertengespräch" über Kontrastmittel. In den seminarartigen Veranstaltungen mit kleiner Teilnehmerzahl hatte man endlich einmal Zeit, alle anstehenden Fragen auszudiskutieren. So wurde z. B. die Neurotoxizität der modernen nichtionischen Röntgenkontrastmittel aus pharmakologischer, toxikologischer, neurophysiologischer, neurologischer, neuropathologischer und neuroradiologischer Sicht abgehandelt. In ähnlicher Gründlichkeit ging es um renale und extrarenale Ausscheidungswege, um Analyse und Prophylaxe der kontrastmittelbedingten Nebenwirkungen und um Planung und Durchführung klinischer Prüfungen. Von diesen Expertengesprächen sind die Teilnehmer jeweils bereichert in ihre Kliniken und Labors zurückgekehrt, aber eine breitere Öffentlichkeit nahm davon keine Notiz. Um die Last der Vor- und Nachbereitung von den Schultern der „Experten" zu nehmen, haben wir auf schriftliche Beiträge verzichtet und nur für die Teilnehmer jeweils einen internen Bericht erstellt.

Das 5. Expertengespräch 1990 in Köln sollte anders werden; hier sollten die eingeladenen Referenten „state of the art"-Beiträge aus dem Gebiet ihrer speziellen Kennerschaft zur Diskussion vorlegen. Aus diesem Material entstand die vorliegende Monographie, von der wir glauben, daß sie den aktuellen Wissenstand auf dem Gebiet der Röntgenkontrastmittel reflektiert.

„Experten sind Personen, die von immer weniger immer mehr wissen" (Mittelstraß). Bringt man sie in „Expertengesprächen" mit anderen Mitgliedern ihrer Zunft zusammen, besteht die gute Möglichkeit, daß durch Wissens-Transfer viele immer mehr von immer mehr verstehen. Für das Gebiet der Kontrastmittel ist das unser Ziel.

P. E. Peters
E. Zeitler
W. Clauss

Inhaltsverzeichnis

Mitarbeiterverzeichnis

Arlart, I. P., Prof. Dr., Zentrum für Radiologie, Katharinenhospital, Kriegsbergstraße 61, W-7000 Stuttgart 1, Bundesrepublik Deutschland

Clauss, W., Dr., Schering AG, Klinische Forschung, Müllerstraße 170–178, W-1000 Berlin 65, Bundesrepublik Deutschland

Claussen, C. D., Prof. Dr., Radiologische Universitätsklinik, Eberhard-Karls-Universität, Hoppe-Seyler-Straße 3, W-7400 Tübingen 1, Bundesrepublik Deutschland

Fink, U., Priv.-Doz. Dr., Radiologische Klinik, Klinikum Großhadern, Marchioninistraße 15, W-8000 München 70, Bundesrepublik Deutschland

Glöbel, B., Prof. Dr., Abteilung Medizintechnik, Universitätskliniken Homburg, W-6550 Homburg, Bundesrepublik Deutschland

Hagen, B., Dr., Radiologische Abteilung, Martin-Luther-Krankenhaus, Caspar-Theyss-Straße 27–31, W-1000 Berlin 33, Bundesrepublik Deutschland

Hellige, G., Prof. Dr., Experimentelle Kardiologie, Zentrum Physiologie, Humboldtallee 7, W-3400 Göttingen, Bundesrepublik Deutschland

Junge, W., Priv.-Doz. Dr., Jägersberg 7–9, W-2300 Kiel 1, Bundesrepublik Deutschland

Klopp, R., Dr., Humboldt Universität Berlin, Bereich Medizin, Institut für kardiovaskuläre Diagnostik, Schumannstraße 20/21, O-1040 Berlin, Bundesrepublik Deutschland

Langer, M., Prof. Dr., Universitäts-Klinikum Rudolf Virchow, Standort Charlottenburg, Strahlenklinik und Poliklinik, Spandauer Damm 130, W-1000 Berlin 19, Bundesrepublik Deutschland

Maurer, H.-J., Prof. Dr., Flurstraße 34b, W-8990 Bodolz-Enzisweiler, Bundesrepublik Deutschland

Ostheim-Dzerowycz, W., Dr., Röntgenabteilung, Hochrheinklinik, Bergseestraße 57, W-7880 Bad Säckingen, Bundesrepublik Deutschland

Reiser, M., Prof. Dr., Radiologische Universitätsklinik, Sigmund-Freud-Straße 25, W-5300 Bonn 1, Bundesrepublik Deutschland

REITHER, M., Prof. Dr., Radiologisches Zentrum, Abteilung Diagnostik, Klinikum Nürnberg, Flurstraße 17, W-8500 Nürnberg, Bundesrepublik Deutschland

SCHERBERICH, J.E., Prof. Dr., Abteilung für Nephrologie, Zentrum der Inneren Medizin, Klinikum der J.-W.-Goethe-Universität, Theodor-Stern-Kai 7, W-6000 Frankfurt, Bundesrepublik Deutschland

SCHÖBEL, CH., Dr., Schering AG, Experimentelle Toxikologie, Müllerstraße 170–178, W-1000 Berlin 65, Bundesrepublik Deutschland

TAENZER, V., Prof. Dr., Städtisches Krankenhaus Moabit, Abt. Röntgendiagnostik, Turmstraße 21, W-1000 Berlin 21, Bundesrepublik Deutschland

THRON, A., Prof. Dr., Abteilung Neuroradiologie, Neurologische Klinik des Klinikums der RWTH, Pauwelstraße, W-5100 Aachen, Bundesrepublik Deutschland

VIELUF, D., Dr., Dermatologische Klinik und Poliklinik der Universität München, Frauenlobstraße 9–11, W-8000 München 2, Bundesrepublik Deutschland

WEBER, J., Priv.-Doz. Dr., Röntgenabteilung, Krankenhaus Rissen, Suurheid 20, W-2000 Hamburg 56, Bundesrepublik Deutschland

WEISSAUER, W., Prof. Dr., Leerstetterstraße 44, W-8505 Wendelstein, Bundesrepublik Deutschland

WEISSLEDER, H., Prof. Dr., Abteilung Röntgendiagnostik, Kreiskrankenhaus, Gartenstraße 40, W-7830 Emmendingen, Bundesrepublik Deutschland

ZANDER, J., Dr., Klinik und Poliklinik für Anästhesiologie, Westfälische Wilhelms-Universität, Albert-Schweitzer-Straße 33, W-4400 Münster, Bundesrepublik Deutschland

ZEITLER, E., Prof. Dr., Abteilung Diagnostik, Radiologisches Zentrum des Klinikums Nürnberg, Flurstraße 17, W-8500 Nürnberg, Bundesrepublik Deutschland

Geschichtlicher Überblick über die Entwicklung jodierter Röntgenkontrastmittel

H.-J. Maurer *

Jod als kontrastgebende Substanz ist schon seit 1896 bekannt (Haschek u. Lindenthal). 1923 wandten dann Osborne, Sutherland, Scholl u. Rowntree Natriumjodid zur intravenösen Urographie an; ungeachtet des erzielbaren guten Kontrasts mußte dieses Verfahren jedoch wegen der hohen Toxizität wieder aufgegeben werden. Gesichert war aber dennoch die ausgezeichnete Kontrastgebung von Jod, dessen physikalische Eigenschaft – Bindungsenergie des K-Elektrons 34 keV, d.h. etwa im Bereich der in der Röntgendiagnostik angewandten Photonen, mit Maximierung der Wechselwirkung – seinen Einsatz nahelegten. In anderem Zusammenhang synthetisierten 1925 Binz u. Raeth Pyridinverbindungen, die teilweise auch Jod enthielten (s. Binz 1937). 1928 und 1929 untersuchte Swick in den Laboratorien und an den Kliniken von L. Lichtwitz, Altona, und A. von Lichtenberg, Berlin, eine Reihe dieser Substanzen und entwickelte zunächst das Selectan neutral, das aber schon sehr bald durch Uroselectan ersetzt wurde; beide wurden erfolgreich in die Diagnostik des Harntrakts eingeführt (Swick 1929, 1930).

Diese Monojodide wurden von Binz, Raeth u. von Lichtenberg zu dijodierten Kontrastmitteln (KM) als dijodierte Pyridine (Iodoxyl – Uroselectan B; Iodopyrantat = Diodone [BAYER]) weiterentwickelt), die dann etwa 20 Jahre lang sowohl in der urographischen als auch angiographischen Diagnostik gebraucht wurden.

Swick hatte 1933 ein Mono-Jod-Hippurat als KM vorgeschlagen, das aber wegen seiner Toxizität für den klinischen Einsatz nicht verwendbar war; es hat aber in der Untersuchung der Nierenphysiologie größere Bedeutung erlangt.

Egas Moniz hatte 1929 für die Carotisangiographie eine Thoriumdioxid-Suspension eingeführt, deren chemische Toxizität außerordentlich gering ist bei gleichzeitig ausgezeichnetem Kontrast (s. Moniz 1934). Thorium wird jedoch nicht ausgeschieden, sondern im retikuloendothelialen System gespeichert und führt aufgrund seiner langen Halbwertszeit (1,9 Jahre) sowie seines hohen Anteils an LET-α-Strahlung zur Tumorbildung in Leber, Milz und anderen Organen des RES-Systems. Trotz frühzeitiger Hinweise auf diese Folge der intravenösen Applikation von Thorotrast (stabilisierte 25%ige kolloidale Lösung von Thoriumdioxid) wurde es, allerdings zunehmend geringer bis 1955 benutzt (Muth 1989).

---

* Unter techn. Mitwirkung von B. Maurer, MTA.

1953 fand Wallingford, daß die Einführung einer Amidseitenkette an den Benzolring (Azetrizoat) eine deutliche Senkung der Toxizität zur Folge hatte bei unverändertem Kontrast. Durch Einführung zweier Amidgruppen (Hoppe et al. 1953; Langecker et al. 1954), d.h. Entwicklung der Diatrizoate, wurde die Toxizität erneut gesenkt und durch Einführung eines dritten Jodatoms gleichzeitig der Kontrast verbessert, außerdem konnte die Osmolalität gesenkt werden (s. Dawson et al. 1983; Speck et al. 1983).

Der Versuch, Jod durch das in der Psychiatrie viel angewandte Lithium zu ersetzen, scheiterte wegen der im Tierversuch nachgewiesenen erheblichen Nierenveränderungen (Schulten et al. 1970). Es würde zu weit führen alle Versuche zur Verbesserung der ionischen Röntgenkontrastmittel (RKM) darzulegen. Wichtig ist jedoch die Entwicklung eines ionischen Dimers (s. Evill u. Bennes 1978; Gonsette 1978): Ioxaglat (Hexabrix), dessen Eigenschaften deutlich günstiger sind als die der üblichen ionischen jodierten RKM (s. Grainger 1982 u.a. Fuchs). Eine neuere Untersuchung hat dagegen gezeigt, daß bei präkardialer Injektion bei i.v.-DSA stärkere und häufigere kardiale Reaktionen auftraten als bei dem Referenzkontrastmittel (nichtionisch) (Tuengerthal 1987).

Auf Vorschlag von Almén wurde 1969 von Nyegaard, Oslo, ein nichtionisches KM, Amipaque (Metrizoat) entwickelt, das schon wenig später durch Iohexol (Omnipaque) abgelöst wurde. Als weitere nichtionische KM sind Iopromid (Ultravist), Iopamidol (Niopam) auf dem Markt. Die Osmolalität ist bei den nichtionischen monomeren KM wie auch bei dem ionischen Dimer wesentlich geringer als bei den ionischen Monomeren. Zahlreiche Untersuchungen (s. z.B. Clauss 1987; Enge u. Edgren 1989), insbesondere die japanische Studie (Katayama et al. 1989) haben gezeigt, daß die Reaktionsrate bei den ionischen KM deutlich (signifikant) höher liegt als bei den nichtionischen und daß außerdem die Schwere die einzelnen Reaktion größer ist, d.h. quantitativ und auch qualitativ sind die Reaktionen bei den nichtionischen KM geringer.

Die Entwicklung nichtionischer Dimere, z.B. Iotrolan, hat erneut zu einer quantitativen und qualitativen Verringerung der Reaktionen geführt (Wenzel-Hora 1987). Iotrolan hat eine Isoosmolalität mit dem Plasma, es liegt keine elektrische Ladung vor und die LD_{50} liegt um etwa 50% höher als bei monomeren nichtionischen KM und um etwa 75% höher als bei den ionischen.

Insgesamt gesehen konnte die Toxizität der jodierten Röntgenkontrastmittel erheblich gesenkt werden, ohne daß es bis heute gelungen ist, den Reaktionsmechanismus im einzelnen aufzuklären (s. Dawson). Ob es je gelingen wird, physiologische RKM (Speck 1989) zu entwickeln, erscheint derzeit fraglich. Da bei dem einzelnen Patienten kein Reaktionsmuster bei Mehrfachuntersuchungen erkennbar ist (Maurer 1980), andererseits aber gewisse Präferenzen bestehen, ist es geboten, in jedem Einzelfall sorgfältig zu prüfen, ob und inwieweit belastende Faktoren vorliegen, z.B. stattgehabte KM-Reaktion, Allergie, Angst u.a.m., um danach Indikation und Durchführung einer Prophylaxe zu bestimmen. Wichtig ist zu wissen, daß es keinen risikolosen geeigneten Test gibt, mit dem die Bereitschaft zu einer KM-Reaktion im voraus erfaßt werden könnte (s. Maurer et al. 1965).

Literatur

Almén T (1971) Toxicity of radiocontrast agents. In: Knoefel PK (ed) Radiocontrast agents. Pergamon, Oxford 1971, pp 443–550

Almén T (1969) Contrast agent design. Some aspects on the synthesis of water-soluble agents of low osmolality. J Theor Biol 24:216–226

Binz A (1937) Geschichte des Uroselectans. Z Urol 31:73–84

Binz A, Rath A, von Lichtenberg A (1931) The chemistry of uroselectan. Z Urol 25:297–301

Clauß W (1987) Nebenwirkungsrate ionischer und nichtionischer Röntgenkontrastmittel. In: Lissner J (Hrsg) VII. Radiologische Woche, München 1986, Schnetztor, Konstanz, S 123–134

Dawson P (1987) Iodinated intravascular contrast agents. J Int Radiol 2:51–58

Dawson P, Howell M (1986) The non-ionic dimers: a new class of contrast agents. Br J Radiol 59:987–991

Dawson P, Grainger RG, Pitfield J (1983) The low osmolality. Clin Radiol 34:221–226

Enge I, Edgren J (1989) Patient safety and adverse events in contrast medium examinations. Nycomed Sci Ser No. 1. Excerpta Med Int Congr Ser 816. Excerpta Med, Amsterdam

Evill CA, Bennes GT (1978) Urographic excretion studies: preliminary results with a six iodines singly-ionizing sodium salt P 286. Invest Radiol 13:325

Fischgold H, Bull J (1967) A short history of neuroradiology. In: VIIIth Symposium Neuroradiologicum. Schering, Berlin

Gonsette RE (1978) Animal experiments and clinical experiences in cerebral angiography with a new contrast agent (ioxalic acid) with a low hyperosmolality. Ann Radiol (Paris) 21:271

Grainger RG (1982) Intravascular contrast media – the past, the present, and the future. Br J Radiol 55:1–18

Grainger RG (1984) The clinical and financial implications of low osmolar radiological contrast media. Clin Radiol 35:251–252

Grainger RG (1987) Annotation: radiological contrast media. Clin Radiol 38:3–5

Hagen B (1988) Kontrastmittel in der Phlebologie. In: J. Bischof, K. Großmann, A. Schulz, Gustav Fischer Verlag, Jena, S 153–163

Haschek E, Lindenthal TO (1896) Ein Beitrag zur praktischen Verwertung der Photographie nach Röntgen. Wien Klin Wochenschr 9:63–64

Hoppe JO, Larsen HA, Coulston FJ (1956) Observations on the toxicity of a new urographic contrast medium, sodium 3,5-diacetamido-2,4,6 triiodobenzoate (Hypaque Sodium). J Pharmacol Exp Ther 116:394–403

Katayama H, Yamaguchi K, Takashima T, Matsuura K, Kozuka T, Seez P (1989) Adverse reactions to contrast media: Ionic versus non-ionic CM. Jpn Comm Safety Contrast Media

Knoefel PK (ed) (1971) Radiocontrast agents. Pergamon, Oxford

Langecker H, Harwart A, Junkmann K (1954) 3,5-Diacetylamino-2,4,6-trijodbenzoesäure als Röntgenkontrastmittel. Naunyn-Schmiedebergs Arch Exp Pathol 222:584–590

Lichtenberg A von (1932) Grundlagen und Fortschritte der Ausscheidungsurographie. Arch Klin Chir 171:1–28

Lichtenberg A von, Swick M (1929) Klinische Prüfung des Uroselectans. Klin Wochenschr 8:2089–2091

Lissner J (1987) VII Radiol Woche, München 1986. Schnetztor, Konstanz

Maurer H-J (1980) Risiken bei Kontrastmitteluntersuchungen. Dtsch Ärztebl 77:1555–1564

Maurer H-J, Doepfmer R, Bartsch WM, Vahlensieck W, Vleugels E (1965) Zur Frage der Vortestung bei Kontrastmitteluntersuchungen. Radiologe 5:157–164

Moniz E (1934) L'angiographie cérébrale. Masson, Paris

Muth H (1989) History of the German thorotrast studies. Motivation and development of the studies in relation to similar investigations in other countries. In: Taylor DM, Mays CW, Gerber GB, Thomas RG (eds) Risks from radium and thorotrast. Br Inst Radiol Rep

Osborne ED, Sutherland, CG, Scholl AF, Rowntree LG (1923) Roentgenography of urinary tract during excretion of sodium iodide. JAMA 80:368–373

Schulten H-J, Lennartz J, Maurer H-J, Huth F (1970) Radiologische und pathologisch-anatomische Untersuchungen der Wirkung eines neuen Kontrastmittels zur Urographie. ROFO 112:818–825

Speck U, Mützel W, Weinmann HJ (1983) Chemistry, physicochemistry and pharmacology of known and new contrast media for angiography, urography and CT enhancement. In: Taenzer V, Zeitler E, Frommhold W, Thurn P: Contrast media. Thieme, Stuttgart

Strain WH (1971) Historical development of radiocontrast agents. In: Knoefel PK (ed) Radiocontrast agents. Pergamon, Oxford

Strain WH, Rogoff SM (1964) Water-soluble radiopaques. In: Strain WH et al. (eds) Radiologic diagnostic agents. Med Radiogr Photogr [Suppl] 40

Swick M (1929) Darstellung der Niere und Harnwege im Röntgenbild durch intravenöse Einbringung eines neuen Kontraststoffes, des Uroselectans. Klin Wochenschr 8:2087–2089

Swick M (1930) Intravenous urography by means of the sodium salt of 5-iodo-2-pyridon-N-acetic. JAMA 95:1403–1409

Swick M (1933) Excretion urography, with particular reference to a newly developed compound: sodium ortho-iodohippurate. JAMA 101:1853–1855

Swick M (1978) Radiographic media in urology. The discovery of excretion urography. Surg Clin North Am 58:977–994

Tuengerthal S (1987) Kontrastmittelnebenwirkungen bei DSA. In: Digitale Radiographie. Byk Gulden, Konstanz

von Lichtenberg A (1932) Grundlagen und Fortschritte der Ausscheidungsurographie. Arch Klin Chir 171:1–28

Wallingford VH (1953) The development of organic iodide compounds as X-ray contrast media. J Am Pharmacol Assoc (Sci Ed) 42:721–728

Wenzel-Hora BI (1987) Jotrolan, nichtionisch, dimer: eine neue Generation der Röntgenkontrastmittel. Jahrb Radiol 1987. Regensberg & Biermann, Münster

Methoden und Ergebnisse toxikologischer Prüfungen von nichtionischen Röntgenkontrastmitteln

CH. SCHÖBEL und P. GÜNZEL

Einleitung

Die Ergebnisse aus den toxikologischen Untersuchungen am Tier sind die essentielle Grundlage für die Abschätzung des Anwendungsrisikos von neuen Röntgenkontrastmitteln (RKM) für den Menschen. Die tierexperimentellen toxikologischen Untersuchungen sollen dazu dienen, das Nebenwirkungsspektrum neuer RKM zu beschreiben und die gefundenen Ergebnisse mit denjenigen bereits bekannter Präparate zu vergleichen.

Nachfolgend wird über Prüfmethoden und ausgewählte Ergebnisse von den nichtionischen RKM, die in Tabelle 1 aufgeführt sind, berichtet.

Tabelle 1. Nichtionische Röntgenkontrastmittel

Stoffbezeichnung	Handelsname
Johexol	Omnipaque
Jopamidol	Jopamiro(n) Solutrast
Jopromid	Ultravist
Metrizamid	Amipaque
Jotrolan	Isovist

Methoden toxikologischer Prüfungen

Die zur Risikoabschätzung für den Menschen auszuführenden Prüfprogramme für RKM unterscheiden sich in der Regel nicht von denjenigen, die für kurzfristig anzuwendende Arzneimittel eingesetzt werden [3]. Die Grundlagen für die Durchführung derartiger Prüfungen sind der Allgemeinen Verwaltungsvorschrift zur Anwendung von Arzneimittelprüfrichtlinien vom 14. 12. 1989 [50] und der „Notice to Applicants“ [51] zu entnehmen.

Aus der Art und Häufigkeit der geplanten Anwendung eines neuen RKM ist abzuleiten, in welcher Weise das neue Diagnostikum zu prüfen ist [13, 14]. Die Prüfprogramme müssen im einzelnen den Besonderheiten des jeweiligen RKM angepaßt sein. Physikalische Eigenschaften, metabolische Stabilität,

Pharmakokinetik sowie geplante Indikationen für dieses RKM sollen vor Beginn der toxikologischen Untersuchungen bekannt sein, um die Versuche sinnvoll planen und um gegebenenfalls auf bestimmte Versuchsanordnungen ganz verzichten zu können [11].

Eine Übersicht über die toxikologischen Prüfprogramme für RKM gibt folgende Auflistung:

- Akute Toxizität,
- systemische Verträglichkeit bei wiederholter Verabreichung,
- Genotoxizität,
- Reproduktionstoxizität,
- lokale Verträglichkeit.

Die Verträglichkeitsprüfung eines neuen RKM beginnt in der Regel mit den akuten Toxizitätsbestimmungen (gegebenenfalls inklusive der Bestimmung der LD_{50}) bei intravenöser Gabe. Diese Untersuchungen werden in der Regel an 2 Tierspezies vorgenommen. Bei je 3 Tieren/Spezies wird ein maximales Applikationsvolumen von 40 ml/kg (Ratte) bzw. 50 ml/kg (Maus) intravenös verabreicht. Dieses Volumen wird von den Tieren in der Regel überlebt. Im Vordergrund der Untersuchungen steht die Beschreibung des Vergiftungsbildes, das die beobachtete Symptomatik, deren Reversibilität, gegebenenfalls die Häufigkeit des Auftretens von Todesfällen und die am toten Versuchsobjekt erhobenen Befunden umfaßt [12].

Eine wesentliche Bedeutung bei der tierexperimentellen Prüfung kommt der systemischen Verträglichkeitsprüfung bei wiederholter Verabreichung zu [43]. Die RKM werden beim Menschen in der Regel einmalig, gelegentlich aber auch wiederholt in kurzen Zeitabständen verabreicht. In den Tierexperimenten werden daher die RKM über 3–4 Wochen bei täglicher Anwendung an 5 Tagen/Woche gegeben (Tabelle 2).

In der Regel werden 3 abgestufte Dosierungen geprüft, wobei in der hohen Dosis toxische Effekte ausgelöst werden sollen, ohne daß jedoch Tiere sterben. Derartige Studien werden in der Regel an Ratten und Hunden vorgenommen. Eingehende Untersuchungsprogramme dienen einer möglichst umfassenden Informationssammlung. Am Versuchsende werden alle Tiere getötet und makroskopisch und mikroskopisch untersucht. Einen Überblick über derartige Studien sowie die Untersuchungsprogramme gibt Tabelle 2. Abhängig von den jeweiligen Untersuchungsbefunden können sich an diese Studien spezielle Reversibilitätsstudien anschließen.

Zur Prüfung auf genotoxische Wirkungen wird für die RKM ein Basisset eingesetzt, in dem verschiedene Tests (Tabelle 3) zur Auffindung von Genmutationen und Chromosomenmutationen ausgeführt werden.

Über die Art und Ausführung derartiger Prüfungen ist bereits früher berichtet worden [32]. Beim Auftreten von Mutationen müssen gegebenenfalls zusätzliche Untersuchungsprogramme durchgeführt werden. Da bei den von uns bisher geprüften RKM derartige Befunde nicht erhoben wurden, werden die Folgeprogramme hier nicht aufgeführt.

Tabelle 2. Röntgenkontrastmittel für die Uro- und Angiographie

Systemische Verträglichkeitsprüfung nach mehrmaliger Verabreichung	
Ratten	Je Gruppe 10♂ und 10♀
Hunde	Je Gruppe 3♂ und 3♀
Dosierung	1, 3 und 10 ml/kg Kontrolle: physiologische NaCl-Lösung
Applikation	Intravenös Täglich an 5 Tagen/Woche über 3–4 Wochen

Prüfungen
Klinische Untersuchungen Allgemeinbefinden Blutdruck, EKG Opthalmoskopische Untersuchungen Nervenfunktionsprüfung u. a.
Hämatologie
Gerinnungsphysiologische Untersuchungen
Klinisch-chemische Untersuchungen Blut Plasma Serum Harn
Organfunktionsprüfungen Niere (Leber)
Pathologische Untersuchungen Makroskopische Untersuchungen Organgewichte Histologie

Tabelle 3. Zur Prüfung auf genotoxische Wirkung von Röntgenkontrastmitteln eingesetzte Tests (Basisset)

Genmutationen (Punktmutationen)	Veränderungen im Bereich der DNA eines Genes – nicht lichtmikroskopisch nachweisbar	Ames-Test HGPRT-Test
Chromosomen-mutationen	Lichtmikroskopisch nachweisbare Strukturveränderungen der Chromosomen	Chromosomenanalyse an Humanlymphozyten, Mikronukleustest im Knochenmark Dominantletaltest
Genommutationen	Veränderungen des Genoms (z. B. überzählige oder fehlende Chromosomen)	Noch kein ausreichend validierter Test vorhanden; werden zum Teil im Mikrokern- und Dominantletaltest miterfaßt

Außerdem werden RKM auf embryotoxische und teratogene Wirkungen an Ratten und Kaninchen geprüft. In diesen Studien erhalten Ratten das RKM am Tag 6–15, Kaninchen vom Tag 6–18 post coitum intravenös verabreicht [41]. Da die RKM nicht für die diagnostische Untersuchung während einer bestehenden Schwangerschaft vorgesehen sind, entfallen hier entsprechende Untersuchungen am Affen. Die in diesen Studien zu verabreichenden Dosierungen lehnen sich an die Dosierungen aus den systemischen Verträglichkeitsprüfungen nach mehrmaliger Applikation an, oder sie werden mit Hilfe von Dosisfindungsstudien ermittelt, wobei die gewählten Dosierungen zu keinen starken Beeinträchtigungen der Muttertiere führen dürfen.

Ein bis zwei Tage vor dem Geburtstermin werden die Muttertiere getötet und die Feten eingehend auf äußere, viszerale und skelettale Anomalien untersucht.

Jodhaltige RKM sind für die Darstellung einer Vielzahl von Hohlräumen und Geweben geeignet:

Kreislaufsystem:
- Arterien (peripher, zentral),
- Venen (s. Arterien),
- Herzinnenräume.

Lymphsystem:
- Lymphgefäße (peripher, zentral),
- Lymphknoten.

Mund-Magen-Darm-Kanal und Anhangsorgane (Speicheldrüsen, Gallenblase, exokrines Pankreas).

Andere „offene“ Körperhöhlen:
- Nierenbecken und harnableitende Wege,
- Ovidukt und Uterus.

Geschlossene Körperhöhlen:
- Ventrikel,
- Subarachnoidalräume des ZNS,
- Gelenke.

Spezielle Versuchsanordnungen sind zur Abklärung der lokalen Verträglichkeit am Applikationsort notwendig [44]. Bei diesen Prüfungen soll das RKM exakt in der Formulierung geprüft werden, wie sie beim Menschen in der entsprechenden Indikation zur Anwendung kommt. Bei lokalen Verträglichkeitsprüfungen an bestimmten Geweben sind neben den sorgfältigen klinischen Beobachtungen auch makroskopische Untersuchungen und mikroskopische Studien erforderlich. Darüber hinaus können zusätzliche Untersuchungen notwendig sein.

So werden bei neuralen Verträglichkeitsprüfungen Nervenfunktionsprüfungen sowie Untersuchungen des Liquors ausgeführt. Bei lokalen Verträglichkeitsprüfungen von Bronchographika in der Lunge sind zusätzlich Lungenfunktionsprüfungen und bei Arthrographika die Beurteilung von Bewegungs- und Ganganomalien in das Untersuchungsprogramm eingeschlossen.

Neben den im diagnostischen Anwendungsgebiet ausgeführten lokalen Verträglichkeitsprüfungen ist außerdem die lokale Verträglichkeit in denjenigen Geweben zu prüfen, mit denen das RKM zufällig (z. B. bei Perforationen) oder infolge von Fehlapplikationen in Kontakt kommen kann. So ist für intravenös zu verabreichende Diagnostika zusätzlich die paravenöse, intraarterielle sowie intramuskuläre Gewebsverträglichkeit zu prüfen. Für Gastroenterographika sind die Verträglichkeit in Bauchhöhle und Lunge abzuklären.

Aufgrund der in der Regel schnellen Ausscheidung, der metabolischen Stabilität, des Fehlens einer mutagenen und teratogenen Wirkung sowie des Fehlens toxischer Befunde an schnellwachsenden Geweben und der in der Regel einmaligen Verabreichung an den Menschen, werden mit jodhaltigen RKM in der Regel keine Tumorigenitätsstudien ausgeführt [14].

Die hier nur kurz dargestellten Prüfprogramme stellen kein starres Prüfschema dar. Die Prüfstrategie muß für jedes neue Präparat dem jeweiligen Wissensstand angepaßt werden. Unser Bestreben ist es, bei der Planung den Einsatz von Versuchstieren so weit wie vertretbar zu minimieren und nur so viele Tiere und Versuchsanordnungen einzusetzen, wie für eine sorgfältige und verantwortungsbewußte Risikoabschätzung für den Menschen erforderlich sind.

Ausgewählte Ergebnisse aus den toxikologischen Prüfungen mit nichtionischen Röntgenkontrastmitteln sowie Diskussion der jeweiligen Befunde

Die in Tabelle 1 genannten Verbindungen zeichnen sich durch eine gute metabolische Stabilität, eine schnelle und vollständige Elimination sowie eine sehr geringe Reaktivität mit biologischem Material aus. Aufgrund dieser Eigenschaften haben diese RKM eine geringe akute Toxizität. Da die Ergebnisse aus akuten Toxizitätsstudien zwischen verschiedenen Untersuchern, abhängig von der angewendeten Methodik (hier ist u. a. die gewählte i. v.-Applikationsgeschwindigkeit von wesentlicher Bedeutung), dem eingesetzten Tiermaterial und zeitlichen Differenzen zwischen den Untersuchungen ganz erheblich voneinander abweichen können, wird auf die Nennung der absoluten LD_{50}-Werte, wie sie in der Literatur angegeben sind, verzichtet.

Weiterhin liegen keine Hinweise auf reproduktionstoxikologische und genotoxische Wirkungen vor. Darüber hinaus besitzen sie eine gute lokale Verträglichkeit. Wegen der o. g. Eigenschaften werden Tumorigenitätsstudien nicht für erforderlich gehalten [14]. Auch in den systemischen Verträglichkeitsprüfungen (Tabelle 4) nach wiederholter täglicher intravenöser Gabe über 3 Wochen, die im Rahmen der Entwicklung der einzelnen Prüfpräparate an jeweils 2 bzw. 3 Spezies (Ratten, Hunde und/oder Affen) durchgeführt wurden, waren diese Verbindungen gut verträglich. Eindeutige organtoxische Befunde traten nicht auf. Bei einzelnen RKM kam es zu geringgradigen, toxi-

Tabelle 4. Vakuolisierung der proximalen Nierentubulusepithelzellen in systemischen Verträglichkeitsprüfungen bei mehrmaliger intravenöser Applikation

Stoffbezeichnung Handelspräparat	Spezies (Stamm) Tiere der Behandlungsgruppe	Dosierungen [g Jod/kg]	Applikationsgeschwindigkeit [ml/min]	Behandlungsdauer	Dosierungen, bei denen eine Vakuolisierung in den Nierentubulusepithelien aufgetreten ist; Anzahl der betroffenen Tiere; Grad des Befundes
Iotrolan	Ratte	0,3		3–4 Wochen	–
Isovist	(Wistar)	0,9	2	14–16 Appl.	0,9 g Jod/kg; alle ♂+♀ Tiere; mittelgradig
	10 ♂/10♀	3,0			3,0 g Jod/kg; alle ♂+♀ Tiere; hochgradig
	Hund	0,3		4 Wochen	–
	(Beagle)	0,9	10	28–31 Appl.	0,9 g Jod/kg; 4/6 Tieren; hochgradig
	3♂/3♀	3,0			3,0 g Jod/kg; 6/6 Tieren; hochgradig
Iopromid	Ratte	0,37		4–5 Wochen	–
Ultravist	(Wistar)	1,11	1	5 Tage/Wo.	–
	10♂/10♀	3,7			–
	Hund	0,37		4–5 Wochen	–
	(Beagle)	1,11	10	28–30 Tage	–
	3♂/3♀	3,7			3,7 g Jod/kg; alle ♂+♀ Tiere; gering- bis mittelgradig
Metrizamid	Ratte	0,75		3 Wochen	–
Amipaque	15♂/15♀	1,5	5	1mal täglich	–
		3,0			–
	Affe	0,6		3 Wochen	–
	(Cynomolgus)	1,2	10	1mal täglich	1,2 g Jod/kg; 4/6 Tieren; gering- bis hochgradig
	3♂/3♀	2,4			2,4 g Jod/kg; 6/6 Tieren; hochgradig
	Hund	3,0	10	4 Wochen	3,0 g Jod/kg; 6/6 Tieren; mittel- bis hochgradig
	3♂/3♀			1mal täglich	

Johexol Omnipaque	Ratte 15♂/15♀	1 2 4	2	28 Tage 1mal täglich	1,0 g Jod/kg; 20/27 Tieren; geringgradig 2,0 g Jod/kg; 20/24 Tieren; geringgradig 4,0 g Jod/kg; 29/29 Tieren; gering- bis mittelgradig
	Affe (Rhesusaffe) 3♂/3♀	0,33 1,0 3,0	10	28 Tage 1mal täglich	– 1,0 g Jod/kg; 4/6 Tieren; geringgradig 3,0 g Jod/kg; 6/6 Tieren; gering- bis hochgradig
Jopamidol Jopamiro (n) Solutrast	Ratte 10♂/10♀	1,0 2,0 3,0	15 ml/kg/min	4 Wochen 1mal täglich	– – –
	Ratte 5♂	3,0	1	21 Tage 1mal täglich	3,0 g Jod/kg; 2/5 Tieren; geringgradig
	Hund 3♂/3♀	1,0 2,0 4,0	8 ml/kg/min	4 Wochen 1mal täglich	– – 4,0 g Jod/kg; 1/6 Tieren (aufgrund der Berichterterminologie nicht eindeutig)

kologisch irrelevanten Veränderungen von hämatologischen oder klinisch-chemischen Parametern. Lediglich nach der jeweils höchsten geprüften Dosis von 3,7 g Jod/kg kam es nach Jopromid bei Ratten und nach 3 g Jod/kg Johexol beim Affen zu einer Vakuolisierung der Hepatozyten.

Nierenverträglichkeit von jodhaltigen nichtionischen RKM in den Tierversuchen

Ein spezielles, durch Mitteilungen über Zwischenfälle bei der diagnostischen Anwendung am Menschen aufgeworfenes Problem stellt die Frage der Nierenverträglichkeit dar. Im einzelnen handelt es sich bei diesen Zwischenfällen um temporäre Einschränkungen der Nierenfunktion oder – in seltenen Fällen – um Nierenversagen [6, 30]. Von besonderem Interesse ist deshalb, ob in den tierexperimentellen Untersuchungen Befunde zu erheben sind, die einen Beitrag zur Erklärung der beim Menschen beobachteten Zwischenfälle liefern können. Alle in Tabelle 1 aufgeführten RKM führten in den tierexperimentellen Studien zu einer Vakuolisierung der proximalen Nierentubulusepithelzellen. Nähere Einzelheiten zu den Versuchsanordnungen und Befunden sind in Tabelle 4 enthalten.

Diese Veränderungen erwiesen sich als dosisabhängig. Funktionseinschränkungen der Niere waren in diesen Studien nicht feststellbar. Wegen der etwas unterschiedlichen Versuchsanordnungen, großer zeitlicher Differenzen zwischen den Untersuchungen und wegen unterschiedlicher Untersucher ist die Aufstellung einer Rangfolge für die einzelnen Substanzen hinsichtlich ihres Potentials, diesen Befund auszulösen, nicht möglich. In Reversibilitätsstudien an Ratten, in die auch ionische RKM miteinbezogen wurden, konnte nach wiederholter intravenöser Gabe über 21–22 Tage mit jeweils einer hohen Dosierung von 3 g Jod/kg belegt werden, daß es sich bei der Vakuolisierung der proximalen Nierentubulusepithelzellen nach den o.g. Verbindungen um ein reversibles Geschehen handelt. Morphologisch ähnliche Veränderungen sind beim Menschen nach intravenöser Verabreichung hyperosmolaler Zuckerlösungen aufgetreten und werden deshalb dort als „osmotische Nephrose" bezeichnet. Diese Bezeichnung ist für die jodhaltigen RKM sicher nicht zutreffend, da auch nach RKM mit einer niedrigen Osmolalität sowie dem nahezu blutisotonen RKM Jotrolan in den Tierexperimenten derartige Veränderungen auftraten. Eine mögliche Erklärung für die Entstehung dieser Nierenveränderungen nach wasserlöslichen RKM bieten Moreau et al. [36] an, die derartige Veränderungen anhand von humanen Nierenbiopsien beschrieben haben. Sie diskutieren, ob diese KM den zellulären Metabolismus in der Niere verändern und hierdurch eine Pinozytose verursacht wird. Elektronenmikroskopische Untersuchungen mit Joxaglat (ionisch, dimer) an Ratten in einer sehr hohen Dosierung (7,5 g Jod/kg), bei der eine hochgradige Vakuolisierung der proximalen Nierentubulusepithelzellen vorlag, weisen darauf hin, daß es sich bei den lichtmikroskopisch wahrnehmbaren Veränderungen um reversible Endprodukte der Fusion von Resorptionsvakuolen handelt [4]. Bei diesen Untersuchungen konnten keine strukturellen Veränderungen an den Zellorganellen gefunden werden. Derartige Untersuchungen liegen bislang noch nicht über nichtionische KM vor. Es darf aber vermutet werden, daß es nach diesen Verbindungen zu gleichartigen Untersuchungsergebnissen kommt. Vergleichende Nierenverträglichkeitsuntersuchungen mit den 3 nichtionischen, monomeren RKM Josimid, Jopamidol und Jopromid wurden an Ratten und Kaninchen [5] mit Dosierungen ausgeführt, die noch etwa 3- bis 4mal über denjenigen lagen, die in systemischen Verträglichkeitsprüfungen bei wiederholter Verabreichung appliziert worden waren. Sie lagen zum Teil bereits in einem für die Versuchstiere letalen Bereich. Nach diesen Dosierungen erwiesen sich bei Enzymbestimmungen im Harn die γ-GT beim Kaninchen und die LDH bei der Ratte als die empfindlichsten Parameter zum Nachweis von frühen Nierenschäden. Ein Anstieg von Serum-Harnstoff-Stickstoff, Serumkreatinin, die Ausscheidung von Harnenzymen sowie das Auftreten einer tubulären Nekrose wurden beim Kaninchen zum Teil ab einer Dosis von 5 g Jod/kg gesehen, während bei Ratten derartige Veränderungen in sehr geringgradiger Ausbildung nur nach Jopromid auftraten und ab einer Dosis von 10 g Jod/kg beobachtet werden konnten.

Aufgrund dieser Untersuchungen darf geschlossen werden, daß die Bestimmung der LDH und der γ-GT im Harn differentialdiagnostisch in den Tierversuchen von Bedeutung ist, da ihr Anstieg von einem akuten Zellschaden begleitet wird, während bei Vorliegen lediglich einer Vakuolisierung der proximalen Nierentubulusepithelzellen keinerlei Veränderungen der Harnenzyme auftraten.

Abschließend sei festgestellt, daß beim Menschen Nierenveränderungen im Sinne einer Vakuolisierung der proximalen Nierentubulusepithelzellen nach den diagnostischen Dosierungen jodhaltiger RKM kaum zu erwarten sind, da diese RKM in der Regel nur einmalig und in geringerer Dosis verabreicht werden. Selbst wenn derartige Veränderungen beim Menschen auftreten sollten, wird ihnen bei normaler Nierenfunktion keine krankmachende Bedeutung beigemessen. Es erscheint deshalb auch grundsätzlich zweifelhaft, ob die oben beschriebenen Vakuolisierungserscheinungen überhaupt etwas mit den eingangs erwähnten Veränderungen der Nierenfunktion beim Menschen zu tun haben.

Vielmehr ist die Ursache für die Funktionsstörungen beim Menschen in lokalen hämodynamischen Wirkungen zu vermuten. Auf derartige Wirkungen gibt es allerdings aus den toxikologischen Untersuchungen keine Hinweise.

Aufgrund des Mangels an Hinweisen auf RKM-bedingte Funktionseinschränkungen der Niere in Tierexperimenten können aus letzteren auch keine Empfehlungen für diagnostische Maximaldosierungen beim Menschen abgeleitet werden.

Lokale Verträglichkeit von jodhaltigen nichtionischen RKM

Spezielle diagnostische Anwendungen von RKM erfordern gesonderte toxikologische Prüfprogramme zur Feststellung der Verträglichkeit in den entsprechenden Geweben. So ist die neurale Verträglichkeit insbesondere bei den Verbindungen eingehend zu prüfen, die zu diagnostischen Zwecken direkt in das zentrale Nervensystem verabreicht werden, wie z. B. zur Myelographie und Ventrikulographie. RKM können nach ein- oder mehrmaliger lumbosakraler Myelographie neben akuten Reizerscheinungen auch chronische, meningeale Unverträglichkeitserscheinungen verursachen. Bei letzteren wird eine Proliferation von Granulationsgewebe gesehen, das teilweise oder vollständig den Subarachnoidalraum ausfüllt und somit zu Obliteration oder Verklebung der Nervenwurzeltaschen oder zur Einengung bzw. Verkürzung des Lumbalsackes führt. Derartige Veränderungen können durch eine erneute Myelographie röntgenologisch nachgewiesen werden [1, 2, 15, 25, 28, 29, 33, 35]. Diese chronischen Unverträglichkeitserscheinungen werden u. a. auf die Menge des applizierten RKM (längere Exposition) und das osmotische Verhalten des Liquors nach RKM-Applikation (intensive Dehydration aus den Zellen in den Subarachnoidalraum) zurückgeführt [1, 25, 27, 48].

In eigenen Untersuchungen wurde am Beagle-Hund ein Modell zur Auffindung von leptomeningealen Veränderungen für die Risikoabschätzung von RKM, die zur Myelographie eingesetzt werden sollten, entwickelt. Die Relevanz dieses Prüfmodells wurde durch die subarachnoidale Applikation (im Lumbalbereich) verschiedener Volumina von Jocarmat (ionisch, dimer) und Jothalamat (ionisch, monomer), die bekanntlich derartige Veränderungen hervorrufen können, belegt. Nach beiden Verbindungen kam es in den o. g. Studien zu Verwachsungen und Proliferationen an den Leptomeningen.

Entsprechende Untersuchungen wurden von uns auch mit Jotrolan ausgeführt. 0,13, 0,3 oder 0,83 ml Jotrolan (300 mg Jod/ml)/kg wurden wiederholt (4mal im Abstand von je einer Woche) subarachnoidal verabreicht. Selbst nach der für den Beagle-Hund extrem hohen Dosis von 0,83 ml/kg (≙ 10 ml/12 kg Hund!) traten weder klinische Symptome, pathologische Veränderungen im Liquor (zytologische und klinisch-chemische Untersuchungen) noch leptomeningeale Veränderungen auf. In einer weiteren Verträglichkeitsprüfung an Sprague-Dawley-Ratten, in der jeweils 8, 40 oder 200 µl Jotrolan (300 mg Jod/ml) pro Tier innerhalb von 2 Wochen 4mal intrazisternal verabreicht wurden, konnten weder substanzbedingte systemische noch lokale Unverträglichkeitsreaktionen beobachtet werden.

Haughton et al. [16–24, 28] erzeugten beim Affen nach intrathekaler Gabe (Lumbalbereich) von Metrizamid bei Verabreichung von Volumina >1,2 ml (enthaltend 300 mg Jod/ml) eine Arachnoiditis. Diese Veränderungen gingen bei der Verabreichung höherer Volumina mit gleichem oder höherem Jodgehalt nie über als mittelgradig einzustufende Änderungen hinaus und waren in ihrer Intensität immer geringer als nach dem in einigen Versuchen mitgeprüften Jocarmat (ionisch, dimer) [17–20, 23]. Bei gleicher Verabreichungsart von je 1,2 ml (enthaltend jeweils 300 mg Jod/ml) wurden nach Jopamidol [20] oder Johexol [22] keine statistisch signifikanten Unterschiede zum jeweils mitgeprüften Metrizamid [20, 22] in bezug auf das Auftreten von leptomeningealen Veränderungen beim Affen gefunden. Bei einer vergleichenden Prüfung mit je einer Dosis von Johexol und Metrizamid (je 3,6 ml/Affe; 370 mg Jod/ml) konnte belegt werden, daß Johexol lediglich zu geringgradigen und Metrizamid zu gering- bis mittelgradigen Veränderungen führte [24]. An Hunden prüften Pacsaoglu et al. [40] Jopamidol, Johexol (je 3 ml/Tier; 300 mg Jod/ml) und Pantopaque (3 ml/Tier) nach intrazisternaler Gabe. Sie fanden lediglich nach Pantopaque sowohl im zervikalen als auch im lumbalen Bereich eine Arachnoiditis.

Wenn auch die Ergebnisse aus den o. g. tierexperimentellen Untersuchungen nicht direkt vergleichbar sind, da diese Studien von verschiedenen Untersuchern an unterschiedlichen Tierspezies ausgeführt wurden, darf dennoch dem Jotrolan in den Tierexperimenten eine bessere lokale Verträglichkeit zugesprochen werden, da Jotrolan selbst nach einem extrem hohen, wiederholt verabreichten Applikationsvolumen zu keinen leptomeningealen Veränderungen geführt hat.

Beim Menschen konnten nach Myelographien mit Metrizamid von einer Vielzahl von Untersuchern [2, 3, 7, 9, 15, 34, 46, 47] keine leptomeningealen Veränderungen gefunden werden, während nach Irstam [26] und Schmidt [45] derartige Veränderungen ausgesprochen selten vorkommen sollen. Nach Jotrolan sind solche Veränderungen beim Menschen bisher nicht beobachtet worden.

Anaphylaktoide Reaktionen bei jodhaltigen nichtionischen RKM

Ein weiteres generelles Problem bei jodhaltigen RKM stellen die in der Regel dosisunabhängig auftretenden anaphylaktoiden Reaktionen beim Menschen dar. Sie manifestieren sich vorwiegend in Übelkeit, Erbrechen, Bronchokonstriktionen, Ödemen, Kreislaufversagen, Urtikaria. In den systemischen Verträglichkeitsprüfungen (Tabelle 4), bei wiederholter täglicher intravenöser Verabreichung unterschiedlicher Dosierungen über 3 Wochen, konnten nach den in Tabelle 1 aufgeführten RKM bei den eingesetzten Tierspezies (Ratten, Hunde und/oder Affen) keine anaphylaktoiden Reaktionen beobachtet werden. Solange die kausalen Zusammenhänge für das Entstehen dieser Reaktion beim Menschen nicht geklärt sind und nur hypothetischen Charakter haben, können entsprechende Tiermodelle nicht etabliert werden. Somit kann dem Auftreten von anaphylaktoiden Reaktionen sowie der Ermittlung der Schwere und Häufigkeit dieser Reaktionen erst in den klinischen Prüfungen am Menschen nachgegangen werden.

Anhaltspunkte dafür, ob nach einem neu entwickelten KM mit dem vermehrten Auftreten derartiger Reaktionen beim Menschen zu rechnen ist, könnten die Freisetzung von Histamin [8, 37–39] aus Mastzellen (Ratte, Hund) sowie die Feststellung einer Komplementaktivierung [31, 37–39, 49] geben. Bei diesen Prüfungen scheinen die nichtionischen RKM das Komplementsystem sowie die Freisetzung von Histamin weniger zu aktivieren als die ionischen Verbindungen.

Literatur

1. Ahlgren P (1973) Long term side effects after myelography with watersoluble contrast media: Conturex, Conray Meglumin 282 and Dimer-X. Neuroradiology 6:206–211
2. Ahlgren P (1975) Amipaque myelography. The side effects compared with Dimer X. Neuroradiology 9:197–202
3. Ahlgren P (1980) Early and late side effects of water-soluble contrast media for myelography and cisternography: A short review. Invest Radiol 15 [Suppl]:264–266
4. Battenfeld R (1980) Licht- und elektronenmikroskopische Untersuchungen der osmotischen Nephrose nach Applikation eines Röntgenkontrastmittels. Dissertation, Tierärztliche Hochschule Hannover
5. Bhargava AS et al. (in print) The effect of single i.v. application of three non-ionic contrast media in experimental animals with regard to renal changes (interspecies comparison between rats and rabbits)
6. Cigarroa RG et al. (1989) Dosing of contrast material to prevent contrast nephropathy in patients with renal disease. Am J Med 86:649–652
7. Cronovist S (1977) Examination of the subarachnoid space with a water soluble contrast medium (Amipaque). J Neuroradiol 4:13–27
8. Ennis M et al. (1989) Histamine release from canine lung and liver mast cells induced by radiographic contrast media. Agents Actions 27:101–103
9. Graser C et al. (1979) Zur Myelographie mit Metrizamid. Dtsch Med Wochenschr 104:511–514
10. Günzel P (1984) Schließen vom präklinischen Experiment auf den Menschen. In: Kuemmerle HP et al. (eds) Klinische Pharmakologie, Bd 1, II-2.4.8, 4. Aufl., ecomed, Landsberg, S 1–5
11. Günzel P (1984) Grundsätzliche Überlegungen zur Durchführung experimenteller toxikologischer Untersuchungen. In: Kuemmerle H-P et al. (eds) Klinische Pharmakologie, Bd 1, II-2.4.1, 4. Aufl., ecomed, Landsberg, S 1–7
12. Günzel P, Schöbel Ch (1984) Systemische Verträglichkeitsprüfung bei einmaliger Verabreichung – akute Toxizitätsprüfung. In: Kuemmerle H-P et al. (eds) Klinische Pharmakologie, Bd 1, II-2.4.2, 4. Aufl. ecomed, Landsberg, S 1–4
13. Günzel P et al. (1986) Zur toxikologischen Prüfung von Kontrastmitteln. In: Burger OK et al. (Hrsg) Aktuelle Probleme der Biomedizin. de Gruyter, Berlin New York, S 275–288
14. Günzel P (in print) Toxikologie von Pharmazeutika, Besondere Verträglichkeitsprüfungen, Diagnostika (Röntgen- u. a. Kontrastmittel). In: Arbeitstechniken der Pharmazeutischen Industrie, Bd 6, Thieme, Stuttgart
15. Hansen EB et al. (1978) Late meningeal effects of myelographic contrast media with special reference to metrizamide. Br J Radiol 51:321–327
16. Haughton VM et al. (1977) Arachnoiditis following myelography with metrizamide in monkeys. Effect of blood in the cerebrospinal fluid. Acta Radiol Suppl 355:373–378
17. Haughton VM et al. (1977) Experimental production of arachnoiditis with water-soluble myelographic media. Radiology 123:681–685
18. Haughton VM et al. (1977) Arachnoiditis following myelography with water-soluble agents. Radiology 125:731–733
19. Haughton VM et al. (1978) Comparison of arachnoiditis produced by meglumine locarmate and metrizamide myelography in an animal model. Am J Roentgenol 131:129–132
20. Haughton VM, Ho KC (1980) The risk of arachnoiditis from experimental nonionic contrast media. Radiology 136:395–397
21. Haughton VM, Ho KC (1980) Arachnoid response to contrast media: a comparison of iophendylate and metrizamide in experimental animals. Radiology 143:699–702
22. Haughton VM et al. (1982) Experimental study of arachnoidits from iohexol, an investigational nonionic aqueous contrast medium. Am J Neuroradiol 3:375–377
23. Haughton VM, Ho KC (1982) Effect of blood on arachnoiditis from aqueous myelographic contrast media. Am J Roentgenol 139:569–570
24. Haughton VM (1985) Intrathecal toxicity of iohexol vs metrizamide. Survey and current state. Invest Radiol 20 [Suppl 1]:S14–S17

25. Irstam L, Rosencrantz M (1974) Water-soluble contrast media and adhesive arachnoiditis. Acta Radiol 15:1–15
26. Irstam L (1978) Lumbar myelography with amipaque. Spine 3:70–82
27. Irstam L et al. (1974) Lumbar myelography and adhesive arachnoiditis. Acta Radiol Diagn 15:356–368
28. Johansen JG et al. (1984) Arachnoiditis from myelography and laminectomy in experimental animals. Am J Neuroradiol 5:97–99
29. Jorgensen J et al. (1975) A clinical and radiological study of chronic lower spinal arachnoiditis. Neuroradiol 9:139–144
30. Kröpelin T et al. (1983) The risk liability of nephrotropic contrast media: clinical and experimental results. In: Taenzer V, Ziller E (eds) Contrast media in urography, angiography and computerized tomography. Thieme, Stuttgart New York, pp 129–142
31. Lang JH et al. (1976) Activation of serum complement by contrast media. Invest Radiol 11:303–308
32. Lang R (1984) Prüfung auf genotoxische Wirkung. In: Kuemmerle HP et al. (eds) Klinische Pharmakologie, Bd 1, II-2.4.5, 4. Aufl. ecomed, Landsberg, S 1–6
33. Liliequist B, Lundström B (1974) Lumbar myelography and arachnoiditis. Neuroradiol 7:91–94
34. McCormick CC et al. (1981) Myelography with metrizamide. An analysis of the complications encountered in cervical, thoracic and lumbar myelography. Aust NZ J Med 11:645–650
35. McNeill TW et al. (1976) A new advance in water-soluble myelography. Spine 1:72–84
36. Moreau JF et al. (1980) Tubular nephrotoxicity of water-soluble iodinated contrast media. Invest Radiol 15 [Suppl 6]:S54–S60
37. Muetzel W, Speck U (1983) Tolerance and biochemical pharmacology of iopromide. In: Taenzer V, Zeitler E (eds) Contrast media in urography, angiography and computerized tomography. Thieme, Stuttgart New York, pp 11–17
38. Muetzel W, Speck U (1983) Tolerance and biochemical pharmacology of iopromide. ROFO 118:11–17
39. Muetzel W, Speck U (1983) Pharmacochemical profile of iopromide. Am J Neuroradiol 4:350–352
40. Pacsaoglu A et al. (1988) An experimental evaluation of response to contrast media. Pantopaque, iopamidol, and iohexol in the subarachnoid space. Invest Radiol 23:762–766
41. Poggel H-A (1984) Reproduktionstoxikologische Untersuchungen. In: Kuemmerle HP et al. (eds) Klinische Pharmakologie, Bd 1, II-2.4.6, 4. Aufl. ecomed, Landsberg, S 1–10
42. Press WR et al. (1989) Tolerance to iotrolan after subarachnoid injection in animals. ROFO 128:126–133
43. Schöbel Ch, Günzel P (1984) Systemische Verträglichkeitsprüfungen bei wiederholter Verabreichung – subakute und chronische Toxizitätsprüfung. In: Kuemmerle HP et al. (eds) Klinische Pharmakologie, Bd 1 II-2.4.3, 4. Aufl. ecomed, Landsberg, S 1–7
44. Schöbel Ch, Siegmund F (1984) Lokale Verträglichkeitsprüfungen. In: Kuemmerle HP et al. (eds) Klinische Pharmakologie, Bd 1 II-2.4.7, 4. Aufl. ecomed, Landsberg, S 1–7
45. Schmidt RC (1980) Mental disorders after myelography with metrizamide and other water-soluble contrast media. Neuroradiology 19:153–157
46. Skalpe IO (1978) Adhesive arachnoiditis following lumbar myelography. Spine 3:61–64
47. Skalpe IO (1977) Lumbale Myelographie mit wasserlöslichen Kontrastmitteln (Metrizamid). Akt Neurol 4:179–183
48. Slätis P et al. (1974) Hyperosmolality of the cerebrospinal fluid as a cause of adhesive arachnoiditis in lumbar myelography. Acta Radiol Diagn 15:619–629
49. Tirone P, Boldrini E (1983) Effects of radiographic contrast media on the serum complement system. Arch Toxicol [Suppl 6]:37–41
50. Allgemeine Verwaltungsvorschrift zur Anwendung der Arzneimittelprüfrichtlinien vom 14. Dezember 1989. Bundesanzeiger 41 (243 a)
51. Commission of the European Communities, Directorate-General for internal market and industrial affairs, Brussels. 11/BG. 11/118/87-EN, Rev 11, Jan 1988 – Final, Notice to applicants for marketing authorizations for proprietary medicinal products in the member states of the European community

Pharmakologische Eigenschaften jodierter Röntgenkontrastmittel

W. Clauss und U. Speck

Einleitung

Schon bald nach Entdeckung der Röntgenstrahlen begann die Suche nach Kontrastmitteln (KM) zur Verbesserung der noch ungenügenden Gewebedifferenzierung. Ziel der Bemühungen war das Auffinden einer pharmakologisch möglichst inerten Verbindung, die zu einer diagnostisch verwertbaren positiven oder negativen Kontrastierung bestimmter Gewebe oder Hohlräume führen und vom Organismus schnell und restlos wieder ausgeschieden werden sollte. Weder die Schwermetalle, wie Thorium oder Tantal, noch Gase, wie Kohlendioxid, Luft oder Helium, entsprachen diesen Forderungen.

Dagegen erwies sich das Jod, chemisch an Pflanzenöle oder Pyridonderivate gebunden, als brauchbares positives KM. Von einer breiten Anwendung der Röntgenkontrastmittel (RKM) kann jedoch erst ab 1952 mit der Einführung trijodierter Benzoate gesprochen werden. Wasserlösliche RKM, wie die Diatrizoate, zeichnen sich sowohl durch eine gute Verträglichkeit als auch eine für alle diagnostischen Belange ausreichende Kontrastdichte aus. Sie werden auch heute noch verwendet, jedoch erfolgt ihre schrittweise Verdrängung durch die in den 80er Jahren eingeführten besser verträglichen nichtionischen Verbindungen Iohexol, Iopamidol, Iopromid und Iotrolan.

Je nach diagnostischer Fragestellung sollen RKM das Gefäß- oder Lymphsystem, die Niere und ableitenden Harnwege, die Gallenblase, die Gallengänge sowie einige offene und geschlossene Körperhöhlen, wie den Magen-Darm-Kanal oder den Spinalkanal, darstellen. Eine gezielte Beantwortung dieser Fragen ist nicht durch ein einziges RKM zu erwarten, sondern es bedarf verschiedener Substanzen mit jeweils spezifischem chemischen Design. Die einzelnen Elemente der chemischen Struktur, die zu einer renalen oder biliären Ausscheidung führen, eine enterale Resorption erlauben oder Unterschiede in der Verträglichkeit verursachen, sind heute bekannt (Abb. 1) und erlauben eine gezielte Synthese von RKM für bestimmte Indikationen (Tabelle 1) bei Abschätzung der zu erwartenden Verträglichkeit (Tabelle 2).

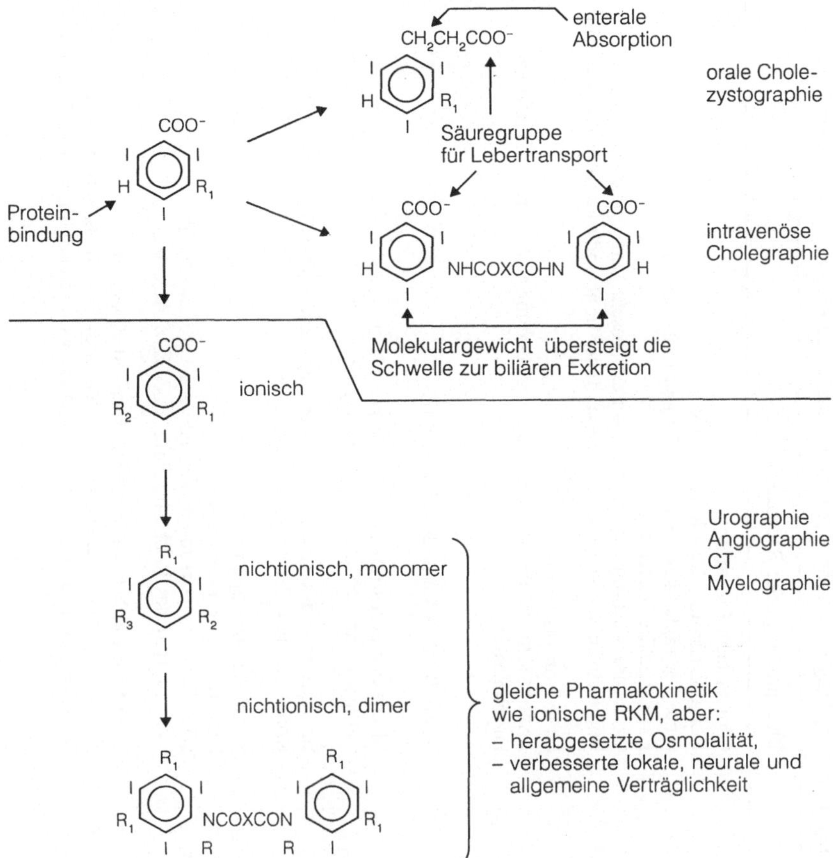

Abb. 1. Chemische Strukturen wasserlöslicher Röntgenkontrastmittel

Screenverfahren zur Auswahl potentieller RKM

Für die gezielte Suche nach potentiellen RKM wird die große Zahl in der Chemie synthetisierter Verbindungen anhand eines mehrstufigen Rasterprogramms auf ihre Eignung überprüft. Erst wenn diese in-vitro- und tierexperimentellen Untersuchungen bestimmte Prüfkriterien erfüllen, erfolgt die gezielte vorklinische Charakterisierung als Basis für eine mögliche klinische Erprobung. Als Screenverfahren kommen u. a. zur Anwendung:

Biochemisch-pharmakologische Untersuchungen
- Bestimmung des proteingebundenen Kontrastmittelanteils,
- Komplementaktivierung,
- Enzymbestimmungen.

Tabelle 1. Eigenschaften von Röntgenkontrastmitteln mit besonderer Eignung für verschiedene radiologische Untersuchungsmethoden

Art der Untersuchung	Anforderungen	Pharmakologische Bedeutung
Urographie	Molekülgröße <20 000 Keine Proteinbindung Starke Hydrophilie/ Geringe Lipophilie Geringe osmotische Aktivität	Glomeruläre Filtration Keine Erhöhung der Molekülgröße Gute Verträglichkeit (Nachteil: keine tubuläre Sekretion) Extrazelluläre Verteilung Geringere Verdünnung im Organismus, bessere Verträglichkeit Eingeschränkte osmotische Diurese, daher hohe Jodkonzentration im Urin
Angiographie	Hoher Jodgehalt Geringe Viskosität	Gute Kontrastierung Erlaubt schnelle Injektion und die Verwendung von Kathetern geringer Durchmesser
I.v. DSA	Wie oben angeführt sowie: Kein oder niedriger Na-Gehalt Keine Calciumbindung Niedrige Osmolalität	 Keine Beeinflussung der Herzfunktion Effizienter Bolustransport zum linken Herzen und zu den Arterien, weniger osmotisch bedingte Verdünnung
CT-i.v.	Molekulargewicht <20 000 Renale Ausscheidung	Enhancement des Parenchyms über den extrazellulären Raum Kontrastierung der Nieren
CT-oral	Keine Absorption Ausreichende osmotische Aktivität Schnelle Ausscheidung aus dem Peritonealraum	Keine Reduzierung des Kontrastes Kein Konzentrationsanstieg, Schneller Transport in distale Teile des Verdauungstrakts Kein zusätzliches Risiko im Falle eines KM-Austritts
Myelographie	Wasserlöslich Ausreichend hohe Jodkonzentration Hydrophilie Ausscheidbar	Gute Mischbarkeit mit der Cerebrospinalflüssigkeit Darstellung von Verengungen innerhalb des Spinalkanals trotz Verdünnung Schnelles Verlassen des Cerebrospinalraums und endgültige Ausscheidung
Magen-Darm-Darstellung	Hohe Jodkonzentration Keine Absorption	Ausreichende Kontrastierung Gute allgemeine Verträglichkeit

Orale Cholezystographie	Lipophilie Geringes Molekulargewicht Proteinbindung	Absorption (nicht bei der i.v. Cholegraphie) Verhindert renale Ausscheidung
I.v. Cholegraphie	Ausreichende Molekülgröße des KMs oder eines Konjugates zur Überschreitung der Schwelle für die biliäre Exkretion, negative elektrische Ladung wie oben	Biliäre Exkretion Absorption nicht erforderlich
Lymphographie (direkt)	Hohe Jodkonzentration Geringe Viskosität Hohes Molekulargewicht oder Partikel oder Öle	Ausreichende Darstellung kleiner Lymphgefäße Abfluß trotz geringem Druck in den Lymphgefäßen Keine oder langsame Diffusion durch das Lymphgefäßendothel
Lymphographie (indirekt)	Zusätzlich: Geeignete Partikelgröße zur Aufnahme in die Lymphgefäße	Aufnahme in die Lymphkapillaren nach Injektion in verschiedene Gewebe

Tabelle 2. Die Verträglichkeit beeinflussende Eigenschaften diverser Röntgenkontrastmittel

Art der Untersuchung	Anforderungen	Ergebnisse pharmakologischer bzw. toxikologischer Tests
Urographie i.v. CT	Keine Interaktion mit dem Organismus Schnelle Ausscheidung	Niedrige Lipophilie, Proteinbindung Enzymhemmung und Histaminfreisetzung Gute Herz-Kreislaufverträglichkeit Hohe i.v. DL_{50} und gute Verträglichkeit hoher und mehrfach verabreichter Dosen in subakuten Studien Ausscheidung nur durch glomeruläre Filtration
Angiographie Darstellung verschiedener Körperhöhlen Lymphographie	Keine Interaktion mit dem Organismus Schnelle Ausscheidung Gute lokale Verträglichkeit	Wie oben, jedoch zusätzlich: Niedrige Osmolalität Niedriger oder kein Natriumgehalt Niedrige Chemotoxizität gegenüber biologischen Membranen von Erythrozyten, Endothelzellen usw. Keine oder geringe Schmerzempfindung nach intra-arterieller Applikation
Kardangiographie	Wie oben, doch zusätzlich: Keine Störung der Herzfunktion	wie oben, doch zusätzlich: Ausreichender Natriumgehalt Keine Bindung von Kalzium Kein oder nur geringer Einfluß auf Kontraktilität und Herzrhythmus
Myelographie	Wie für Uro- und Angiographie genannt; Nur nichtionische RKM	Keine depressive und epileptogene Wirkung nach subarachnoidaler Injektion Keine Ausbildung akuter oder chronischer Entzündungen Arachnoiditis nach wiederholten Injektionen
Cholegraphie (i.v. und oral)	Gute systemische Verträglichkeit trotz bestehender Interaktion mit dem Organismus (wie Absorption, Proteinbindung und aktivem Transportmechanismus)	Hohe i.v. DL_{50}, geringe allgemeine Toxizität nach wiederholter Verabreichung Niedrige Nieren- und Lebertoxizität

Pharmakokinetische Untersuchungen
- Blutspiegel und Ausscheidung (Ratte),
- biliäre Ausscheidung (Ratte),
- Organverteilung (Ratte),
- transplazentarer Transport (Kaninchen).

Pharmakologisch-toxikologische Untersuchungsverfahren
- Akute Toxizität, DL 50 (Maus, Ratte),
- neurale Verträglichkeit nach intrazisternaler Applikation (Ratte),
- Gefäßschmerzprüfungen (A. femoralis, Ratte),
- Erythrozytenmorphologie (Hundeblut).

Radiologische Untersuchungsverfahren an Kaninchen und Hunden
- Angiographie (einschl. hämodynamischer Untersuchungen),
- Ausscheidungsurographie,
- Lymphographie (direkt + indirekt),
- Myelographie.

Röntgenkontrastmittel für die Urographie, intravenöse DSA, Angiographie und Computertomographie

Die heute verwendeten RKM lassen sich in 3 Gruppen einteilen: die konventionellen ionischen RKM, das niederosmolare ionische Ioxaglat und die niederosmolaren nichtionischen RKM. Die ionischen KM sind Salze. Sie dissoziieren in wäßrigen Lösungen in 2 unabhängige Teilchen: die jodtragende Säure (Anion) mit negativer elektrischer Ladung und die kontrastfreie Base (Kation) mit positiver elektrischer Ladung. Gewöhnlich besteht das Kation aus Natrium oder Meglumin, einer den Aminozuckern verwandten organischen Base. In den nichtionischen RKM-Molekülen sind die megluminähnlichen Kationen kovalent an die jodierten Teile des Moleküls gebunden und tragen daher keine elektrische Ladung.

RKM müssen sich durch eine hohe Wasserlöslichkeit auszeichnen, immerhin enthält 1 ml Urografin 370 0,76 g KM-Substanz und nur etwa 0,7 ml Wasser. Trotz der hohen Konzentration darf die Viskosität bestimmte Werte nicht überschreiten, um auch noch eine schnelle Applikation per Hand zu gewährleisten und um die Mikrozirkulation nicht gravierend zu stören. RKM zur Uro- und Angiographie zeichnen sich durch eine niedrige Lipophilie und starke Hydrophilie aus. Bereits eine geringe Fettlöslichkeit kann die Ursache unerwünschter Interaktionen mit diversen Proteinen und lipidhaltigen biologischen Stoffen, z. B. Membranen, sein.

Konventionelle ionische RKM sind in den gebräuchlichen Konzentrationen stark hyperton, während die niederosmolaren RKM eine wesentlich geringere Hypertonie bis hin zur Isotonie aufweisen. Auch bei vergleichbar niedriger Osmolalität führen ionische RKM im Vergleich zu den nichtionischen

Verbindungen häufiger zu bestimmten Nebenwirkungen wie Übelkeit, Erbrechen, allergieähnlichen Reaktionen, Kalziumbindung und Epileptogenität.

Interaktionen mit dem Organismus sind bei den heute verfügbaren RKM für die Uro- und Angiographie durch die soweit wie möglich reduzierte Eiweißbindung auf ein Minimum beschränkt. Nach intravasaler Applikation gelangen diese RKM durch natürliche Poren der Kapillargefäße in das Interstitium. Durch ausschließliche passive Filtration werden die RKM mit einer Molekülgröße <2000 glomerulär filtriert und renal eliminiert. RKM, die eine reversible Bindung mit Plasmaproteinen (meist Albuminen) eingehen, erhöhen ihr effektives Molekulargewicht auf etwa 70000 und werden nicht länger glomerulär filtriert. Zusätzlich zur glomerulären Filtration wurden einige ältere RKM auch durch tubuläre Sekretion ausgeschieden. Da es sich bei der tubulären Sekretion jedoch um einen aktiven Transportmechanismus handelt, ist die Kapazitätsgrenze sehr schnell erreicht, so daß bei den heute verwendeten Dosen eine Verbesserung der frühen Ausscheidungsphase durch diese Urographika nicht ins Gewicht fällt.

Während die glomeruläre Filtrationsrate praktisch nicht zu beeinflussen ist, kann die Jodkonzentration im Urin in bestimmten Grenzen über die Diurese gesteuert werden. Konventionelle hyperosmolare RKM wirken als starke Osmodiuretika und wurden zur Ausscheidungsurographie häufig in Verbindung mit einer eingeschränkten Flüssigkeitsaufnahme angewendet. Entsprechende oder sogar noch höhere Jodkonzentrationen können allerdings durch die alleinige Verabreichung niederosmolarer RKM erzielt werden.

Zellmembranen und die Blut-Hirn-Schranke werden von den zur Uro- und Angiographie verwendeten RKM nicht passiert. Der Übertritt in die Milch sowie die Passage der Plazenta sind stark eingeschränkt. Eine signifikante biliäre Ausscheidung weist entweder auf eine gestörte Nierenfunktion hin oder betrifft einzelne Präparate mit stärkerer Lipophilie.

Von RKM zur Katheterangiographie wird in erster Linie eine ausreichende Jodkonzentration zur Kontrastierung großer als auch sehr kleiner Gefäße sowie eine niedrige Viskosität zur schnellen Injektion durch dünne Katheter erwartet.

Bei der i.v.-DSA sollte das RKM die Herzfunktion möglichst nicht beeinflussen, um eine Lungenpassage des Bolus in möglichst hoher Konzentration zu gewährleisten. Auf Grund ihres geringen osmotischen Drucks werden die nichtionischen RKM gegenüber den konventionellen RKM etwas weniger verdünnt.

Wie bei der Angiographie wird auch zur Kontrastanhebung in der CT kein aktiver oder spezifischer Mechanismus durch das RKM vorausgesetzt. Das i.v. applizierte KM führt zu einer Darstellung der großen Gefäße und – auf Grund seiner geringen Molekülgröße – der Extrazellulärräume, solange diese nicht durch eine unüberwindbare Barriere wie die Blut-Hirn-Schranke begrenzt werden.

Die pharmakologischen Effekte und möglichen Nebenwirkungen der Uro- und Angiographika sind auf die Chemotoxizität des jodierten Benzolrings (teilweise durch die lipophilen Eigenschaften zu erklären), die elektrische La-

Tabelle 3. Pharmakologische Effekte von Röntgenkontrastmitteln

Betroffene Organe oder Systeme	Klinische Anwendung	Ursache
Blut/Serum:		
Komplementaktivierung	Alle Anwendungen	Chemotoxizität
Gerinnungskaskade	Besonders intravenös	Ionische Molekül-
Enzymhemmung	Speziell bei Cholangiographie	eigenschaften
Antikörper-Kreuzreaktion		
Einfluß auf Blutzellen		
Histaminfreisetzung		
Herz/Kreislauf:		
Kardiodepression	Kardangiographie Schnelle (zentrale) venöse Injektion	Natriumgehalt Kalziumbindung
Arrhythmie, Bradykardie Herzflimmern	Selektive Koronarangiographie	Hyperosmolalität Zu niedriger oder zu hoher Natriumgehalt
Vasodilatation	Angiographie Hochdosisanwendungen, i.v.	Hyperosmolalität Natrium Chemotoxizität
Hypervolämie	Hochdosisanwendungen	Hyperosmolalität
Endothelschädigung	Phlebographie Selektive Arteriographie	Hyperosmolalität Natrium
Schmerz	Periphere und zerebrale Arteriographie Phlebographie	Hyperosmolalität Natrium
Schädigung der Blut-Hirn-Schranke	Zerebrale Arteriographie	Hyperosmolalität Natrium
Spasmus	Handarteriographie Zerebrale Arteriographie	Chemotoxizität unter Temperatur
Niere:		
Albuminurie Oligurie, Anurie	Selektive Renovasographie Hochdosisanwendungen	Hyperosmolalität Chemotoxizität
Diurese	Hochdosisanwendungen	Osmotische Aktivität Meglumin
Lunge:		
Bronchospasmus	Alle Anwendungen, besonders i.v.	Allergieähnliche Reaktionen Moleküleigenschaften Chemotoxizität
Lungenödem	Alle Anwendungen Hochdosisanwendungen	Chemotoxizität Hyperosmolalität
Gewebe:		
Entzündung, Nekrose	Injektion in Gewebe Paravenöse Injektion Extravasation	Hyperosmolalität

dung der Ionen, die Hyperosmolalität, die zur Löslichkeit der KM-Säure herangezogenen Kationen sowie die Kalziumbindung zurückzuführen.

In der klinischen Anwendung können abhängig von der Art und Konzentration des verwendeten RKM, des Applikationsmodus sowie schließlich des Patienten selbst lokale und allgemeine Nebenwirkungen oder kurzanhaltende subklinische pharmakologische Effekte auftreten (Tabelle 3). In tierexperimentellen oder in vitro-Untersuchungen werden bei ausreichender Dosierung, hohen Konzentrationen und entsprechenden Einwirkungszeiten fast alle biologischen Prozesse und Strukturen durch RKM beeinflußt. Dabei ist zu berücksichtigen, daß es durch die Synthese der niederosmolaren nichtionischen RKM gelungen ist, die o. g. Ursachen möglicher KM-Reaktionen auszuschalten bzw. zu reduzieren. Als Ergebnis können in der klinischen Praxis bestimmte Nebenwirkungen überhaupt nicht mehr beobachtet werden, während andere sehr viel weniger häufig oder mit geringerer Intensität auftreten.

Röntgenkontrastmittel zur Darstellung des Magen-Darm-Trakts

Konventionelle ionische RKM wie das Natrium-Meglumindiatrizoat werden nach oraler oder rektaler Verabreichung auch zur Markierung des Magen-Darm-Trakts verwendet.

Gegenüber den standardmäßig für diese Indikation herangezogenen Bariumsulfatsuspensionen führt Diatrizoat zwar nicht zu einem diagnostisch verwertbaren Schleimhautbeschlag, wird jedoch nach Aspiration oder Magen-Darm-Perforation schnell und i. allg. ohne Beschwerden aus der Lunge und dem Peritoneum absorbiert und renal ausgeschieden. Bei den für die abdominale CT gebräuchlichen Konzentrationen von 2–4% (7–15 mg Jod/ml) der Originalformulierung (370 mg Jod/ml) hält die verbleibende schwache osmotische Aktivität eine bestimmte Flüssigkeitsmenge im Darm zurück und beschleunigt die Passage in die distalen Anteile des Verdauungstrakts. Als Nachteile sind der bittere Geschmack, die durch die hohe Osmolalität verursachte abnehmende Kontrastdichte, die relativ häufigen Diarrhöen sowie die Elektrolytverschiebungen zu nennen. Als Vorteil ist die geringe Absorption aus dem Verdauungstrakt (normalerweise <5%) anzusehen. Nichtionische RKM – und hier besonders das neu entwickelte isotone Iotrolan – haben einen besseren Geschmack, werden wenig oder nicht verdünnt (höhere Kontrastdichte) und führen zu keinen Elektrolytverschiebungen.

Röntgenkontrastmittel für die Myelographie

Mit der Einführung des ersten nichtionischen RKM Metrizamid wurden die bis dahin verwendeten öligen und ionischen Myelographika fast völlig verdrängt. Ölige RKM sind nicht in der Lage, die feinen Strukturen der Nervenwurzeln darzustellen und führen nicht selten zu schwerer chronischer Arachnoiditis. Ionische RKM werden aufgrund ihrer epileptogenen Wirkungen nicht mehr verwendet. Die mit wäßrigen Lösungen nicht mischbaren öligen Myelographika müssen nach der Untersuchung wieder möglichst vollständig abgesaugt werden, da der Organismus für ihre Ausscheidung aus dem Subarachnoidalraum Monate oder sogar Jahre benötigt.

Wasserlösliche nichtionische Myelographika zeigen ein ähnliches pharmakokinetisches Verhalten wie die für die Uro- und Angiographie besprochenen RKM. Nach Vermischung und Verteilung mit der zirkulierenden Zerebrospinalflüssigkeit verlassen sie den Subarachnoidalraum zusammen mit Wasser auf eine passive Weise, die an die glomeruläre Filtration erinnert. Das erste nichtionische RKM Metrizamid war noch etwas stärker lipophil und in Konzentrationen über 170 mg Jod/ml hyperton. Ausdruck der Chemotoxizität waren dann auch relativ häufige Nebenwirkungen wie Übelkeit, Erbrechen, Depression, Desorientiertheit, aber auch Anzeichen von epileptogenen Wirkungen. Die Nachteile wurden teilweise mit der Empfehlung ausgeglichen, die Konzentration auf max. 170 mg Jod/ml zu beschränken, eine für bestimmte Anwendungsgebiete zu geringe Kontrastdichte. Zwei weitere für die Uro- und Angiographie entwickelte RKM (Iopamidol und Iohexol) zeigten eine geringere Chemotoxizität, doch konnten isotone Lösungen erst bei einem für die Myelographie unzureichenden Jodgehalt von 140–150 mg Jod/ml erzielt werden.

Mit Iotrolan wurde ein neues Myelographikum entwickelt, dessen Lösungen bis zu 300 mg Jod/ml isoton zu der Zerebrospinalflüssigkeit sind. Die ebenfalls reduzierte Chemotoxizität erlaubt die Applikation einer für die Diagnostik ausreichenden Jodmenge bei gleichzeitig weiter verbesserter Verträglichkeit.

Röntgenkontrastmittel für die orale Cholezystographie

Voraussetzung für die enterale Absorption oraler Cholezystographika sind die Löslichkeit in der gastrointestinalen Flüssigkeit, eine kleine Molekülgröße sowie lipophile Eigenschaften zur Penetration lipidhaltiger Strukturen der Zellmembranen. Chemisch sind es ohne Ausnahme trijodierte monomere Verbindungen und Karboxylsäuren, deren Karboxylgruppe nicht direkt am Benzolring steht. Auch hinsichtlich ihres pharmakokinetischen Verhaltens gleichen sich alle oralen Cholezystographika. Während im Magen hauptsächlich aufgrund ihrer Unlöslichkeit im sauren Milieu keine Absorption erfolgt, werden die Präparate als Natriumsalze etwas besser gegenüber den freien Säuren im Darm absorbiert. Zur Verhinderung der renalen Ausscheidung findet im Plasma eine reversible Bindung an Proteine, insbesondere Serumalbumine, statt. Die Proteinbindung wird durch die Säurefunktion der Moleküle oraler Cholezystographika, deren Lipophilie sowie durch das in Position 5 des Benzolrings befindliche nicht substituierte Kohlenstoffatom gefördert. Der Transfer vom Blut in die Gallenflüssigkeit erfordert einen aktiven Transport durch die Leberzellen und verläuft sehr langsam. Voraussetzung für den Transport ist eine freie Säuregruppe – wie die Karboxylgruppe – sowie eine bestimmte Molekülgröße, die beim Iopodat durch eine Bindung an Glukuronsäure erreicht wird. Die Konzentration in den Gallengängen reicht meist für eine diagnostische Darstellung nicht aus. In der Gallenblase erfolgt jedoch eine Konzentrierung des Gallensafts und damit auch des RKM. Zusammen mit der Gallenflüssigkeit gelangt das Cholezystographikum in den Darm. Hier wird ein Teil der Konjugate durch Mikroorganismen gespalten, und die freien RKM-Moleküle werden erneut absorbiert. Im Rahmen des enterohepatischen Kreislaufs gelangen sie zum Teil wieder in die Leber oder werden renal ausgeschieden.

Als Vorbedingung für ihre biliäre Ausscheidung müssen orale Cholezystographika lipophil sein. Sie werden daher nach intravenöser Verabreichung schlecht vertragen und zeigen in allen pharmakologischen Untersuchungen die stärkste unerwünschte Aktivität. Das Problem wird durch die orale Gabe gelöst. Bis auf geringe gastrointestinale und sehr selten auftretende allergieähnliche Nebenwirkungen werden sie gut vertragen. Einer hin und wieder berichteten Verschlechterung der Nierenfunktion kann am besten mit ausreichender Hydrierung des Patienten begegnet werden.

Röntgenkontrastmittel für die intravenöse Cholangiographie

Die derzeit gebräuchlichen i.v.-Cholangiographika sind mit ihrer dimeren Struktur, der fehlenden Seitenkette in Position 5 und den direkt an jeden der beiden trijodierten Benzolringe gebundenen Karboxylgruppen besser als die oralen Cholezystographika dem Lebertransport angepaßt. Aufgrund der direkten i.v.-Applikation werden keine resorptionsfördernden Eigenschaften benötigt und die Molekülgröße reicht auch ohne die Bildung von Konjugaten für die Aufnahme in die Leberzellen und die biliäre Ausscheidung aus. Bei den neueren Präparaten, wie dem Meglumin-Iotroxinat, werden bei ausreichend langsamer i.v.-Infusion (10–20 min) 80–90% der Moleküle an Plasmaproteine gebunden und so fast vollständig der renalen Ausscheidung entzogen. Die Dosis von 5 g Jod ist ausreichend für mindestens 1 h, eine biliäre Ausscheidung bei einer maximalen Transportrate von 0,4 mg Jod/kg Körpergewicht/min zu gewährleisten. Normale Leberfunktion vorausgesetzt, ergibt das eine ausreichende Jodkonzentration in den Gallengängen von 10–20 mg/ml. Eine weitere Konzentration des Gallensafts erfolgt in der Gallenblase. Über den

Gallensaft in den Darm gelangtes KM wird nicht absorbiert, so daß bei normaler Leberfunktion 90% der Dosis mit dem Stuhl und nur 10% über die Nieren ausgeschieden werden.

Ihre pharmakologisch-toxikologischen Wirkungen sind gegenüber den Uro-Angiographika etwas stärker ausgeprägt und lassen sich fast ausschließlich auf die Lipophilie und die Fähigkeit zur Proteinbindung zurückführen. Osmotisch bedingte Nebenwirkungen sind zu vernachlässigen, da sich die dimere Struktur bereits durch eine niedrige Osmolalität auszeichnet, und die Präparate darüber hinaus ausschließlich in mittleren Konzentrationen langsam injiziert werden. Am häufigsten werden klinische Beschwerden wie Übelkeit, Erbrechen, Herz-Kreislauf-Reaktionen, Blutdruckabfall sowie allergieähnliche Reaktionen beobachtet. Als Ursachen wurden in pharmakologischen Untersuchungen deutliche auf die Lipophilie zurückzuführende Effekte auf verschiedene Proteine wie z. B. Enzyme, auf die Gerinnung sowie das Komplementsystem nachgewiesen. Darüber hinaus zeigen sie offensichtlich Kreuzreaktionen mit auf andere Substanzen gebildeten Antikörpern und können zu Vasodilatation und Hypotonie führen. Bei der Verwendung moderner i. v.-Cholezystographika sowie bei langsamer, kontinuierlicher Injektion oder Infusion liegt die Nebenwirkungsrate jedoch nur gering über der der Uro-Angiographika.

Kontrastmittel für die Lymphographie

Das einzige heute verfügbare Lymphographikum ist der Ethylester einer jodierten natürlichen Fettsäure. Der hohe Jodgehalt mit 480 mg/ml sowie die fehlende Mischbarkeit mit wäßrigen Körperflüssigkeiten geben dem Präparat eine hohe Kontrastdichte. Deutliche Nachteile bestehen darin, daß das RKM direkt in ein Lymphgefäß appliziert werden muß und so vom gesamten lymphatischen System nur die großen abführenden Lymphgefäße und nicht das lymphatische Gewebe selbst darstellbar ist. Bei längerer Verweildauer, z. B. im Lymphknoten, kann das nur langsam und erst über Monate abbaubare Öl zu lokalen Reaktionen führen, aber auch nach raschem Abfluß in das allgemeine Kreislaufsystem wurden gravierende Nebenwirkungen in Form von Embolien beobachtet.

Wasserlösliche RKM überzeugen zwar hinsichtlich ihrer Verträglichkeit und werden unter bestimmten Umständen auch nach direkter Injektion in Gewebe oder auch nach intrakutaner Applikation von den Lymphkapillaren aufgenommen (IOTROLAN), sie verlassen aber – bedingt durch Diffusion und osmotische Verdünnung – die Lymphgefäße zu rasch, um eine ausreichend sichere Darstellung größerer Abschnitte des Lymphsystems zu ermöglichen.

Interaktionen von Röntgenkontrastmitteln mit der Gefäßwand

B. Hagen

Einleitung

Die Entwicklung der Raster- und Fluoreszenzelektronenmikroskopie hat neue morphologische Erkenntnisse über den Aufbau der Intima, speziell des Endothels vermittelt [30, 44]. Neue histo- und immunhistochemische Methoden, Untersuchungen an endothelialen Zellkulturen in vitro und in vivo sowie Studien an isoliert perfundierten Organen haben darüber hinaus zeigen können, daß die Endothelzelle zu funktionellen Leistungen befähigt ist.

Die der Endothelzelle zu Zeiten der Lichtmikroskopie noch zugeordnete Rolle einer Barriere- oder Schrankenfunktion ist der Erkenntnis gewichen, daß sie zu einer Reihe von Synthese- und Stoffwechselleistungen befähigt ist [31, 57]. Darüber hinaus beherbergt sie Rezeptoren, die offensichtlich die Wirkung neuraler Überträgerstoffe auf die glatte Gefäßmuskelzelle beeinflussen können [12].

Ein tabellarischer Überblick (Tabellen 1 und 2) auf die heute bekannten biologischen Eigenschaften des Endothels zwingt zu der Feststellung, daß es

Tabelle 1. Endothel und Hämostaseregulation. (Nach Pearson 1983 [57])

I. Antithrombotische und antikoagulatorische Eigenschaften:
   1. Inaktivierung von zirkulierendem Thrombin
   2. Aktivierung von Protein C
   3. Freisetzung von Prostazyklin nach Stimulation

II. Thrombose- und koagulations-fördernde Eigenschaften:
   1. Synthese von Komponenten der Basalmembran
   2. Synthese von Faktor VIII, von Willebrand Faktor

Tabelle 2. Kontrolle des Gefäßtonus und der Permeabilität durch das Endothel. (In Anlehnung an Pearson 1983 [57])

1. Freisetzung von Prostaglandinen und Adeninnukleotiden nach Stimulation
2. EDRF-Liberation
3. Besitzt funktionelle Rezeptoren für verschiedene Vasodilatoren (z. B. Acetylcholin)
4. Abbau vasoaktiver Peptide

eine „biologisch aktive Trennschicht darstellt, die für eine Gefäßhomöostase unerläßliche Stoffwechselfunktionen erfüllt" [57]:

Das Endothel in seiner Eigenschaft als „disseminiertes, metabolisch aktives Organ" [31] hat auch für die Kontrastmittelforschung neue Perspektiven eröffnet. Im Vordergrund des Interesses steht hierbei die mögliche Beeinflussung der regulatorischen Eigenschaften bezüglich Hämostase, Gefäßtonus, Permeabilität, immunologische Prozesse und sensorische Afferenzen (Abb. 1).

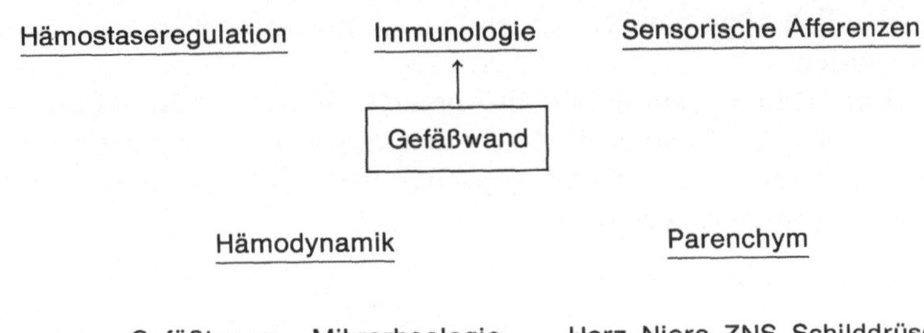

Abb. 1. Mögliche Beeinflussung von Gefäßwandfunktionen durch KM

Schon die Implikationen mit Hämostaseregulationsmechanismen zeigen, daß Untersuchungen über die Endotheltoleranz von Kontrastmitteln (KM) gleichermaßen Erkenntnisse der Mikrorheologie (speziell vitalmikroskopischer Studien) und der Funktion korpuskulärer Blutbestandteile miteinbeziehen müssen. Besonderes Interesse verdienen hierbei die Interaktionen von Thrombozyt und Gefäßwand.

Da die Nachweismethoden morphologischer und funktioneller Endothelschädigungen sensitiver geworden sind, ist es auch in der Ära der niederosmolaren und hinsichtlich ihres chemotoxischen Potentials deutlich verbesserten KM von Interesse, deren Endotheltoleranz zu studieren. Dies wird durch folgende Beobachtungen unterstrichen:

1. Metrizamid, das eine Osmolalität von ca. 480 mosmol kg/H_2O aufweist, vermag die Membran von Erythrozyten so zu verändern, daß diese eine Stechapfelform (Echinozytose) annehmen [4]. Des weiteren weist diese nichtionische, niederosmolare Substanz dosisabhängige zytotoxische Eigenschaften in verschiedenen Zellkulturen auf [9, 39].
2. Postphlebographisch ist auch bei Verwendung niederosmolarer KM in 5–10% der Fälle eine meßbare Fibrinogenakkumulation (FUT-Test) nachzuweisen, die als Frühzeichen einer sich möglicherweise entwickelnden Thrombose gilt [24].
3. Bei selektiver KM-Injektion in empfindliche Zielorgane wie Hand- und Fußarterien lassen sich auch bei Verwendung blutisotonischer KM in einem gewissen Prozentsatz der Patienten Schmerz- und Hitzesensationen, wenn auch deutlich mitigiert, registrieren [27].

4. Schließlich sind mit der Entwicklung der neuen KM-Klasse anaphylaktoide Zwischenfälle, bei denen die endotheliale Zelle eine Mediatorfunktion ausübt [41, 57], nicht eliminiert wenn auch gegenüber hochosmolaren Substanzen deutlich reduziert [36].

Aus diesen Beobachtungen ist zu schließen, daß die neu entwickelten KM niederosmolarer Prägung keineswegs als biologisch inerte Substanzen gelten können. Ihre Interaktionen mit der Gefäßwand und speziell dem endothelialen Zellverband können im Prinzip als qualitativ gleichwertig, quantitativ jedoch als deutlich abgeschwächt gegenüber „konventionellen" Substanzen betrachtet werden.

Für die nicht osmolalitätsbedingten Effekte der KM auf biologische Membranen müssen die allen KM inhärenten, spezifisch unterschiedlich stark ausgeprägten chemotoxischen Eigenschaften zur Klärung einer eventuellen Schädigung herangezogen werden.

Ergebnisse morphologischer Untersuchungen an Endothelzellen nach Kontrastmittelexposition

KM-induzierte Schädigungen des Endothels konnten erstmals 1959 von Zinner und Gottlob mit der sog. „Häutchenmethode" nachgewiesen werden [78]. Während bei der Silbernitratfärbung normale Endothelien an den intakten „Kittlinien" zwischen den Zellen erkennbar sind (Abb. 2a), kommt es nach KM-Einwirkung zur Dissoziation der Zellen und zum Aufbrechen der sog. Kittlinien mit konsekutiv verstärkter Permeabilität. Dies führt zur Silberimprägnation subendothelial gelegener, meist quer zur Längsachse des Gefäßes laufender Linien, die dem System der ringförmig angeordneten Muskulatur folgen (Abb. 2b). Obwohl die topographische (lichtmikroskopisch gewonnene) Zuordnung des ausgefällten Silbers nach neueren (elektronenoptischen) Untersuchungen erheblich in Zweifel gezogen wurde [44], diente die „Häutchenmethode" Gottlob und anderen Untersuchern in der Folgezeit als standardisierte Nachweismethode zur Demonstration KM-spezifischer Schädigungen.

Bei Untersuchungen am präparierten Aortenendothel der Ratte fand Gottlob die stärksten Schädigungen bei Na^+-haltigen hyperosmolaren, gefolgt von megluminhaltigen KM. Geringere morphologische Schäden waren nach Metrizamid, einem nichtionischen Monomer zu finden. Die Lipophilie dieser Substanz bewirkte jedoch eine stärkere Anfärbung mit Evans-Blue, was Gottlob auf molekulare Veränderungen an der Zellmembran zurückführte. Die geringsten Läsionen wurden nach Kontakt mit Ioxaglat, einem ebenfalls niederosmolaren, jedoch ionischen Dimer gefunden. Die Ergebnisse dieser und anderer KM-Prüfungen veranlaßten Gottlob lokale Endothelschäden in erster Linie auf die Hyperosmolalität, des weiteren auf die Eiweißbildung, die Kationenkomponente bei ionischen KM, die Lipophilie und die Grenzflächenspannung zurückzuführen [20, 21].

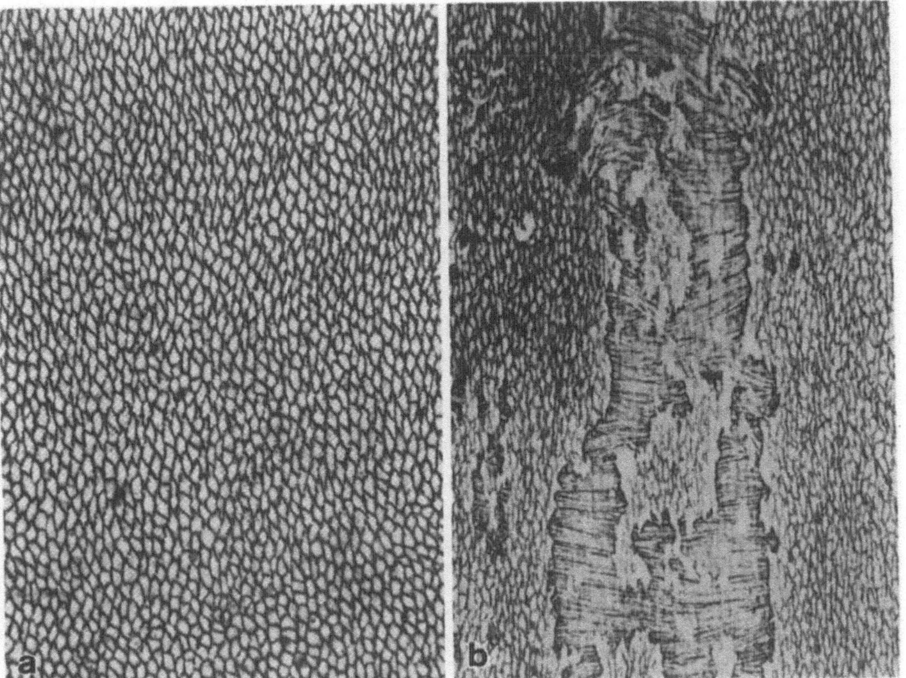

Abb. 2a, b. Silberimprägnation des venösen Endothels (Vergr. 65:1) (aus Laerum et al. 1987 [40]). **a** Normales Endothel, **b** KM-Schädigung des Endothels mit partieller Desquamation und subendothelialer Anfärbung. Schädigungsgrad 3–4

Raininko's Untersuchungen am Aortenendothel der Ratte ließen erkennen, daß Metrizamid und Diatrizoat trotz unterschiedlicher Osmolalität den gleichen (geringen) Schädigungsgrad mit der Versilberungsmethode aufwiesen. Stärkere Schädigungen des Endothels ließen sich nach Kontakt mit Ca^{++}-haltigen ionischen KM und nach Iothalamatinfusion erkennen [58]. Spätere elektronenoptische Untersuchungen an der A. iliaca sowie an Muskelkapillaren der Ratte zeigten den gleichen Schädigungsgrad bei Verwendung hypertoner KM wie hypertoner Salzlösungen. Die z. T. widersprüchlichen Ergebnisse veranlaßten Raininko nicht nur der Hyperosmolalität, sondern auch der Chemotoxizität eine wichtige Rolle bei der Endothelschädigung zuzuordnen [59].

Nyman und Almén fanden nach Perfusion des aortalen Endothels der Ratte mit monoaciden Dimeren und nichtionischen Monomeren signifikant weniger Schädigungen als mit ionischen Monomeren [53]. Dies bestätigte grundsätzlich die auch von Gottlob und Raininko unterstrichene Rolle der Hyperosmolalität. Der weniger schädigende Einfluß isotoner NaCl-Lösungen gegenüber ionischen Monomeren wies jedoch auch hier auf die Bedeutung der Chemotoxizität hin. Zugleich diskutieren sie den möglichen Einfluß von Chelatbildnern in ionischen KM (EDTA). Die Ca^{++}-Bindung durch EDTA führt zum vermehrten Risiko eines Kammerflimmerns bei der Koronarographie

[75]. Anatomische Strukturanalysen haben ergeben, daß die Durchlässigkeit fenestrierter Kapillarendothelien durch Ca^{++}-Entzug mit Chelatbildnern gesteigert werden kann. Morphologisches Substrat dieser erhöhten Durchlässigkeit ist der Verlust des Diaphragmas, einer filmartigen Proteinbarriere zwischen benachbarten Zellmembranen [10, 63]. Der damit verbundene Verlust der Integrität des endothelialen Zellverbandes („leaky junctions") könnte die färberisch nachzuweisende Penetration des Silbers in subendotheliale Strukturen plausibel machen.

Die Relevanz der chemotoxischen Schädigung des Endothels durch KM wird ganz besonders durch die Untersuchungen von Gospos et al. betont. Autoradiographische Studien an Häutchenpräparaten von Aorten- und V. cava-Endothelien bei der Ratte zeigen anhand des ^{3}H-Thymidin-Index und der DNS-Syntheserate, beide Indikatoren der reparativen Proliferationstendenz des Endothels nach Schädigungen, daß Diatrizoat, Ioxithalamat, Metrizamid und Ioxaglat Läsionen unterschiedlichen Grades verursachen. Nach Injektion des nichtionischen, niederosmolaren Iopamidol und hyperosmolarer Sorbit- und Kochsalzlösungen wurden keine Schädigungen gefunden [17, 18]. Bei diesen Untersuchungen konnte darüber hinaus gezeigt werden, daß der Grad der Schädigung des venösen Endothels um den Faktor 3 stärker war als der des Aortenendothels. Diese Beobachtung korrespondiert gut mit den elektronenoptisch demonstrierten, standortspezifischen Unterschieden der strukturellen Eigenheiten des endothelialen Zellverbands in den kapillären Segmenten des arteriellen und venösen Schenkels des Kreislaufs. Im wesentlichen lassen sich hierbei 3 Gruppen unterscheiden (Abb. 3):

1. Kapillaren mit geschlossener Endothelauskleidung (kontinuierlicher Typ).
2. Kapillaren mit porenhaltigem Endothel (fenestrierter Typ).
3. Kapillaren mit Lücken zwischen den Endothelzellen (diskontinuierlicher Typ).

Darüber hinaus lassen sich unterschiedliche Konstruktionsmerkmale an den Berührungs- oder Kontaktstellen der Zellmembranen nachweisen: Nähern sich die Membranen benachbarter Zellen auf einen Abstand unter 100 Å, so handelt es sich um „gap junctions". Verschmelzen die Zellmembranen unter Verlust des Interzellularspalts, so handelt es sich um „tight junctions" oder eine „zonula occludens". Eine „Zona adhaerens" liegt hingegen vor, wenn die Membranen parallel in einem Abstand von etwa 200 Å verlaufen (Abb. 4). Während die Areale mit dem stabilsten Zellverband („tight junctions") vornehmlich im ZNS zu finden sind, lassen sich Endothelien mit relativ breiten Interzellularspalten in venösen Kapillaren finden [30].

Die auf dem Boden elektronenoptischer Befunde gewonnenen Erkenntnisse über die Ultrastruktur der Endothelzelle erleichtern das Verständnis von den durch Noxen unterschiedlicher Natur, so auch der KM, hervorgerufenen, standortspezifischen Schädigungen. Am besten untersucht sind hierbei die Einwirkungen von KM auf die Blut-Hirn-Schranke und die Glomerulumkapillare sowie das Venenendothel.

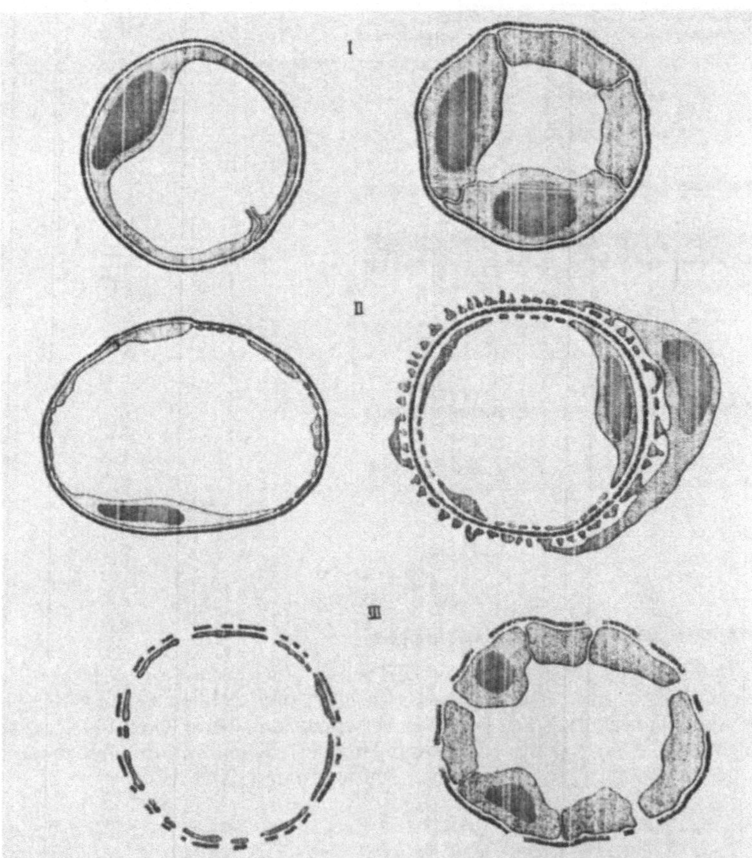

Abb. 3. Schematische Darstellung der wichtigsten Kapillartypen. (Nach Hammersen 1977 [30]). (*I*) Kapillaren mit geschlossener Endothelauskleidung und lückenlosen Basalmembranen (kontinuierlicher Typ), (*II*) Kapillaren mit porenhaltigem Endothel (fenestrierter Typ), (*III*) Kapillaren mit Lücken zwischen den Endothelzellen (diskontinuierlicher Typ)

Kontrastmittel und Blut-Hirn-Schranke

Die funktionelle Aufgabe der Blut-Hirn-Schranke (BBB = blood-brain barrier) besteht darin, das empfindliche Hirnparenchym vor schädigenden, durch die Blutbahn in den zerebralen Kreislauf gelangenden Substanzen zu schützen. Morphologisches Substrat dieses, die Integrität des Glia-Zellverbands sichernden Schutzes, sind feste Haftstrukturen zwischen den einzelnen Endothelzellen. Elektronenoptisch lassen sie sich als sog. „tight junctions" innerhalb der interendothelialen Septen („clefts") nachweisen (Abb. 5).

Bei Störungen der BBB permeieren fluoreszierende Farbpartikel (z. B. Evans-Blue) oder radioaktive Tracer (^{32}P oder ^{197}Hg) von den Hirnkapillaren in das Hirngewebe und sind dort färberisch oder autoradiographisch nach-

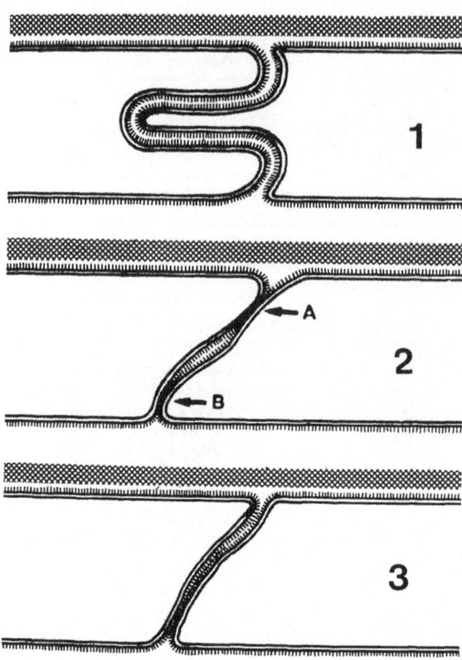

Abb. 4. Kontaktformen zwischen benachbarten Endothelzellen. (Aus Merker 1982 [47]). (*1*) „Zona adhaerens" mit Persistenz eines etwa 200 Å breiten Interzellularspalts, (*2*) „Tight junctions" (zonula occludens) mit partieller Verschmelzung der äußeren Lamellen der Zellmembranen (*A* ←, *B* ←), typisch für Hirnkapillaren, (*3*) „Gap junctions" mit streckenweiser Annäherung der Zellmembranen auf einen Abstand unter 100 Å

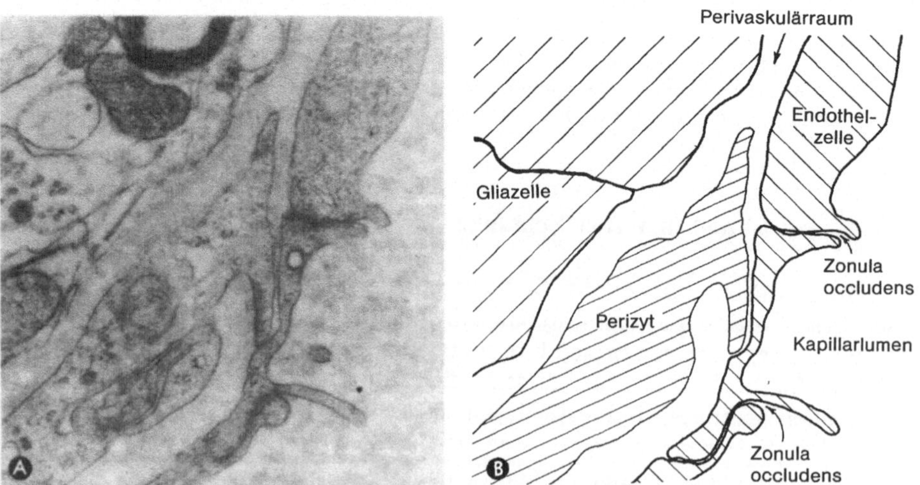

Abb. 5 A, B. Elektronenmikroskopie und schematisches Diagramm eines normalen Endothels einer Hirnkapillare. Darstellung von zwei „tight junctions". Darstellung aus der Hirnrinde (Vergr. 76000:1). (Aus Waldron et al. 1974 [76])

weisbar. Ultramikroskopisch lassen sich auch geringere Schädigungen an der transendothelialen Passage von Ferritinpartikeln oder der Meerrettich-Peroxidase demonstrieren. Letztere ist ein niedermolekularer Proteintracer (Molekulargewicht 40000), der nur bei gestörter BBB entweder via Pinozytose transendothelial oder interendothelial entlang dem System der sog. „kleinen Poren", in Hirngewebe geschleust werden kann [61].

Aufgrund der hohen Kontrastauflösung vermag auch die Computertomographie fokale wie diffuse Störungen der BBB mittels eines KM-induzierten Enhancements nachzuweisen.

Die geschilderten Methoden dienen auch dazu, die primär durch KM bedingten Störungen der BBB aufzuzeigen. Pharmakokinetische Studien haben zeigen können, daß sich sowohl hoch- als auch niederosmolare KM, nach intravaskulärer Applikation, in praktisch allen Geweben mit Ausnahme des Hirns in charakteristischer Weise verteilen. Der Verteilungskoeffizient bzw. die Konzentration der KM im extravaskulären interstitiellen Raum ist für ionische und nichtionische sowie für monomere und dimere Substanzen unterschiedlich und hängt unter anderem auch von der renalen Clearance der einzelnen KM ab [38, 51].

Weder nieder- noch hochosmolare KM vermögen eine intakte BBB mit den für klinische Untersuchungen üblichen Dosen zu durchbrechen. Injiziert man jedoch unter experimentellen Bedingungen selektiv relativ hohe Dosen (entweder als hohe Einzeldosis oder als hohe Gesamtdosis bei rasch aufeinanderfolgenden Einzeldosen) so kann es – insbesondere bei Verwendung hyperosmolarer, ionischer KM – zu neurotoxischen Symptomen kommen [35]. Diese sind auch unter klinischen Bedingungen auszulösen, wenn solche KM in Areale mit primär geschädigter BBB gelangen (z.B. bei zerebralen Tumoren, Infarkten und Abszessen) oder wenn die KM-Clearance bei Niereninsuffizienz eingeschränkt ist [72]. Kasuistische Beobachtungen lassen darauf schließen, daß bei vorgeschädigter BBB auch niederosmolare KM bei direkter Karotisangiographie zur Verstärkung eines neurologischen Defizits führen können [13].

Osmo- und Chemotoxizität sind gleichermaßen beteiligt an der KM-induzierten Störung der BBB sowie konsekutiven Schädigungen der Hirnzellen. Die neurotoxische Wirkung konventioneller hyperosmolarer KM setzt sich nach Gonsette aus dem osmolalitätsbedingten depressorischen Effekt (dominantes klinisches Zeichen: „psychoorganisches Syndrom") und einer chemotoxisch bedingten Aktivitätssteigerung (epileptogene Wirkung) zusammen [16]. Letztere wird auf Verminderung der Hemmung synaptischer Aktivitäten zurückgeführt. Ob es sich hierbei um eine Interferenz der neuronalen Leitfähigkeit und damit elektrischen Ladung der dissoziierenden KM handelt oder um die entsprechend der Anzahl hydrophiler Gruppen unterschiedliche Lipidlöslichkeit der KM ist unklar.

Hyperosmolare Lösungen führen in den Hirnkapillaren zu einer Schrumpfung des endothelialen Zellverbandes, Öffnung der interzellulären Spalten und Aufbrechen der „tight junctions" [7]. Der gleiche Effekt kann mit hyperosmolaren KM erzielt werden ([2, 60, 70, 76], Abb. 6). Auch chemotoxische Eigenschaften der KM, repräsentiert durch die Kationenkomponente, elektrische

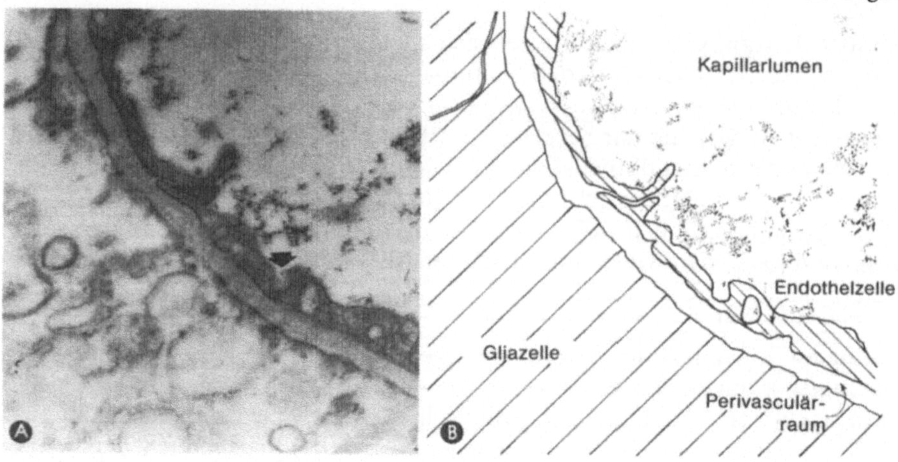

Abb. 6. Elektronenmikroskopie (**A**) und schematisches Diagramm (**B**) nach Injektion eines hochosmolaren, ionischen KM. Vorherige intravenöse Gabe eines Ferritintracers. Eine „tight junction" in der Mitte des Bildfelds ist aufgebrochen. Zahlreiche große Pinozytose-Vesikel enthalten Tracerpartikel (Vergr. 76000:1). (Aus Waldron et al. 1974 [76])

Ladung und Lipophilie, vermögen die BBB zu schädigen [60]. Insbesondere die ionische Natur eines KM scheint für deren neurotoxisches Potential eine besondere Bedeutung zu haben: Bei primär geschädigter BBB verursachen konventionelle ionische KM einen stärkeren neurotoxischen Effekt als äquivalent jodkonzentrierte dimere Substanzen vom Typ des Ioxaglats. Aufgrund des ionischen Charakters des niederosmolaren Ioxaglats erweist sich dieses KM wiederum als neurotoxischer im Vergleich zu den nichtionischen und niederosmolaren KM Iohexol und Iopamidol [72].

Mit elektronenoptischen Untersuchungen an narkotisierten Katzen konnte Waldron zeigen, daß eine verstärkte pinozytotische Aktivität der Endothelzellen nach Injektion hyperosmolarer KM in den Hirnkreislauf einsetzt (Abb. 6). Er führt dieses Phänomen auf eine osmolalitätsbedingte Störung der metabolischen Aktivität des Endothels zurück [76]. Der Nachweis von exogen zugeführter Meerrettich-Peroxidase sowie Ferritinpartikeln in den Mikrovesikeln nach osmotischer Schädigung der BBB scheint diese Annahme zu stützen [7, 70]. Gemessen an den beschriebenen Phänomenen potentieller Neurotoxizität von KM kann nach den vorliegenden Untersuchungen davon ausgegangen werden, daß die neuen niederosmolaren und nichtionischen KM nur geringe oder keine Schädigungen der BBB verursachen [16]. Nach Sovak [67] muß ein weitgehend inertes KM im neuroradiologischen Bereich folgende Kriterien erfüllen: Es muß blut- bzw. liquorisoton sein, keine elektrische Ladung aufweisen (also nichtionisch sein) und seine Seitenketten müssen hydrophilen Charakter haben.

Glomeruläre Schädigungen durch Kontrastmittel

Ausdruck einer KM-Schädigung des Endothels der Glomerulumkapillare ist eine erhöhte Albuminurie [15]. Ähnlich wie an anderen Endothelien wird auch hier die Erhöhung der Permeabilität für niedermolekulare Proteine auf eine osmotische Schrumpfung des endothelialen Zellverbands zurückgeführt. Da jedoch nach KM-Infusion der Nierenstrombahn gleichzeitig eine Vasokonstriktion (wahrscheinlich durch Mobilisation des Angiotensin-Renin-Mechanismus) und Inhibition der tubulären Albuminreabsorption stattfindet [15], müssen auch andere Ursachen der KM-induzierten Albuminurie diskutiert werden. Die alleinige Rolle der Hyperosmolalität muß erheblich in Zweifel gezogen werden, da Metrizamid den gleichen Grad der Albuminurie erzeugt wie Diatrizoat [14, 69]. Da andererseits niederosmolare KM wie Iohexol und Iopamidol stärkere Albuminurie verursachten als äquiosmolare Mannitollösungen [69], muß auch der Chemotoxizität eine Bedeutung bei der glomerulären Schädigung zugesprochen werden. Natriumhaltige Diatrizoate verursachen – gemessen am Grad der Albuminurie – keine stärkere Schädigung als megluminhaltige Diatrizoate. So ist offensichtlich die Kationenkomponente an den chemotoxisch bedingten Effekten der glomerulären Schädigung nicht wesentlich beteiligt. Dies ist um so überraschender, da natriumhaltige KM eine generell niedrigere Endotheltoleranz aufweisen als Megluminkationen [26].

Die nach selektiver renaler Arteriographie nachgewiesene Proteinurie kann um den Faktor 100 größer sein als nach i. v.-Urographie. Dies konnte sowohl experimentell bei Hunden [14] als auch bei Menschen [64] nachgewiesen werden. Dies deutet darauf hin, daß der Pathomechanismus der glomerulären Schädigung von den Modalitäten der KM-Applikation (i. v. oder intraarteriell) abhängig ist.

Kontrastmittelschädigungen am Venenendothel

Die Schädigung des Endothels ist um so intensiver, je höher die Osmolalität und je stärker die Chemotoxizität eines KM ist. Im venösen Kreislauf liegen hämodynamische Bedingungen vor, die eine relativ lange Einwirkungsdauer der KM mit dem empfindlichen Venenendothel erlauben. Bei Vorliegen insuffizienter und variköser Venensegmente und bei Abflußstörungen, wie sie bei postthrombotischem Syndrom oder bei Kompressionsphänomenen anzutreffen sind, kann die Kontaktzeit noch länger sein. Phlebographisch läßt sich nachweisen, daß KM besonders lange in Klappentaschen verweilen, somit an Orten, an denen die venöse Thrombose häufig ihren Ausgang nimmt [19]. Der Grund für diese besondere Gefährdung der Klappensinus sind Verwirbelungen und sogar Stagnation des Blutstroms. Diese hämodynamischen Phänomene disponieren zur Bildung von Zellaggregaten und einer endothelschädigenden Hypoxämie [37]. Das venöse Endothel weist prinzipiell eine hohe fibrinolytische Aktivität auf, in den Klappentaschen ist diese jedoch eher gering [43]. Die gegenüber dem Blut höhere Viskosität von KM führt bei der Phlebographie zu Sedimentations- und Unterschichtungsphänomenen in den Klappen mit erhöhten Verweilzeiten. Kritische hämodynamische Bedingungen, Störungen der Hämostaseregulation sowie lange Kontaktzeiten des spezifisch schwereren KM sind somit kumulative Determinanten einer potentiellen Endothelschädigung mit der konsekutiven Gefahr einer Thrombose. Die KM-induzierte Beeinflussung der Interaktionen von Thrombozyten und Gefäßwand ist gekennzeichnet durch eine Inhibition des thromboseverhütenden Hämostaseregulationsmechanismus. Durch verstärkte Freisetzung von Thromboxan aus den wandadhärenten und aktivierten Thrombozyten, ist die Balance des Prostazyklin-Thromboxan-Verhältnisses gestört. Zusätzlich kommt es zu einer Freisetzung von endothelialen Mediatoren (wie Thromboplastin und Histamin sowie Faktor 12) aus subendothelialen Strukturen und damit zum Circulus vitiosus mit verstärkter Thrombozytenaggregation an der lädierten Gefäßwand [62].

Whitehouse konnte eine deutliche Inhibition der fibrinolytischen Aktivität der V. saphena magna beim Menschen nach Phlebographien mit Na-Diatrizoat nachweisen [77].

Beobachtungen von May [45], wonach Varizen innerhalb weniger Stunden thrombosieren, falls sie mit hyperosmolaren KM perfundiert werden, scheinen diese pathogenetischen Vorstellungen zu bestätigen. Auch die im arteriellen System bei rheologisch kritischen Bedingungen gelegentlich nachzuweisende postangiographische Verschlechterung der Zirkulation mit nachweislicher Verstärkung des Stenosegrads bzw. Verlängerung eines vorbestehenden Verschlusses [45, 46] weist im Prinzip auf den gleichen Pathomechanismus hin.

Jod-125 markierte Fibrinogenpartikel lagern sich an beschädigten Endothelzellen an und sind schon in geringen Akkumulationen mit einem Szintillationskristall nachweisbar [5]. Haben sie eine gewisse Größe erreicht, so sind sie auch phlebographisch zu demonstrieren [52]. Normalerweise werden diese subklinischen „Testthromben“ [65] durch die fibrinolytische Aktivtät des Endothels innerhalb kurzer Zeit wieder aufgelöst. Sie können sich jedoch durch einen lokal gestörten Hämostaseregulationsmechanismus zu klinisch faßbaren Thromben entwickeln.

Mit dem ^{125}Jod-Fibrinogentest haben verschiedene Untersucher [1, 6, 24] zeigen können, daß Grad und Häufigkeit der Fibrinogenanreicherung mit der Höhe der Osmolalität eines KM parallel gehen. Bei hochosmolaren ionischen KM haben wir in eigenen Untersuchungen konzentrationsabhängig Thrombose-Äquivalente im Sinne eines pathologisch gesteigerten ^{125}Jod-FUT (zwischen 15 und 55%) finden können, bei niederosmolaren Substanzen hingegen nur in verschwindend geringer Zahl (Abb. 7).

Beeinflussung neurorezeptiver Gefäßwandstrukturen durch Kontrastmittel

Schon frühzeitig wurde erkannt, daß die intraarterielle Injektion von osmotisch wirksamen Substanzen bei Tieren [49] und beim Menschen, so z. B. auch mit historischen jodhaltigen KM-Substanzen [8, 54], zu Schmerzen führt. Die

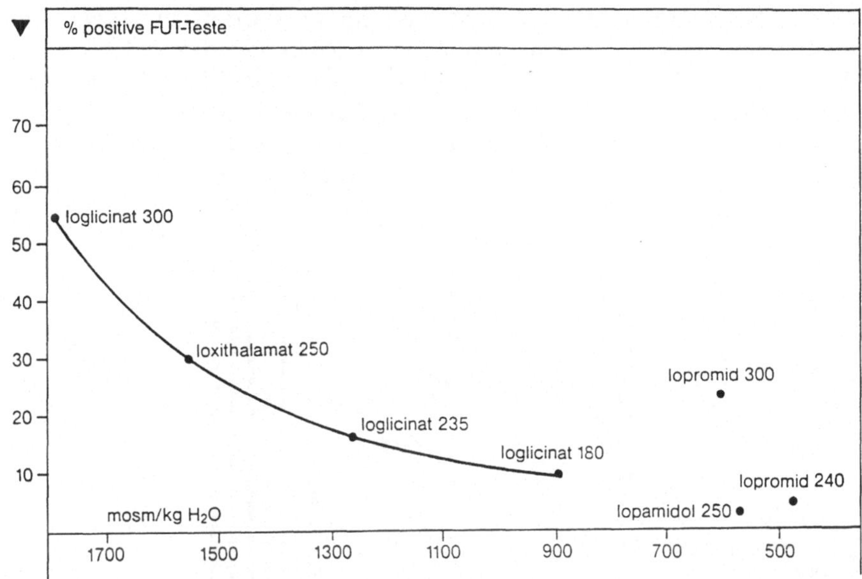

Abb. 7. Osmolalität verschiedener KM und Häufigkeit der postphlebographischen Thrombose mit dem 125-Radiojodfibrinogentest. (Hagen 1985 [24])

von Stöhr beschriebenen neuralen Strukturen in der Tunica adventitia und der Tunica muscularis der Gefäße [71] konnten später als paravaskuläre Schmerzrezeptoren mit histochemischen Methoden [79] und aufgrund von Potentialmessungen mit Mikroelektroden [32] näher identifiziert werden: Danach handelt es sich um schnelleitende, myelinhaltige A-Delta und myelinfreie, langsamer leitende C-Fasern.

Untersuchungen von Armstrong et al. mit unterschiedlichen noxischen Stimuli anorganischer Natur [3] sowie später von Sicuteri et al. [66] und Guzmann et al. [23] mit organischen Substanzen wie Bradykinin wiesen auf den chemosensitiven Charakter dieser Rezeptoren hin.

Die Vorstellung Lim's, nach der die Gewebeverletzung durch noxische Agentien zur Azidose und konsekutiv zu einer elektrophilen Interaktion zwischen einem elektronegativen Rezeptor und Molekülen mit positiver Ladung führt [42], wurde von Sicuteri et al. durch den Nachweis der hyperalgetischen Wirkung von Serotonin [66] und von Ferreira et al. [11] sowie Moncada et al. [48] durch den Nachweis der schmerzsensibilisierenden Wirkung der Prostaglandine ergänzt und modifiziert. Die Entdeckung der biochemischen Modulation des Gefäßschmerzes durch neurovasoaktive Substanzen sowie des hyperalgetischen Effekts der Prostaglandine ermöglicht ein einheitliches Konzept der Schmerzauslösung durch Substanzen verschiedenster chemischer und physikalischer Zusammensetzung. Dieses Konzept befruchtete auch die Vorstellung der osmochemotoxischen Genese des Gefäßschmerzes durch KM [26].

Die Hyperosmolalität der KM steht in proportionaler Beziehung zur Stärke des Gefäßschmerzes in empfindlichen Zielorganen (z. B. Femoral- oder Handarterien). Dabei hat sich sowohl tierexperimentell [68] als auch klinisch [25] ein „Schwellenwert" der Osmolalität definieren lassen. Unterhalb dieser bei ca. 600 mosmol/kg H_2O liegenden Grenze ist intravaskulärer Schmerz nur noch selten bzw. in deutlich reduzierter Stärke auszulösen (Abb. 8 und 9).

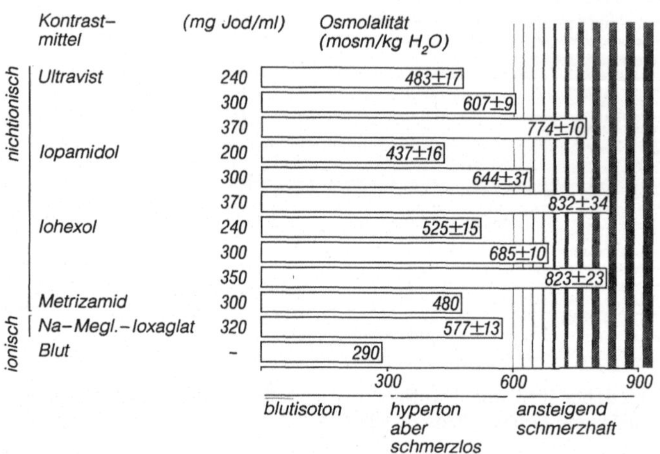

Abb. 8. Osmolalität verschiedener KM in Beziehung zur Schmerzauslösung bei peripherer Arteriographie. (Aus Schering-Produktinformation Ultravist 1985 [73])

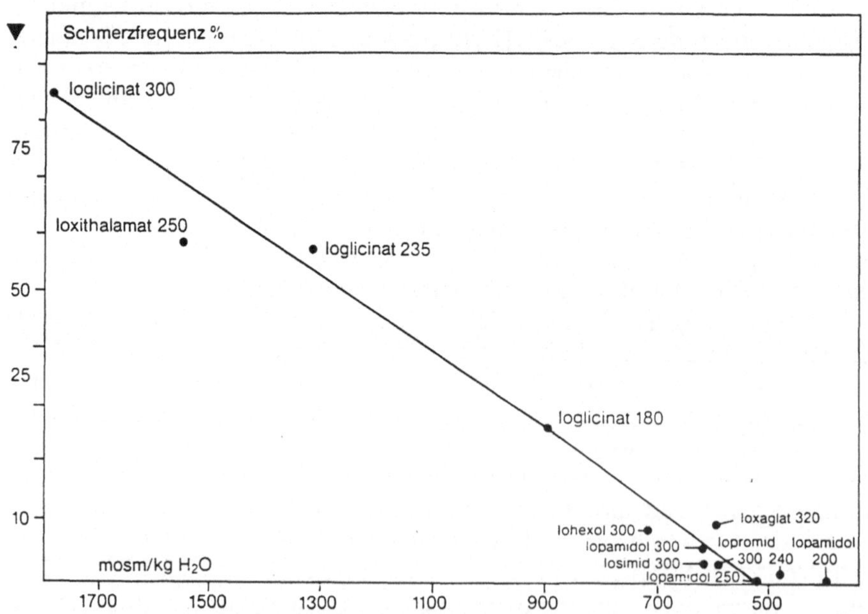

Abb. 9. Osmolalität verschiedener KM und Schmerzfrequenz bei der Phlebographie. Ergebnisse von 1200 Untersuchungen. (Hagen, unveröffentl.)

Da im klinischen Bereich das Phänomen Schmerz komplexer Natur ist und somit „Schmerzmessungen“ eine hohe Fehlerbreite aufweisen, hat sich die quantitative Erfassung des Schmerzes am „Reflexohr“ des Kaninchens als brauchbare Methode erwiesen. Hierbei ist die Stärke der Blutdruckdepression nach isolierter Perfusion der Zentralarterie des Kaninchenohrs mit algetischen Substanzen wie Bradykinin, Substanz P, Histamin und Serotonin [33] als auch KM unterschiedlicher Osmolalität [29] ein quantitatives Maß der Schmerztoleranz des Gefäßes.

Die Freisetzung von Prostaglandinen konnte für eine Reihe von algetischen Substanzen am isoliert perfundierten Kaninchenohr [34], für KM in vivo an der isoliert perfundierten Hamsterlunge [55] und beim Menschen nach peripherer Arteriographie [56] sowie in vitro an kultivierten Endothelzellen [50] und am bovinen Aortenendothel mit einem Monolayer-Modell [22] nachgewiesen werden. Dabei war der inhibitorische Effekt nichtionischer KM vom Typ des Iopamidol auf die Freisetzung von Prostaglandinen und Lipoxygenaseprodukten signifikant stärker ausgeprägt als bei ionischen und hyperosmolaren KM [55]. Die Entdeckung von Überhangsphänomenen als Ausdruck gesteigerter Schmerzreaktionen nach mehrfacher intraarterieller Injektion von hyperosmolaren KM bei Mensch und Tier [28] lassen an eine Hyperalgesie durch sensibilisierende Substanzen, z. B. der Prostaglandine denken.

Literatur

1. Albrechtsson U, Olsson CG (1979) Thrombosis after phlebography: A comparison of two contrast media. Cardiovasc Radiol 2:9–18
2. Almén T (1971) Toxicity of radiocontrast media. In: Knoefel PK (ed) Radiocontrast agents, vol 2. Pergamon, Oxford, pp 443ff.
3. Armstrong D, Jepson JB, Keele CA, Stewart JW (1953) Observations on chemical excitants of cutaneous pain in man. J Physiol (Lond) 120:326–351
4. Aspelin P, Teitel P, Almén T (1980) Effect of iohexol on red cell deformability in vitro. Acta Radiol [Suppl] (Stockh) 362:127–130
5. Atkins P, Hawkins LA (1965) The diagnosis of deep vein thrombosis in the legs using 125 J-fibrinogen. Lancet II:1217–1219
6. Bettmann MA, Salzman EW, Rosenthal D et al. (1980) Reduction of venous thrombosis complicating phlebography. AJR 134:1169–1172
7. Brightman MW, Hori M, Rapoport SI, Reese TS, Westergaard E (1973) Osmotic opening of tight-junctions in cerebral endothelium. J Comp Neurol 152:317–325
8. Brooks B (1924) Intraarterial injection of sodium iodid. JAMA 82:1026
9. Christmann D, Wackenheim A (1982) Effects of contrast media on cell cultures. In: Amiel M (ed) Contrast media in radiology. Springer, Berlin Heidelberg New York Tokyo, pp 49–51
10. Clementi F, Palade GE (1969) Intestinal capillaries. II. Structural effects of EDTA and histamine. J Cell Biol 42/II:706–714
11. Ferreira SH, Moncada S, Vane JR (1973) Prostaglandins and the mechanism of analgesia produced by aspirin like drugs. Br J Pharmacol 49:86–97
12. Furchtgott RF (1983) Role of endothelium in the response of vascular smooth muscle. Circ Res 53/5:557–573
13. Giang DW, Kido DK (1989) Transient global amnesia associated with cerebral angiography performed with use of iopamidol. Radiology 172:195–196

14. Golman K, Almén T (1984) Urographic contrast media and methods of investigative uroradiology. In: Sovak M (ed) Radiocontrast agents. Springer, Berlin Heidelberg New York Tokyo, pp 127–197
15. Golman K, Holtas S (1980) Proteinuria produced by urographic contrast media. Invest Radiol [Suppl] 15:61–67
16. Gonsette RE (1982) The neurotoxicity of water-soluble contrast media: actual concepts and future. In: Amiel M (ed) Contrast media in radiology, 1st European Workshop, Lyon 1981. Springer, Berlin Heidelberg New York Tokyo, pp 115–122
17. Gospos C, Freudenberg N, Elke M (1983) Wirkung von Röntgenkontrastmitteln auf das Endothel der V. cava der Ratte. ROFO 139/5:553–555
18. Gospos C, Freudenberg N, Staubesand J, Mathias K, Papacaralampous X (1983) The effect of contrast media on the aortic endothelium of rats. Radiology 147:685–688
19. Gottlob R (1975) Untersuchungen an den obersten Klappen der Vena saphena magna bei Varizen. Zentralblatt Chir 100:1306–1315
20. Gottlob R (1980) Lokale Kontrastmittelschäden – Ursachen, Testmethoden, Ergebnisse. Krankenhausarzt 53:549–555
21. Gottlob R (1981) Die Auswertung endothelschädigender Wirkungen verschiedener angiographischer Kontrastmittel an einem Tiermodell. ROFO 135/5:560–565
22. Grabowski EF (1989) Effects of contrast media on endothelial cell monolayers under controlled flow conditions. In: Enge J, Edgren J (eds) Patient safety and adverse events in contrast medium examinations. Excerpta Medica, Amsterdam, pp 85–95
23. Guzman F, Braun C, Lim RKS (1962) Visceral pain and the pseudoaffective response to intra-arterial injection of bradykinin and other algesic agents. Arch Int Pharmacodyn Ther 136:353–384
24. Hagen B (1985) Die Objektivierung der Endothelverträglichkeit nicht-ionischer und ionischer Kontrastmittel mit dem Radio-Jod-Fibrinogentest bei der Beinphlebographie. In: Zeitler E (Hrsg) Klinische Pharmakologie der Kontrastmittel. Schnetztor, Konstanz, S 94–105
25. Hagen B, Clauss W (1982) Kontrastmittel und Schmerz bei der peripheren Arteriographie. Randomisierter, intraindividueller Doppelblindversuch: Ioglicinat, Ioglicinat-Lidocain, Ioxaglat. Radiologe 22:470–475
26. Hagen B, Klink G (1983) Contrast media and pain. Hypotheses on the genesis of pain occurring on intraarterial administration of contrast media. In: Taenzer V, Zeitler E (eds) Contrast media. Thieme, Stuttgart, pp 50–56
27. Hagen B, Wenzel-Hora BI (1989) Initial experience with a non-ionic dimeric contrast medium (Iotrolan) in direct and indirect arteriography: A randomized, intraindividual double-blind study in 60 patients. In: Taenzer V, Wende S (eds) Recent developments in non-ionic contrast media. Thieme, Stuttgart, pp 54–60
28. Hagen B, Siefert HM, Mützel W, Speck U (1983) Increased pain reactions as hangover phenomena after intra-arterial injections of contrast media in rats. In: Taenzer V, Zeitler E (eds) Contrast media. Thieme, Stuttgart, pp 57–61
29. Hagen B, Nauert C, Juan H, Sametz W, Lienemann B, Mützel W (1989) Experimental evaluation of radiographic contrast media in perivascular pain receptors in the perfused isolated rabbit ear. In: Taenzer V, Wende S (eds) Recent developments in non-ionic contrast media. Thieme, New York, pp 46–53
30. Hammersen F (1977) Bau und Funktion der Blutkapillaren. In: Meessen H (Hrsg) Allgemeine Pathologie der Mikrozirkulation. Springer, Berlin Heidelberg New York (Handbuch der allgemeinen Pathologie, Bd III/7, S 135–230)
31. Hammersen F, Hammersen E (1985) Das Endothel – ein disseminiertes, metabolisch aktives Organ. In: Meßmer K (Hrsg) Angiodynamik und Angiopathie. Zuckschwerdt, München, S 15–32
32. Iggo A (1974) Pain receptors. In: Bonica JJ, Procacci P, Pagni CA (eds) Recent advances on pain. Thomas, Springfield/Ill, pp 3–35
33. Juan H, Lembeck F (1974) Action of peptides and other algesic agents on paravascular pain receptors of the isolated perfused rabbit ear. Naunyn Schmiedebergs Arch Pharmacol 283:151–164

34. Juan H, Lembeck F (1976) Release of prostaglandins from the isolated perfused rabbit ear by bradykinin and acetylcholine. Agents Actions 6:642–645
35. Junck L, Marshall WH (1983) Neurotoxicity of radiological contrast agents. Ann Neurol 13:469–484
36. Katayama H, Kozerka T, Takashima T, Matsuura K, Yamaguchi K (1988) Adverse reactions to contrast media: Ionic CM versus non-ionic CM. The Japanese Committee on Safety of Contrast Media. Nippon Acta Radiol 48:214–216
37. Karino T, Motomyia M (1982) Flow pattern in the pocket of various valves and their implication in thrombogenesis (Abstract). Int Symp on venous diseases of the lower limbs, 10.–12. März, Florenz
38. Kormano MJ (1981) Kinetics of contrast media after bolus injection and infusion. In: Felix R, Kazner E, Wegener DH (eds) Contrast media in computed tomography. Excerpta Medica, Amsterdam, pp 38–45
39. Laerum F (1987) Cytotoxic effects of six angiographic contrast media on human endothelium in culture. Acta Radiol 28/1:99–105
40. Laerum F, Dehner LP, Rysavy J, Amplatz K (1987) Double blind evaluation of the effects of various contrast media on extremity veins in the dog. Acta Radiol 28/I:107–113
41. Lasser EC (1984) Adverse systemic reactions to contrast media. In: Sovak M (ed) Radiocontrast agents. Springer, Berlin Heidelberg New York (Handbook of experimental pharmacology, vol 73, pp 525–533)
42. Lim RKS (1970) Pain. Ann Rev Physiol 32:269–288
43. Ljungner H, Bergquist D (1983) Decreased fibrinolytic activity in the bottom of human vein valve pockets. VASA 12:333–336
44. Majno G, Joris I (1978) Endothelium 1977: A review. Adv Exp Med Biol 104:169–225
45. May R, Mignon G (1978) Thrombophlebitis nach Phlebographie. In: Frommhold W, Hacker H, Schmitt HE, Vogelsang H (Hrsg) Amipaque Workshop, Berlin, 1978. Excerpta Medica, Amsterdam, p 214–221
46. May R, Nissl R (1969) Gefäßverschlüsse nach Angiographien. ROFO 110:64–71
47. Merker H-J (1982) Mikrozirkulation. 2. Funktionelle Aspekte der Mikrozirkulation. Schriftenreihe Deutsche Abbott GmbH, Wiesbaden, S 1–21
48. Moncada S, Ferreira SH, Vane JR (1978) Pain and inflammatory mediators. Springer, Berlin Heidelberg New York
49. Moore RM, Moore RE (1933) Studies on the pain-sensibility of arteries, I + II. Am J Physiol 104/2:259–275
50. Morgan ML, Bettmann M (1989) Effects of X-ray contrast media and radiation on human vascular endothelial cells in vitro. Cardiovasc Intervent Radiol 12:154–160
51. Mützel W (1981) Properties of conventional contrast media. In: Felix R, Kazner E, Wegener OH (eds) Contrast media in computed tomography. Int Workshop, Berlin 1981, pp 19–26
52. Negus D, Pinto DJ, Le Quense LP, Brown N, Chapman M (1968) 125-J-labelled fibrinogen in the diagnosis of deep vein thrombosis and its correlation with phlebography. Br J Surg 55:835–839
53. Nyman U, Almén T (1980) Effects of contrast media on aortic endothelium. Experiments in the rat with non ionic and ionic monomeric and monoacidic dimeric contrast media. Acta Radiol [Suppl] (Stockh) 362:65–71
54. Odermatt W (1922) Sensitivity of blood vessels. Brunn's Beiträge Klin Chir 127:1
55. Paajanen H, Uotila P, Kormano M (1983) Different effect of diatrizoate and iopamidol on prostaglandin synthesis in perfused hamster-lungs. Invest Radiol 18:375–381
56. Parvez Z, Marsan RE, Moncada R, Patel N (1988) Effect of contrast media on prostaglandin synthesis in vivo. Invest Radiol [Suppl] 23:178–181
57. Pearson JD (1983) Stoffwechselleistungen endothelialer Zellen. In: Meßmer K, Hammersen F (Hrsg) Struktur und Funktion endothelialer Zellen. Basel, S 126–139
58. Raininko R (1979) Endothelial permeability increase produced by angiographic media. ROFO 131/4:433–438
59. Raininko R (1984) Immediate effect of meglumine diatrizoate on the vascular endothelium. Eur J Radiol 4:14–18

60. Rapoport SJ, Levitan H (1974) Neurotoxicity of x-ray contrast media – Relation to lipid solubility and blood-brain-barrier permeability. AJR 123:186–193
61. Reese TS, Karnovsky MJ (1967) Fine structural localization of a blood-brain barrier to exogenous peroxidase. J Cell Biol 34:207–217
62. Reimers HJ, Misera R (1981) Prostaglandinstoffwechsel und Thrombogenese. In: Breddin K, Gross D, Rotter W (Hrsg) Thrombosemodelle am Tier. 15. Angiol Sympos Kitzbühel. Schattauer, Stuttgart, S 217–229
63. Rose B, Simpson I, Loewenstein WR (1977) Calcium ion produces graded changes in permeability of membrane channels in cell junction. Nature 267:625
64. Scherberich J, Tuengerthal S, Kollath J (1983) Monitoring of contrast media nephrotoxicity by specific kidney tissue proteinuria of membrane antigens. In: Taenzer V, Zeitler E (eds) Contrast media. Thieme, Stuttgart, S 37–42
65. Schmitt HE, Widmer LK (1984) Phlebographie mit niederosmolaren Kontrastmitteln. Vasa 13/1:32–35
66. Sicuteri F, Fanciulacci M, Franchi G, Del Bianco PL (1965) Serotonin-bradykinin potentiation on the pain receptor in man. Life Sci 4:309–316
67. Sovak M, Ranganathan R, Lang JH, Lasser EC (1978) Concepts in design of improved intravascular contrast agents. Ann Radiol 21:283–289
68. Speck U, Siefert HM, Klink G (1980) Contrast media and pain in peripheral arteriography. Invest Radiol 15:335–389
69. Speck U, Press WR, Mützel W (1983) Albuminuria following renal arteriography with various ionic and non-ionic contrast agents in the rat. In: Taenzer V, Zeitler E (eds) Contrast media. Thieme, Stuttgart, pp 25–29
70. Sterrett PR, Bradley IM, Kitten GT, Janssen HF, Holloway LS (1976) Cerebrovasculature permeability changes following experimental cerebral angiography. A light and electron microscopic study. J Neurol Sci 30:385–403
71. Stöhr P jr (1950) Acta Neuroveg (Wien) 1:74
72. Swanson DP, Thrall JH, Shetty PC (1986) Evaluation of intravascular low-osmolality contrast agents. Clin Pharm 5:877–891
73. Ultravist-Produktinformation (1985). Schering, Berlin
74. Van Andel GJ (1980) Arterial occlusion following angiography. Br J Radiol 53:747–753
75. Violante MR, Thomsen KR, Fischer HW, Kenyon T (1978) Ventricular fibrillation from diatrizoate with and without chelating agents. Radiology 128:497
76. Waldron RL, Bridenbaugh RB, Dempsey EW (1974) Effect of angiographic contrast media at the cellular level in the brain – hypertonic vs. chemical action. AJR 122:469–476
77. Whitehouse WM, Queral LA, Flinn WR, Kwaan HC, Bergan SJ, Yao JST (1981) The effect of sodium diatrizoate on the fibrinolytic activity of saphenous vein intima. J Surg Res 30:391–397
78. Zinner G, Gottlob R (1959) Die gefäßschädigende Wirkung verschiedener Röntgenkontrastmittel, vergleichende Untersuchungen. ROFO 91:507
79. Zottermann Y (1959) The peripheral nervous mechanism of pain – a brief review. In: Ciba Foundation study group Nr. 1. Pain and itch. Nervous mechanisms. Churchill, London, pp 13–34

Röntgenkontrastmittelnebenwirkungen an Herz, Kreislaufperipherie und Lungenstrombahn

G. HELLIGE, J. BÖCK und R. SCHRÄDER

Einleitung

Die Angiokardiographie ist wegen ihrer unübertroffenen Abbildungsqualität auch für die überschaubare Zukunft nicht aus der kardiologischen Diagnostik wegzudenken. Sie liefert die besten Informationen über die morphologischen Gegebenheiten im Herz-Kreislauf-System und kann darüber hinaus auch für funktionelle Beurteilungen genutzt werden. Voraussetzung für eine optimale Bildqualität sind dabei jedoch Kontrastmittelkonzentrationen von 350–400 mg Jod/ml, die bei monomeren Molekülen etwa einmolare Konzentrationen erfordern. Zusätzlich sind hohe Flußraten notwendig, so daß die intravasale Kontrastmittelkonzentration unter Umständen über 50% liegt. Die als sicher kontrastmittelbezogen einzustufenden Nebenwirkungen der Angiokardiographie treten akut auf und sind vorwiegend auf Störungen der Homöostaseparameter zurückzuführen [3].

Beeinflussung physikochemischer Blutparameter und Rückwirkungen auf Zellfunktionen

Beim Vergleich der Eigenschaften von Blut und Röntgenkontrastmitteln (RKM) steht die extreme Abweichung der Osmolarität im Vordergrund, die bekanntermaßen bei monomeren ionischen Präparaten ca. 1800 mosm/kg bei monomeren nichtionischen oder dimeren ionischen Präparaten zwischen 600 und 900 mosm/kg beträgt. Darüber hinaus weichen Viskosität, Elektrolytzusammensetzung und auch der pH-Wert von der physiologischen Norm des Bluts ab. Damit ergibt sich in Blut-Kontrastmittelgemischen eine Entgleisung fast aller Parameter, an der zusätzlich auch indirekte osmolaritätsbedingte Wasserverschiebungen und Komplexbindungen von Ionen beteiligt sind. Neben der Hyperosmolarität steht eine Azidose, eine Hypokaliämie und bei konventionellen ionischen Präparaten eine deutliche Reduktion der Aktivität des ionisierten Kalziums im Vordergrund [13, 14].

Bei Zellen, die mit dem Blut-Kontrastmittelgemisch in Kontakt kommen, kann über zwei Mechanismen ihre Homöostase gestört werden. Zum einen bewirkt die Hyperosmolarität eine Dehydrierung, so daß intrazelluläre Substanzen höher konzentriert werden. Zum anderen werden die Konzentrationsgradienten an der äußeren Zellmembran durch die unphysiologische Elektrolytkonstellation im Blut-Kontrastmittelgemisch verstellt. Beide Mechanismen können direkt, aber auch indirekt über kompensatorische Vorgänge der Volumen- und Ionenregulation, Störungen der Zellfunktion mit sich bringen. In diesem Sinne gut untersuchte Zellsysteme sind die Erythrozyten, bei denen Veränderungen der rheologischen Eigenschaften im Vordergrund stehen, und zum anderen die Herzmuskelzellen. Hier konnte demonstriert werden, daß unter Kontrastmittelwirkung Rückwirkungen auf das Ruhemembranpotential und Aktionspotential erfolgen, die wohl aus den begleitenden Verschiebungen im Elektrolytmilieu erklärbar sind [15, 16]. Diese Befunde dürften, über die Störung der Elektrophysiologie des Herzens hinaus, auch auf andere erregbare Gewebe wie Gefäßmuskelzellen und neuronale Strukturen übertragbar sein.

Entsprechend der geringeren Störung der Homöostase im Blut-Kontrastmittelgemisch wurden bei Einsatz niederosmolarer Kontrastmittel (KM), die mit geringeren Wasserverschiebungen belastet sind und keine Komplexbindung mit Kalzium eingehen, geringere Rückwirkungen auf Eigenschaften und Funktionen von Zellen gefunden.

Kontrastmittelnebenwirkungen bei Angiokardiographie

Kardiologische Untersuchungen erfordern Applikationen von KM in unterschiedlichen Kreislaufabschnitten. Im Vordergrund stehen dabei die Koronarangiographie, die Linksherz-Ventrikulographie und Applikationen im Bereich des rechten Herzens. Dabei treten die höchsten KM-Konzentrationen jeweils in unterschiedlichen Mikrozirkulationsbereichen auf, so daß eine differenzierte Betrachtung der Nebenwirkungen und ihrer Pathomechanismen sinnvoll ist [3]. Für alle 3 Applikationsformen liegt hierzu ein umfangreiches experimentelles und klinisches Datenmaterial vor, das auch Vergleiche von konventionellen ionischen und niederosmolaren, insbesondere nichtionischen Präparaten beinhaltet.

Charakteristisch für die *Koronarangiographie* ist, daß das KM in hoher Konzentration selektiv den Herzmuskel erreicht, so daß beobachtete Nebenwirkungen allein auf die direkte Beeinflussung kardialer Funktionen zurückzuführen sind. Im Vordergrund stehen hierbei eine Depression der Myokardfunktion mit sinkendem Druck, sinkender Druckanstiegsgeschwindigkeit und Anstieg des Füllungsdrucks sowie Störungen der Elektrophysiologie in Form von bradykarden Rhythmusstörungen bis zur Asystolie bzw. tachykarden Rhythmusstörungen bis hin zum Kammerflimmern. Die negativ inotrope Wirkung scheint dabei vorrangig auf eine Verschiebung der Natrium-Kalzium-Relation zurückzuführen sein, die den transmembranären Kalziumeinstrom und damit die elektromechanische Koppelung negativ beeinflußt [2, 5]. Für bradykarde Rhythmusstörungen werden unterschiedliche Teilmechanismen diskutiert, die möglicherweise parallel und synergistisch wirken. Die bereits angesprochene Störung des Membranpotentials durch Änderung der Ionenmilieus bewirkt an Herzmuskelzellen eine Hypopolarisation, die Schrittmacherzellen direkt verlangsamen kann. Andererseits kann sie auch an efferenten Neuronen und Synapsen sowie afferenten Nervenfasern interferieren und so u. U. eine veränderte vegetative Stimulation des Herzens hervorrufen. Das Auftreten von Kammerflimmern wird dadurch begünstigt, daß bei der Koronarangiographie eine Inhomogenität der elektrischen Erregung entsteht und durch Verlängerung des Aktionspotentials ein Einfall frühzeitiger Erregungen in die vulnerable Phase begünstigt wird. Experimentell und klinisch lassen sich für moderne niederosmolare KM geringere Störungen der mechanischen und elektrischen Funktion des Herzens nachweisen [8, 17, 18]. Nichtionische KM bewirken tendenziell sogar eine Inotropiesteigerung. Sie ist bei fehlender Kalziumbindung der KM durch azidosebedingte Freisetzung von ionisiertem Kalzium und eine Erhöhung des intrazellulären Kalziumspiegels aufgrund der Zelldehydrierung erklärbar. Bradykardien sind deutlich schwächer ausgeprägt, Asystolien werden nicht beobachtet.

Bei der *Ventrikulographie* im Bereich des linken Herzens verteilt sich das KM über die gesamte Körperperipherie. Initial beobachtet man ein Reaktionsmuster, das deutlich abgeschwächt einer Koronarangiographie entspricht. Das Maximum der hämodynamischen Nebenwirkungen folgt dann in Form eines arteriellen Mitteldruckabfalls mit Vergrößerung der Druckamplitude. Die Frühreaktion ist dadurch zu erklären, daß ein Teil des KM über die Koronarperfusion das Myokard erreicht und zur Koronarangiographie analoge Veränderungen bewirkt. Der arterielle nachfolgende Druckabfall bei gleichzeitiger Erhöhung der Amplitude resultiert aus einer hochgradigen Verminderung des peripheren Widerstands, überlagert von Gegenregulationsbestrebungen des Kreislaufzentrums. Die Pathomechanismen, die den Widerstandsverlust einleiten, beinhalten möglicherweise mehrere Teilkomponenten. Die für das Myokard angesprochene Hypopolarisation der Muskelzellen ist grundsätzlich auch im Bereich der Gefäßmuskulatur zu erwarten und wirkt hier in Richtung einer Relaxation, da der depolarisationsabhängige Kalziumeinstrom aufgehoben wird und zusätzlich die Automatizität der elektrischen Erregung gedämpft wird. Weiterhin ist auch hier eine Einwirkung im Bereich der synaptischen Übertragung sympathischer Fasern auf die Gefäßmuskelzellen denkbar [7]. Als dritter Mechanismus könnte auch eine Dehydrierung der Gefäßwand mit resultierender Lumenerweiterung in der Mikrozirkulation diskutiert werden. Bei Einsatz nichtionischer niederosmolarer KM sind sowohl die initiale kardiodepressive Phase als auch die spätere Beeinflussung des arteriellen Druckniveaus deutlich geringer ausgeprägt [8, 17]. Gleiches gilt hinsichtlich der peripheren Wirkungen auch für Anwendungen größerer KM-Mengen bei Aortographie.

Bolusinjektionen vor der Lungenstrombahn

Bei Dextrokardiographie, Pulmonalisangiographie, insbesondere aber auch bei transvenöser DSA- oder computertomographischer Angiographie erreichen große KM-Mengen hochkonzentriert die Lungenstrombahn. Nach Lungenpassage trifft das KM im Bereich der Koronarzirkulation und schließlich in der Kreislaufperipherie ein. Durch diese Sequenz ist zwangsläufig die Pathophysiologie der Nebenwirkungen komplexer. Unter Normalbedingungen des Herz-Kreislauf-Systems dominiert eindeutig der als letztes auftretende Effekt in der Körperkreislaufperipherie, mit der für die Lävokardiographie bereits beschriebenen Senkung des arteriellen Systemdrucks durch peripheren Widerstandsverlust und kompensatorische Steigerung des Herzzeitvolumens [10, 11]. Begleitende Pulmonalisdruckanstiege sind unter normalen Bedingungen vorwiegend von der Steigerung des Herzzeitvolumens bei – in der Regel – sogar reduziertem Strömungswiderstand verursacht. Im Stadium einer akuten pulmonalen Hypertonie konnten für ionische KM deletäre Rückwirkungen auf die Kreislauffunktion beschrieben werden. Sie sind durch ein Versagen des kritisch druckbelasteten Herzens bei Eintreffen des KM-Bolus in der Koronarzirkulation bedingt [10].

Auf das Risiko der Auslösung eines Lungenödems durch RKM bei zentralvenöser Injektion wurde anhand von tierexperimentellen Untersuchungsdaten hingewiesen. Diese Befunde sind jedoch kritisch zu werten, da einerseits mit extremer Überdosierung der KM bis in den Bereich der LD-50 gearbeitet wurde [6] und andererseits ein Teil der publizierten Befunde später wieder zurückgezogen wurde [8]. Mit verbesserter Nachweistechnik für Lungenwasser konnte in neueren systematischen Untersuchungen bei KM-Applikation eine eher dehydrierende Tendenz dargestellt werden [1].

Zusammenfassende Bewertung

Die akuten Nebenwirkungen von RKM am Herz-Kreislauf-System scheinen vorwiegend durch die physikochemischen Eigenschaften bedingt zu sein. Dementsprechend sind niederosmolare nichtionische KM in allen experimentellen Modellen mit einer geringeren Störung der Homöostase und dadurch mit verminderten Nebenwirkungen belastet. Diese Tendenz wird insbesondere in intraindividuellen klinischen Vergleichsuntersuchungen eindrucksvoll belegt. Auch die Ergebnisse randomisierter, kontrollierter Studien lassen hinsichtlich der hämodynamischen Rückwirkungen ihre Überlegenheit erkennen. Befunde aus prospektiven, randomisierten Studien mit ausreichend hohen Patientenzahlen, die für den Bereich kardiologischer Untersuchungen eine sichere Beurteilung der Nebenwirkungen erlauben, sind noch zu fordern [4]. Die klinische Relevanz signifikant verminderter Einflüsse auf die Hämodynamik wird im Bereich der Kardiologie bislang kontrovers diskutiert. Ein Grund hierfür ist in den guten örtlichen und personellen Möglichkeiten der Überwachung und Notfalltherapie im Herzkatheterlabor zu sehen. In allen Einsatzbereichen, in denen konventionelle Präparate durch ihr höheres Nebenwirkungspotential mit einem relevant gesteigerten Risiko für den Patienten belastet sind, ist der Einsatz moderner nichtionischer niederosmolarer Präparate unumstritten.

Literatur

1. Böck J, Heibron DC, Hoeft A, Korb H, Hellige G (1988) No pulmonary eddemy congestion after central venous injection of conventional and newer contrast media in dogs. Invest Radiol 23:836–841
2. Hellige G (1987) Röntgenkontrastmittel in der Angiokardiographie – akute Herz-Kreislauf-Nebenwirkungen konventioneller ionischer und moderner niederosmolarer Präparate. CorVas 3:121–130
3. Hellige G, Baller D, Hoeft A, Wolpers HG, Zipfel J (1982) The importance of electrolyte shifts and calcium binding on cardiotoxity of contrast media. In: Amiel M, Moreau JF (eds) Contrast media in radiology. Springer, Berlin Heidelberg New York
4. Kinnison ML, Powe NR, Steinberg EP (1989) Results of randomized controlled trials of low- versus high-osmolality contrast media. Radiology 170:381–389
5. Lüttgau HC, Niedergerke R (1958) The antagonism between Ca and Na ions in the frog heart. J Physiol 143:486–505
6. Mare K, Violante M, Zack A (1984) Contrast media induced pulmonary edema – comparison of ionic and nonionic agents in an animal model. Invest Radiol 19:566–573
7. McGrath M, Shepherd JT (1976) Hyperosmolarity: effects on nerves and smooth muscle of cutaneous veins. Am J Physiol 231:141–147
8. Notice to the Readership (1986) Radiology 158:279
9. Rutsch W (1985) Einfluß des Kontrastmittels auf die Herz-Kreislauffunktion im Rahmen der Koronar- und Ventrikulographie bei Patienten mit eingeschränkter linksventrikulärer Funktion. In: Zeitler E (Hrsg) Klinische Pharmakologie der Kontrastmittel. Schnetztor, Konstanz, S 29–50
10. Schräder R, Wolpers HG, Korb H, Hoeft A, Klepzig H, Kober G, Hellige G (1984) Zentralvenöse Injektion großer Kontrastmittelmengen – Vorteile eines niederosmolaren Kontrastmittels bei experimentell erzeugter pulmonaler Hypotonie. Z Kardiol 73:434–441
11. Schräder R, Schulte H, Wendt Th, Klepzig H, Kober G (1986) Hämodynamische Nebenwirkungen eines ionischen und eines nichtionischen Röntgenkontrastmittels bei Patienten mit Vitien und pulmonaler Hypertonie. Z Kardiol 75:528–535
12. Slutsky RA, Brown JJ, Strich G (1984) Extravascular lung water: effects of using ionic contrast media at varying levels of left atrial pressure and during myocardial ischemia. Radiology 152:575–578
13. Wolpers HG, Baller D, Ensink FBM, Schröter W, Zipfel J, Hellige G (1981) Influence of arteriographic contrast media on the Na^{+}/Ca^{++}-ratio in blood. Cardiovasc Intervent Radiol 4:8
14. Wolpers HG, Hunneman DH, Stellwaag M, Hellige G (1981) Calcium binding by arteriographic contrast media. J Pharm Sci 70:231
15. Wolpers HG, Baller D, Ensink FBM, Hoeft A, Korb H, Hellige G (1982) Einfluß von Röntgenkontrastmittel auf das Membranpotential am schlagenden Herzen. Z Kardiol 71:82
16. Wolpers HG, Baller D, Hoeft A, Korb H, Schräder R, Zipfel J, Hellige G (1984) The effect of ion composition on cellular membrane potentials during selective coronary arteriography. Invest Radiol 19:291–295
17. Zipfel J, Baller D, Karsch KR, Rentrop P, Wiegand VW, Wolpers HG, Hellige G (1980) Reduktion kardialer Nebenwirkungen von Röntgenkontrastmitteln in der Angiokardiographie durch Zusatz von Kalzium und Verwendung eines nichtionischen Kontrastmittels. Klin Wochenschr 58:1339–1346
18. Zipfel J, Baller D, Blanke H, Karsch KR, Wolpers HG, Hellige G, Rentrop P (1982) Koronarangiographie im chronischen und akuten Stadium der koronaren Herzkrankheit. Vorteile eines niederosmolaren Kontrastmittels. Z Kardiol 71:576–580

Kontrastmittelwirkungen auf die Fließbedingungen der Mikrozirkulation (Tierexperimentelle Studie)

R. KLOPP, W. NIEMER und W. SCHIPPEL

Einleitung

Die unter Röntgenologen gebräuchlichen Termini „periphere Zirkulation" und „Mikrozirkulation" sind nicht identisch mit der physiologischen bzw. pathophysiologischen Definition dieser Begriffe. Die Mikrozirkulation unterscheidet sich grundlegend von der Makrozirkulation:

- In den Blutgefäßen ≤ 250 µm kommt es zu einer flußabhängigen autologen „Verringerung" des systemischen Hämatokrits, zu Abweichungen vom parabolischen Geschwindigkeitsprofil, zu einem Unterschied zwischen mittlerer Plasma- und Blutgeschwindigkeit und zu einer ungleichen radialen Verteilung der geformten Blutbestandteile. Bei normalen (hohen) Strömungsflüssen bewegen sich die roten und weißen Blutzellen im Zentrum dieser Mikrogefäße, die Thrombozyten vorwiegend im plasmatischen Randsaum. Eine besondere Bedeutung besitzt die aktive Lumenregulation der Arteriolen sowie die Netzwerkstruktur.
- Im kapillären Stromgebiet (Gefäßdurchmesser ≤ 15 µm) stehen funktionell die Transportphänomene des Stoff- und Wärmeaustauschs im Vordergrund. Hier wird die Blutviskosität weitgehend durch die Plasmaviskosität bestimmt. Die weißen Blutzellen haben in diesem Stromgebiet einen intensiven Wandkontakt und beeinflussen die Strömung und deren Verteilung. Unter physiologischen, besonders jedoch unter pathologischen Bedingungen fluktuieren die Strömungsgeschwindigkeiten örtlich und zeitlich sehr stark.

Das Fließ*verhalten* des Bluts in der Mikrozirkulation wird durch seine Fließ*eigenschaften* (rheologische Parameter) und durch die Fließ*bedingungen* bestimmt; letzteres betrifft geometrische und dynamische Parameter der Mikrogefäßreaktionen (im besonderen die sog. Vasomotion). Auf dem Gebiet der Fließeigenschaften – einschließlich ihrer Beeinflussung durch Röntgenkontrastmittel (RKM) – ist in den zurückliegenden Jahren viel und erfolgreich geforscht worden; dagegen existieren zur Variation der Fließbedingungen vergleichsweise nur wenige Mitteilungen.

Mit Blick auf die Forschungen zur Risikominderung bei Kontrastmittelanwendung sowie zur Beurteilung des Funktionszustands der Mikrozirkulation aufgrund nuklearmedizinischer und densitometrischer Befunde wird über einige ausgewählte tierexperimentelle Untersuchungsergebnisse zum Einfluß verschiedener Kontrastmittel (KM) auf die Mikroperfusion von Intestinum und Myokard berichtet.

Material und Methoden

Die Untersuchungen erfolgten an insgesamt 800 männlichen Ratten des Stamms Wistar-Schönwalde mit einer Körpermasse von 200–250 g im Alter von 20–25 Wochen unter folgenden definierten makrozirkulatorischen Randbedingungen: Herzfrequenz 389 ± 31/min; systolischer und diastolischer Blut-

Tabelle 1. Verwendete Kontrastmittel

Kontrastmittel	Eigenschaft	Jodgehalt [mg J/ml]	Osmolalität bei 37 °C [mOsmol/kg H_2O]
Amidotrizoat	Monomer, ionisch	370	2100
Ioxaglat	Dimer, ionisch	320	577 ± 13
Iopromid	Monomer, nichtionisch	370	774 ± 17
Iohexol	Monomer, nichtionisch	350	823 ± 23
Iotrolan	Dimer, nichtionisch	300	320

Tabelle 2. Geometrische und dynamische Parameter (Auswahl)

Parameter	Symbol	Bemerkungen, Definition
Mikrogefäßradius	r	(Mittlerer) Abstand von Endotheloberfläche zur Gefäßachse
Mikrogefäßdurchmesser	d	Größter (mittlerer) Abstand von zwei gegenüber liegenden Endotheloberflächen (Innendurchmesser)
Erythrozytenstrom	Q_{RBC}	Anzahl der strömenden roten Blutzellen in der Zeiteinheit
Strömungsgeschwindigkeit der roten und weißen Blutzellen	v_{RBC}, v_{WBC}	(Einzelbestimmung, mittlere Geschwindigkeit)
„Tube hematocrit“	HK_t	Volumenanteil der roten Blutzellen an der Blutsäule in einem bestimmten Mikrogefäßabschntit
Hämatokrit der Mikrozirkulation	HK_m	Hämatokrit in Mikrogefäßen ≤ 70 µm im Bereich von Arteriole – Kapillare – Venole
Intravasale Drücke bzw. Druckdifferenzen	p, Δp	(Messungen erfolgten nicht mittels „Kompressionsmethode, da diese nicht die pulsatile Komponente der Mikroperfusion berücksichtigt, sondern nach Zweifach mittels Sondierung.)

druck in der A. caudalis inferior 15±1,6 kPa und 9,6±1,5 kPa. Die Tiere wurden mit einem Urethan-Chloralosegemisch anästhesiert.

Die verwendeten KM waren monomer und dimer, ionisch und nichtionisch unterschiedlicher Osmolalität; sie sind in der Tabelle 1 zusammengefaßt. Bezogen auf die jeweilige Körpermasse der Versuchstiere gelangte die kliniküblliche Applikationsdosis (gemäß Herstellerangaben) als körperkernwarmer Bolus durch Mikrokatheter im linken Ventrikel bzw. in der Aorta in den Kreislauf.

Intravitalmikroskopisch (kombiniertes Auflicht-Durchlicht-Verfahren) wurden am exponierten Organ in thermostatierter Badlösung die Phänomene der Mikroperfusion beobachtet. Zur Befunddokumentation dienten Videoaufzeichnungen und 35 mm-Kinefilme in Zeitlupe mit 80 Bildern/s. Computergestützt wurde mittels Bild-zu-Bild-Analyse (gegebenenfalls bei Transformation in Pseudofarbdarstellung) das zeitliche und örtliche Verhalten ausgewählter geometrischer und dynamischer Parameter bestimmt (Tabelle 2).

Resultate und Diskussion

In Übereinstimmung mit den Ergebnissen erster Voruntersuchungen [1–4] bestätigte sich, daß die normale (physiologische) Mikroperfusion unter dem Einfluß von RKM z.T. empfindlich gestört wird – und zwar im wesentlichen im Sinn einer *Verteilungsstörung der Mikrozirkulation.* Es zeigte sich, daß alle untersuchten KM im Bereich der intestinalen und myokardialen Endstrombahn gefäßwirksam sind, jedoch mit sehr unterschiedlicher Ausprägung der Störungen.

Die drastischsten Phänomene wurden nach Applikation von Amidotrizoat beobachtet, wobei im Einzelfall vitalmikroskopische Bilder auftraten, die an Phänomene der gestörten Mikrozirkulation bei verschiedenen Schockformen erinnerten. Es imponierte eine ausgesprochene *Heterogenität* des Mikroflows als Ausdruck einer gestörten Mikrozirkulation mit einer örtlich und zeitlich wechselnden Koexistenz von Hypo- und Hyperperfusion. Die Abb. 1, 2 und 3a–d verdeutlichen dies als vitalmikroskopische Momentaufnahmen am Beispiel des mesenterialen Flußbettes. Bei starker Strömungsverlangsamung, oft in enger Nachbarschaft zur Hyperperfusion (Abb. 3), war das venoläre System mehr als das arterioläre von Viskositätssteigerungen betroffen (Abb. 4 und 5), so daß eine Verschiebung des Verhältnisses von prä- und postkapillären Widerständen mit der bekannten Beeinträchtigung der Transportphänomene resultierte. In der Abbildung 6a–d sind Beispiele einer heterogenen Kapillarperfusion dargestellt; an Orten von Strömungsverlangsamung traten Rouleaux-Formationen auf.

Im *Intestinum* waren über zwei Drittel aller Mikrogefäße einer bestimmten Gewebevolumeneinheit nach Amidotrizoatapplikation von derartigen Störungen betroffen. Der Erythrozytenstrom Q_{RBZ} in den Kapillaren schwankte örtlich und zeitlich zwischen Strömungsstillstand und dem ca. 15fachen des Ausgangswerts (Hyperperfusion). Die Abnahme der Knotenpunkte der Strömung

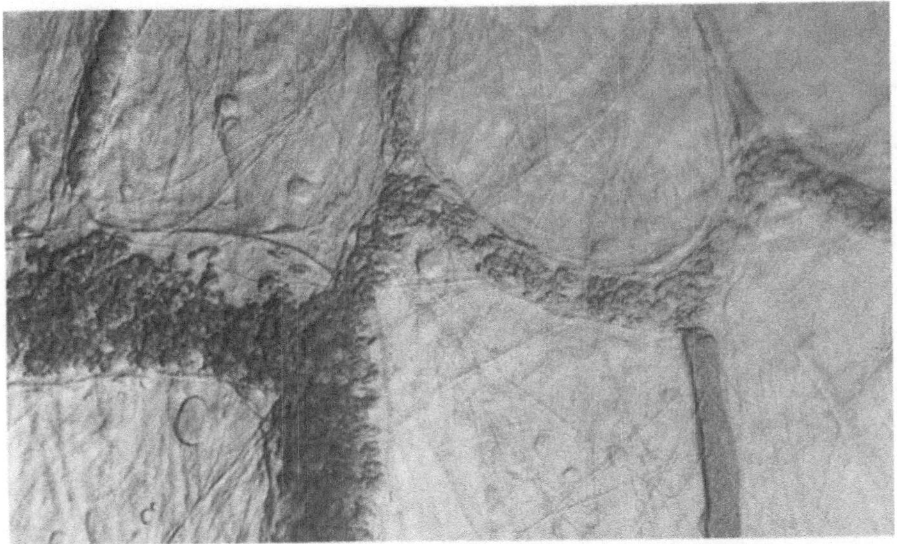

Abb. 1. Heterogene Mikroperfusion im Mesenterium der Ratte nach Amidotrizoatapplikation (eine Venole wird von Kapillaren gespeist; drastische Strömungsverlangsamung, Erythrozytenaggregation)

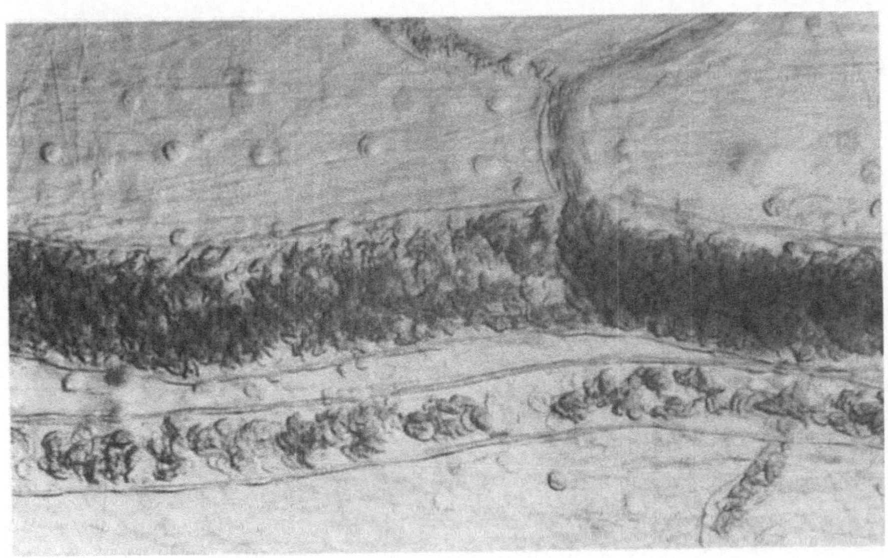

Abb. 2. Heterogene Strömung in Mikrogefäßen des Mesenteriums der Ratte nach Amidotrizoatapplikation (zahlreiche Erythrozytenaggregationen)

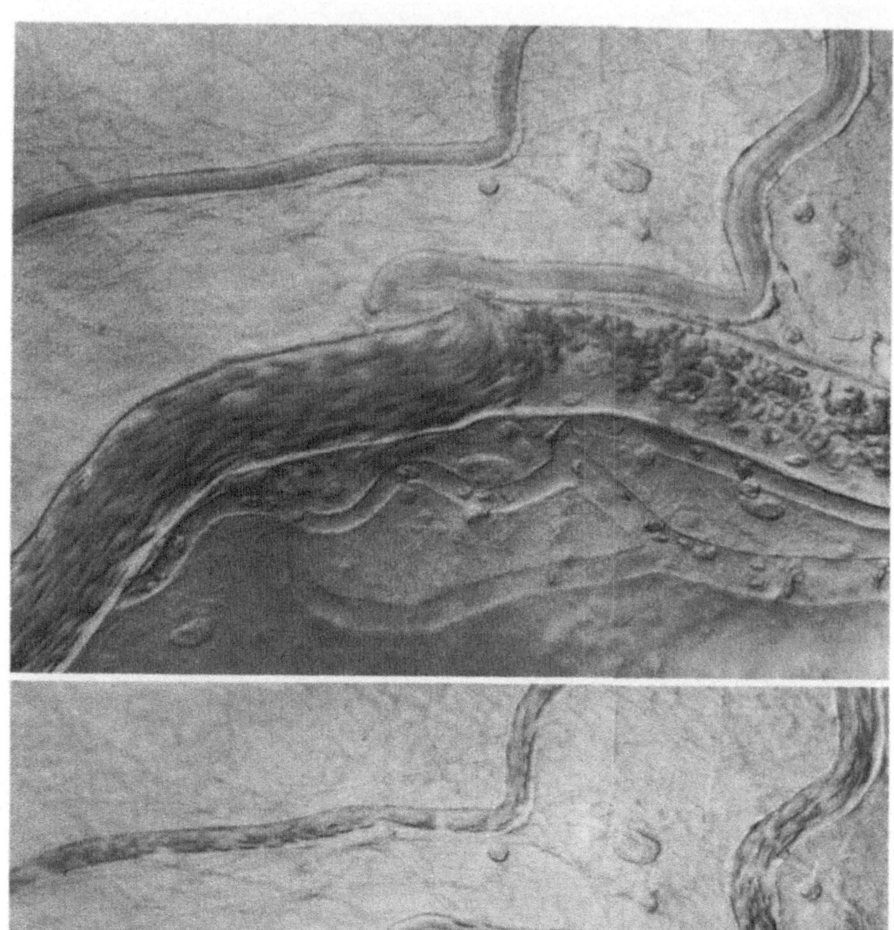

Abb. 3a–d. Heterogene Strömung (Fluktuationen der Strömungsgeschwindigkeiten) in Mikrogefäßen des Mesenteriums der Ratte nach Amidotrizoatapplikation zu 4 aufeinander folgenden Zeitpunkten (Intervall: 20 s). Kapillaren, Venole. Belichtung: 1/1000 s

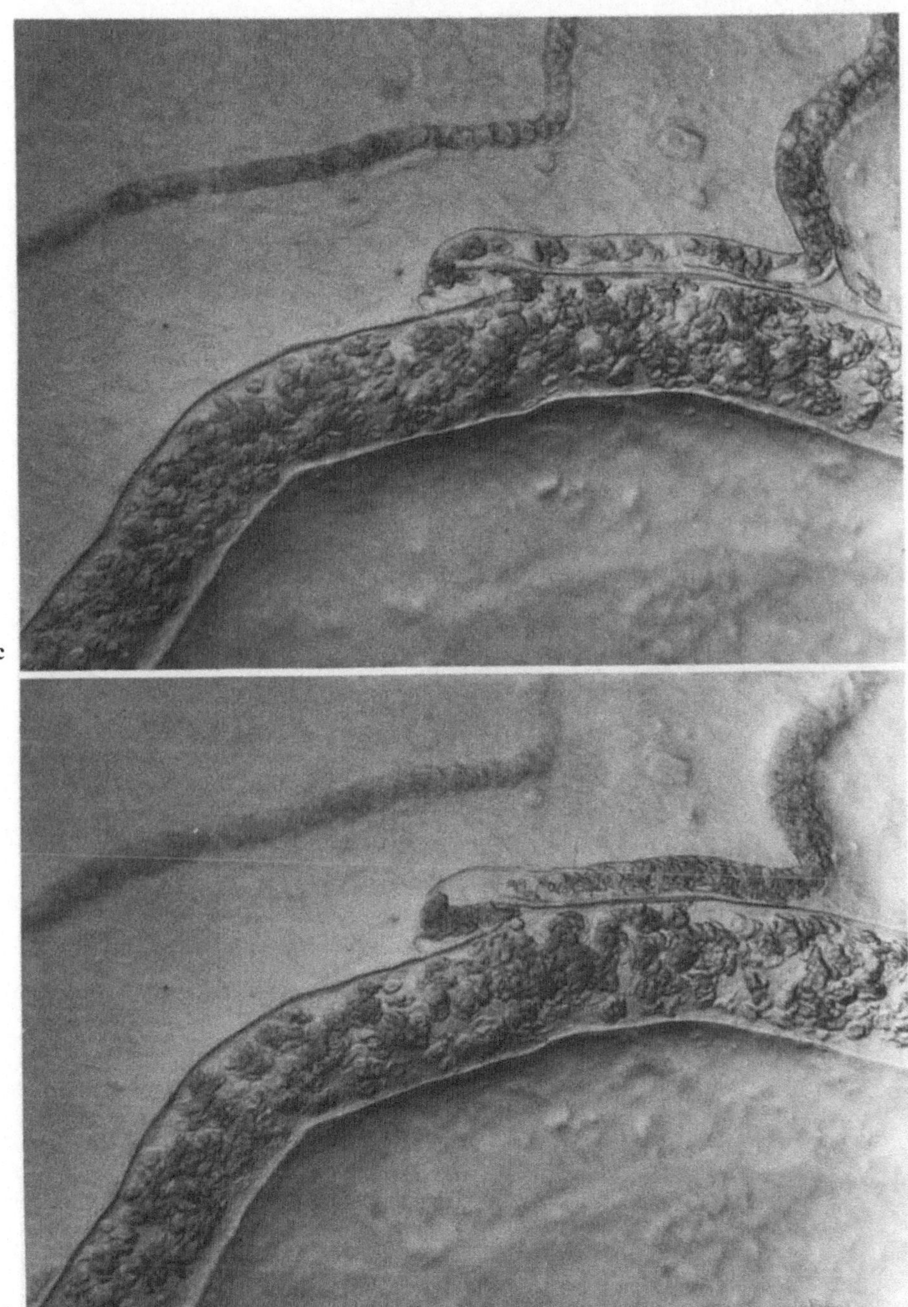

Abb. 3c, d.

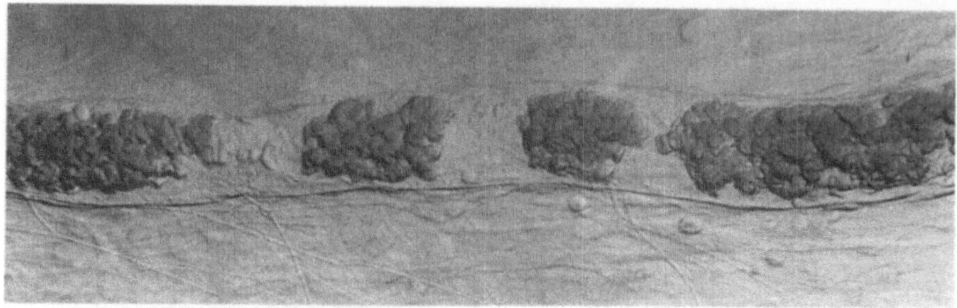

Abb. 4. Aggregatpakete von roten Blutzellen in einem mesenterialen Mikrogefäß der Ratte nach Amidotrizoatapplikation (Venole)

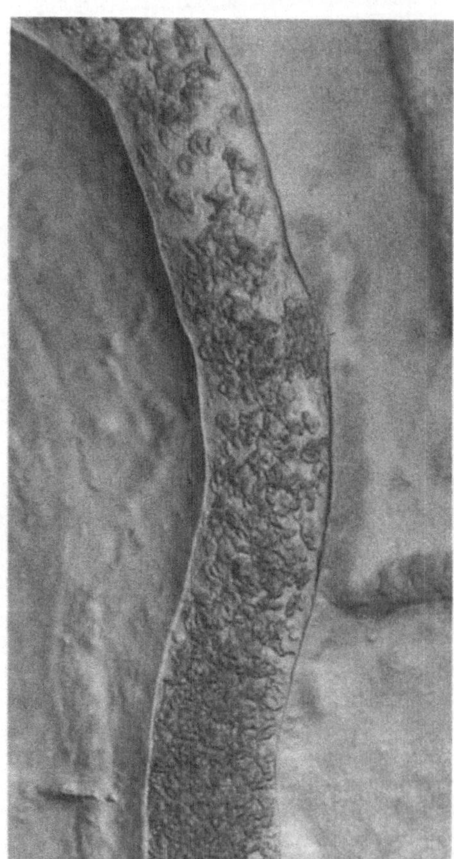

Abb. 5. Mesenteriale Venole der Ratte nach Amidotrizoatapplikation (Erythrozyten strömen von oben in eine bereits vollgepackte Venole; da letztlich nur noch Plasma zwischen den roten Blutzellen bewegt wird, packen sich die Erythrozyten von selbst immer dichter, bis das Blut in diesem Gefäßabschnitt die Eigenschaften eines Festkörpers annimmt; die Viskosität ist dann unendlich groß geworden)

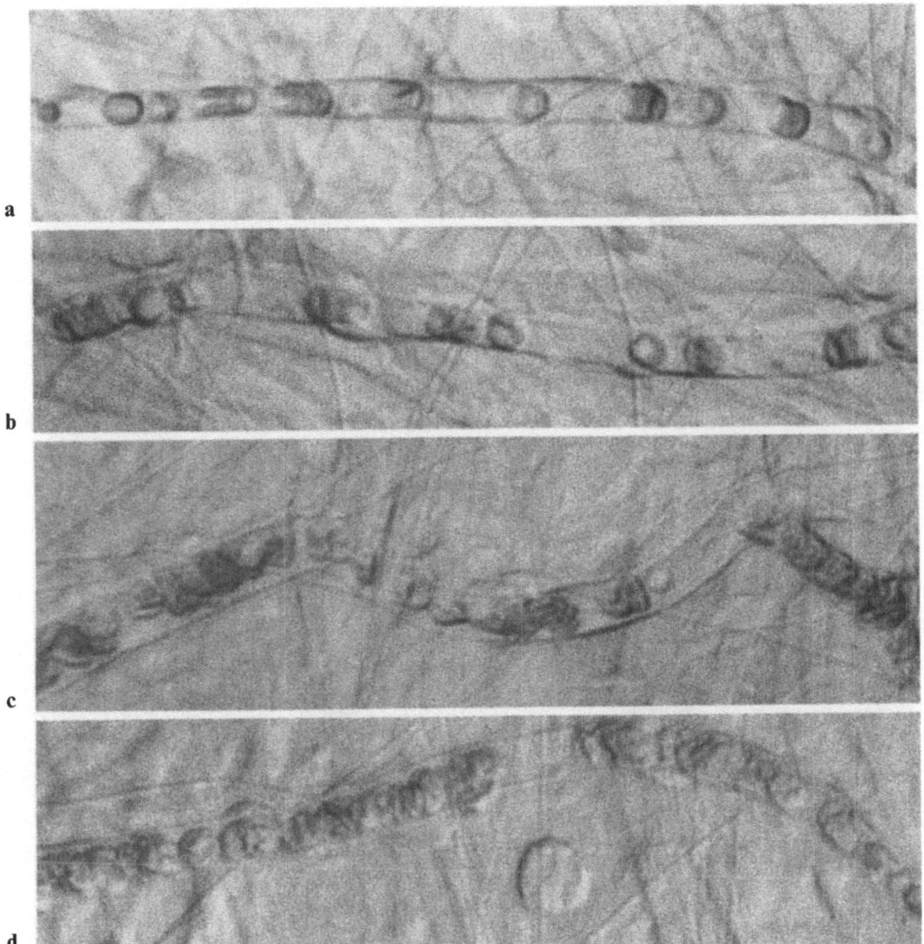

Abb. 6a–d. Heterogene Kapillarperfusion (langsame Strömung), z. T. mit zahlreichen Rouleaux-Formationen, in verschiedenen mesenterialen Kapillaren der Ratte nach Amidotrizoatapplikation

(um ca. 57%) offenbarte eine erhebliche Einschränkung der Perfusion der „wahren" Kapillaren (um ca. 64%) und eine Bevorzugung des kapillären Hauptstroms. Die stark fluktuierenden Strömungsgeschwindigkeiten der roten Blutzellen im Intestinum nach Amidotrizoatapplikation verdeutlicht die Abbildung 7a und b als Häufigkeitsverteilung der Strömungsgeschwindigkeiten der Erythrozyten in den Kapillaren eines bestimmten Gewebevolumens. Die Abbildungen 8 und 9 zeigen ebenfalls als Häufigkeitsverteilungen die Änderungen der Kapillardurchmesser und der Hämatokritwerte HK_t im gleichen Gewebevolumen. Die Druckdifferenzen längs des kapillären Hauptstroms im Intestinum Δp sanken im Einzelfall auf Werte $<133{,}3$ Pa ab.

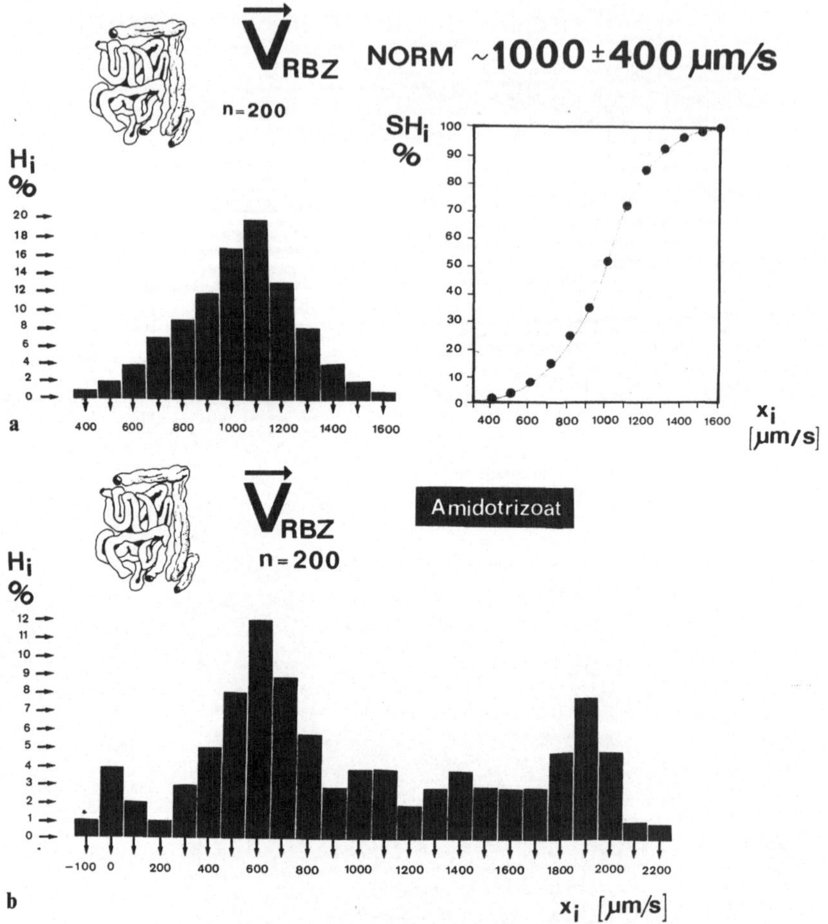

Abb. 7. Häufigkeitsverteilung der auftretenden Strömungsgeschwindigkeiten der Erythrozyten (v_{RBZ}) in den Kapillaren des Intestinums in einem Gewebevolumen von 3 mm^3 im Beobachtungszeitraum von 10 s vor (**a**) und nach (**b**) Amidotrizoatapplikation, x_i Klassenmitten, H_i relative Häufigkeiten, SH_i Summenhäufigkeiten

Auch im *Myokard* wurden nach Amidotrizoatgabe erhebliche Veränderungen der Mikroperfusion festgestellt (Reduktion um ca. 55%). Sie betrafen im epimyokardialen Beobachtungsgebiet des linken Ventrikels etwa die Hälfte aller Mikrogefäße. Intravitalmikroskopisch ließen sich verstärkte Fluktuationen des „tube hematocrit", der Strömungsgeschwindigkeiten und das rasche Ausbilden von Rouleaux-Formationen nachweisen. Die räumliche Koexistenz von Hypo- und Hyperperfusion imponierte in gleicher Weise wie im Intestinum.

Die Abbildung 10 faßt in schematischer Form diese Untersuchungsergebnisse zusammen. Gravierende Restriktionen der Mikroperfusion wurden über-

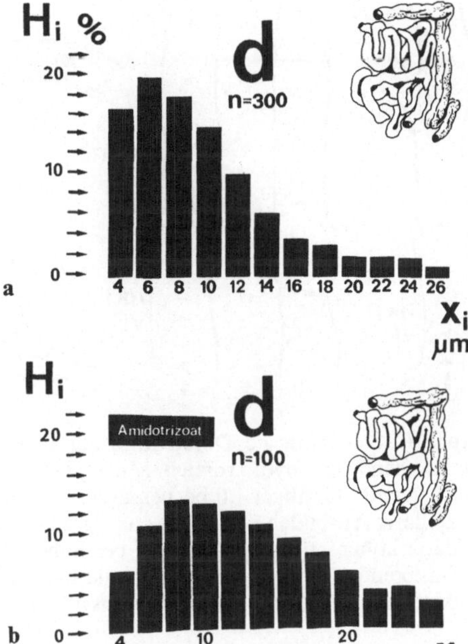

Abb. 8 a, b. Häufigkeitsverteilungen der auftretenden Kapillardurchmesser (*d*) im Intestinum in einem Gewebevolumen von 3 mm³ im Beobachtungszeitraum von 10 s vor und nach Amidotrizoatapplikation, x_i Klassenmitten, H_i relative Häufigkeiten

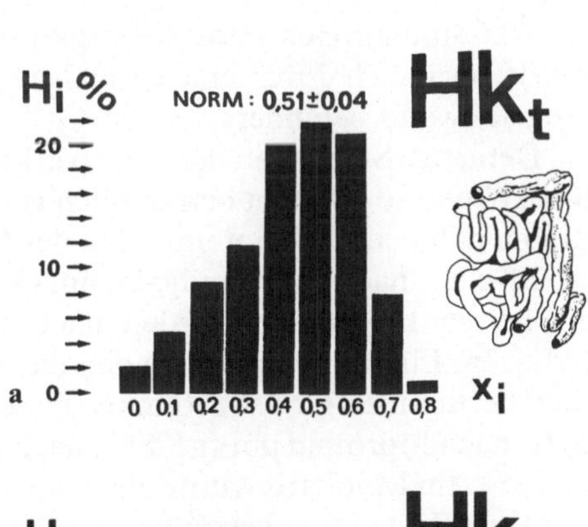

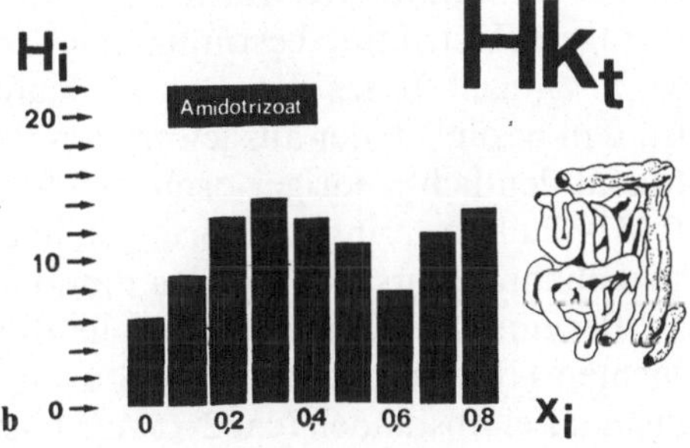

Abb. 9 a, b. Häufigkeitsverteilung der auftretenden Hämatokritwerte HK_t („tube hematocrit") in intestinalen Mikrogefäßen ≤20 µm in einem Gewebevolumen von 3 mm³ im Beobachtungszeitraum von 10 s vor und nach Amidotrizoatapplikation, x_i Klassenmitten, H_i relative Häufigkeiten

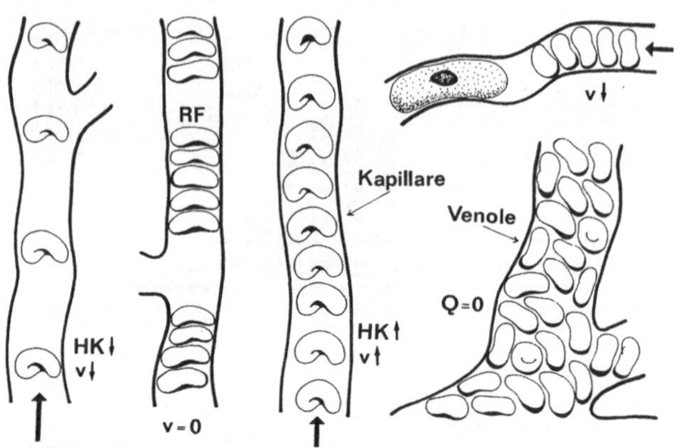

Abb. 10. Schematische Darstellung der vitalmikroskopisch beobachteten Heterogenitätsphänomene der myokardialen Mikroperfusion nach Amidotrizoatapplikation. Von links nach rechts: Geringer „tube hematocrit" und geringe Strömungsgeschwindigkeit in einer Kapillare; Ausbilden von Rouleaux-Formationen (*RF*) bei Strömungsstillstand in einer Kapillare; hoher „tube hematocrit" bei hoher Strömungsgeschwindigkeit; ein verlangsamter adhäsierender Leukozyt behindert die nachfolgende Erythrozytenströmung; Erythrozytenpakete in einer Venole bei Strömungsstillstand

wiegend zunächst in den Venolen beobachtet, erfaßten dann zahlreiche Kapillaren und betrafen schließlich auch arterioläre Mikrogefäße. Es wurden Schwankungen des „tube hematocrit" zwischen ca. 5% und 90% bestimmt. Nach starkem Abfall der Erythrozytengeschwindigkeit in den Kapillaren traten Akkumulationen bzw. Aggregationen der Blutzellen auf. Die Strömung wurde zusätzlich durch eine vermehrte Adhäsion von Leukozyten an der Mikrogefäßwand behindert.

Derartige Störungen der Mikrozirkulation wurden bei Ioxaglat, Iopromid, Iohexol und Iotrolan in beträchtlich geringerem Ausmaß beobachtet. Im Intestinum nahmen die Knotenpunkte der Mikroströmung nach Ioxaglatgabe um ca. 22% ab, nach Iopromidgabe um ca. 20%, nach Iohexolgabe um ca. 27%; die besten Ergebnisse wurden nach Iotrolanapplikation erhalten (um ca. 18%). Im Einklang damit standen die Restriktionen der Kapillarperfusion in einer bestimmten Gewebevolumeneinheit im Intestinum: nach Ioxaglat um ca. 25%, nach Iopromid um ca. 28%, nach Iohexol um ca. 39%, nach Iotrolan um ca. 21%. Im Myokard wurde eine in der Tendenz ähnliche, im Ausmaß jedoch geringere Restriktion bestimmt: nach Ioxaglat um ca. 18%, nach Iopromid um ca. 17%, nach Iohexol um ca. 27% und nach Iotrolan um ca. 16%. Auffällig ist, daß bezüglich der ausgewerteten Parameter das im Vergleich zum Amidotrizoat deutlich niedriger osmolare Ioxaglat – wie Amidotrizoat ein ionisches KM – ähnlich geringere Störungen in der myokardialen und intestinalen Endstrombahn verursacht wie das monomere nichtionische Iopromid.

Bei einer Steigerung der Applikationsdosis verstärkte sich bei allen untersuchten KM das Ausmaß der Störungen. Nach wiederholten KM-Gaben in kurzen Zeitabständen (ca. 2–5 min) beim gleichen Tier wurde eine Superposition der Störungen beobachtet. Aufgrund dessen muß beispielsweise in der Praxis der Koronarografie mit superponierenden Mikrofluß-Beeinträchtigungen gerechnet werden.

Intravitalmikroskopisch zeigte sich, daß in der Mehrzahl aller untersuchten Fälle die lokalen Regulationsmechanismen der Mikrozirkulation die Mikroperfusion und deren Verteilung im Intestinum und Myokard nach etwa 3–10 min post applikationem wieder stabilisieren – vorausgesetzt, daß hinreichende treibende Drücke und statistische Schwankungen der Gefäßradien sowie eine strömungsmechanisch günstige Viskosität des Bluts realisiert wurden (Gesunde Tiere! Normale Vasomotion!). In einigen Fällen wurden jedoch auch irreversible Veränderungen im beobachteten Mikrogefäßabschnitt festgestellt. Es muß in diesem Zusammenhang daran gedacht werden, daß viele Patienten, die sich einer angiografischen Untersuchung mit KM unterziehen, über die oben g. Mechanismen nicht mit voller Regulationsbreite verfügen. Schließlich soll noch Erwähnung finden, daß eine Applikation stabiler Prostazyklinderivate im Tiermodell eine günstige Beeinflussung bzw. Wiederherstellung einer gestörten Vasomotion von (intestinalen) Mikrogefäßen herbeiführte.

Die vitalmikroskopischen Beobachtungen am Tiermodell ließen erkennen, daß z. B. Ansammlungen sich verdichtender Aggregatpakete von roten Blutzellen die Ursache einer Strömung in einem bestimmten Mikrogefäß, die Druckdifferenz, aufheben können. In der dann folgenden biologischen Tragödie tritt nicht ein einzelner Faktor als Alleinverantwortlicher auf, sondern die Gesamtheit der regulativen Mechanismen, die unter physiologischen Bedingungen die vorzügliche Anpassung der Mikrozirkulation an sich ändernde Stoffwechselbedürfnisse ermöglicht, kann im Falle derartiger Störungen in den „Teufelskreis" führen. Das ist der pathophysiologische Kern des Problems.

Der klassische Begriff der „terminalen Strombahn" bzw. der „Endstrombahn", der sich ausschließlich auf die kleinsten Blutgefäße bezieht, muß somit funktionell erweitert werden. In diesem Bereich finden diejenigen physiologischen Vorgänge statt (Transportphänomene wie z. B. die Diffusion), die letztlich die eigentliche Aufgabe des gesamten Blutkreislaufs darstellen. Der Begriff „Mikrozirkulation" umfaßt nicht nur das Verhalten der Blutgefäße mit Durchmessern <250 µm, sondern auch das Verhalten des in ihnen strömenden Bluts, das die Gefäße umgebende Interstitium und die peripheren Anteile des Lymphdrainagesystems. Diesen Gesichtspunkten muß noch eine große Reihe weiterführender Untersuchungen Rechnung tragen, einschließlich ihrer Anwendung an anderen Tiermodellen, ehe eine abschließende integrative Bewertung und direkte Übertragung der Untersuchungsergebnisse auf den Menschen möglich ist.

Zusammenfassung

Intravitalmikroskopische Untersuchungen am Tiermodell zeigten, daß ionische und nichtionische RKM unterschiedlicher Osmolalität (Amidotrizoat, Ioxaglat, Iopromid, Iohexol, Iotrolan) sehr unterschiedlich ausgeprägte, z. T. erhebliche (meist kurzzeitige) Verteilungsstörungen der Mikrozirkulation im Myokard und Intestinum der Ratte verursachen. Die drastischsten Störungen wurden nach Amidotrizoatapplikation festgestellt, die geringsten nach Iotrolangabe.

Literatur

1. Klopp R, Niemer W, Schippel W, Münster W (1989) Experimentelle Untersuchungen von Gefäßreaktionen in ausgewählten mikrozirkulatorischen Regionen unter dem Einfluß verschiedener Röntgenkontrastmittel. Radiol Diagn 30:332–338
2. Klopp R, Niemer W, Schippel W, Münster W (1989) Tierexperimentelle Untersuchungen zur Mikrozirkulation ionischer und nichtionischer Röntgenkontrastmittel. Radiol Diagn 30:324–328
3. Klopp R, Niemer W, Schippel W (1989) Verursachen Röntgenkontrastmittel bei angiografischen Untersuchungen Verteilungsstörungen der Mikrozirkulation? Mod Röntgenfotogr 4:3–6
4. Klopp R, Schippel W, Niemer W, Münster W (1990) Tierexperimentelle Untersuchungen zum Einfluß ionischer und nichtionischer Kontastmittel unterschiedlicher Osmolarität auf die Variation der Fließbedingungen der Mikrozirkulation im Intestinum und Myokard. In: Schneider GH, Vogler E, Kočever K (Hrsg) Digitale Bildgebung – Interventionelle Radiologie – Integrierte digitale Radiologie. Blackwell/Ueberreuter, Berlin, S 438–442

Unerwünschte Kontrastmittelwirkungen an der Niere

J. E. SCHERBERICH, J. KOLLATH und H. E. RIEMANN

Einleitung

Wasserlösliche Röntgenkontrastmittel (RKM) gehören zu den breit angewendeten und weitgehend sicheren Pharmaka; sie sind jedoch alle mehr oder weniger nephrotoxisch [2, 4, 12]. Bis eine mögliche kontrastmittelinduzierte schwere Niereninsuffizienz überhaupt symptomatisch in Erscheinung tritt, vergehen in der Regel Tage; ein kausaler Zusammenhang mit einer Kontrastmittelgabe, insbesondere bei multimorbiden Patienten, wird damit wahrscheinlich häufig übersehen [3, 11, 12].

Die vorliegende Arbeit beleuchtet einige Aspekte der Nierenverträglichkeit von Kontrastmitteln (KM) und beschreibt neuere nichtinvasive sensitive Parameter, die geeignet sind, die Nephrotoxizität von KM unter klinischen Bedingungen abzuschätzen.

Definition der Kontrastmittelnephrotoxizität

Anstieg der Kreatininkonzentration im Serum um mindestens 0,5–1 mg/dl bzw. Abfall der Kreatininclearance um mindestens 25% über den Beobachtungszeitraum nach KM-Gabe. Der oberste normale Grenzwert der Kreatininkonzentration im Serum liegt bei 1,39 mg/dl, die unterste normale Kreatininclearance bei 80 ml/min/1,73 qm. Das Maximum einer „akut" eingeschränkten Nierenfunktion nach KM wird etwa am 4.–7. Tag erreicht (zumeist reversibel); langsame Reparationsphase (Normalisierung des Serumkreatinins) über 1–4 Wochen.

Cave: Beim Nachweis „normaler Serumkreatininkonzentration" bei älteren Patienten ist grundsätzlich mit eingeschränkter Nierenfunktion zu rechnen; da diese Patienten im Mittel nur 50% der Muskelmasse eines 30jährigen haben, ist z. B. ein Wert von 1,4 mg/dl Kreatinin bereits Hinweis auf eine deutlich erniedrigte glomeruläre Filtrationsleistung.

Häufigkeit der Kontrastmittelnephropathie

Die meisten KM-induzierten Niereninsuffizienzen verlaufen passager und asymptomatisch, jedoch kommen auch akute Nierenversagen vor: nach prospektiven Untersuchungen sollen KM an 12% aller akuter Nierenversagen hospitalisierter Patienten beteiligt sein [2, 4, 12]. Oligoanurische sind gegenüber polyurischen Verläufen prognostisch schlechter zu beurteilen. KM bedingte akute Niereninsuffzienzen sind am häufigsten bei diabetischer Nephropathie (in über 70%), vorbestehender Nierenerkrankung (ca. 22%) oder nach kurzfristig wiederholter KM-Gabe [2–4, 12, 13]. In einer neueren prospektiven Studie liegt der Anteil akuter Niereninsuffizienzen nach KM mit ca. 9% bei Patienten mit Diabetes mellitus und/oder vorbestehender Niereninsuffizienz geringer als bei allen zuvor berichteten Untersuchungen [10]. Dieser Anteil liegt bei sicher Nierengesunden bei ca. 0,6% (i.v.-Urographie), bei hospitalisierten Nierengesunden um 4–5% (Urographie) bzw. 8,2% (Angiographie), bei unausgewählten hospitalisierten Patienten bei bis zu 30% (Angiographie).

Prädisponierende Faktoren

1. Injektionsmodus: intraarteriell, periphervenös (geringeres Risiko), Bolusinjektion etc.
2. Klinische Faktoren: Diabetes mellitus (Typ I), präexistente Nierenerkrankungen, Nierenarterienstenose, Exsikkose, Herzinsuffizienz, insbesonders mit Hyponatriämie, Hypokaliämie, Hypalbuminämie bzw. zusätzliche Medikation mit ACE-Hemmern oder nichtsteroidalen Antirheumatika; Begleitmedikation mit nephrotoxischen Substanzen wie Aminoglycosiden, Cisplatin, Methotrexat, Ciclosporin A; Allergische Diathese, Hyperurikämie, Bence-Jones-Proteinurie (isoelektrischer Punkt der L-Ketten im alkalischen pH-Bereich).

Die 5 häufigsten Begleitumstände bei KM-induziertem Nierenversagen sind:
- vorbestehende Niereninsuffizienz,
- Proteinurie,
- Hypertonie,
- hohes Lebensalter,
- Dehydratation [2, 4].

Klinisches Bild der kontrastmittelinduzierten akuten Niereninsuffizienz

1. Asymptomatisch (Mehrzahl der Fälle).
2. Oligoanurie, Ödembildung, Gewichtsanstieg, Müdigkeit, Dyspnoe (Überwässerung, „fluid lung“), evtl. Hyperventilation, prästernale Schmerzen, Muskelschwäche, Faszikulationen, Pruritus, Blutungsneigung, Konvulsionen, Koma.
3. Oligosymptomatische Formen (s. oben) z. B. bei polyurischem Nierenversagen.

Pathogenese der kontrastmittelbedingten Nephrotoxizität [3, 7, 13, 14]

1. Störungen der glomerulären Mikrozirkulation (KM-pH, KM-Ladung, Osmolalität), negative Beeinflussung des glomerulären Ultrafiltrationskoeffizienten (Kf), „sludge"-Bildung von Erythrozyten, Pseudoagglutinationen (KM und Para-/Kryoglobulinämien), KM-Physikotoxizität.
2. „Biphasische" Änderung der renalen Hämodynamik: intraarteriell injiziertes KM bewirkt initiale Vasodilatation und konsekutive Vasokonstriktion; letztere ist Na^+-abhängig (dauert bei Hyponatriämie länger), Verkürzung der vasokonstriktiven Phase durch Ca^{++}-Antagonisten (beim Menschen fraglich) und durch Saralasin (Sar^1-Ala^8-AII), einem Angiotensin-II-Antagonisten. Abnahme des Kf bei weitgehend unverändertem renalen Plasmafluß, intrarenale Aktivierung des Renin-Angiotensin-II-Systems: beim Menschen 5 h nach i.v.-KM (>2 ml/kg Körpergewicht): signifikanter Anstieg des Plasmarenins und der Katecholamine.
3. Veränderung der medullären Perfusion, experimentell, z. B. kortikomedulläre Shunts beschrieben.
4. Direkte tubulotoxische Effekte des KM: intrazytoplasmatische Vakuolenbildung; luminale Abschilferung des proximal-tubulären Bürstensaums unter Bildung sog. „obstruierender Kuppenblasen" („obstructing blebs"), die aggregieren und das Lumen verlegen: häufigster Grund des akuten Nierenversagens nach KM. Auslösung des sog. „Thurau-Mechanismus": gestörte, verminderte Na^+-Reabsorption im proximalen Tubulus, hohe enddistale Na^+-Konzentration löst über die Macula densa intrarenale Renin-Angiotensin-II-Freisetzung aus, der Kf nimmt ab. Intrazelluläre Ca^{++}-Akkumulation, Erhöhung freier O_2-Radikale, Instabilität des Zytoskelets, Hemmung der Na^+K^+-ATPase und anderer energiereicher Phosphat-Verbindungen durch KM (Chemotoxizität). In vitro Aggregation von KM nach Zugabe alkalischer Bence-Jones-Proteine bzw. Tamm-Horsfall-Uromucoid [5].

Detektion kontrastmittelinduzierter Nierenschädigungen

Zu den sensiblen Meßparametern zählen:

- Kreatininclearance, α_1-Mikroglobulin im Serum,
- Bestimmung tubulärer Leitenzyme im Harn als Hinweis auf eine KM-Nephrotoxizität, da Tubulusveränderungen pathophysiologisch im Vordergrund stehen: Alaninaminopeptidase, Alkalische Phosphatase, γ-Glutamyltranspeptidase (γ-GT) [7, 9],
- die häufig favorisierte β-N-Acetyl-D-Glucosaminidase (β-NAG) ist dagegen ein weniger sensibler Parameter.

24–48 h nach i.v.- oder intraarterieller Injektion niedrigosmolaler KM ist die Ausscheidung tubulusspezifischer Membranproteine signifikant geringer als nach konventionellen hochosmolalen KM [8, 11]. Bei isolierter Betrachtung der Gewebsproteinurie von Risikopatienten (Diabetes mellitus, Alter über 55 Jahre, jedoch normale Nierenfunktion) bleiben diese Unterschiede zwischen hoch- und niedrigosmolalen KM unverändert bestehen. Die Kreatininkonzentration im Serum ist für eine Verlaufsbeobachtung nach KM-Gabe als Frühparameter einer KM-Nephrotoxizität ungeeignet.

Prophylaxe/Therapie der kontrastmittelinduzierten Niereninsuffizienz

- Erkennen eines klinischen Risikoprofils; bei Patienten mit Diabetes mellitus muß, neben Blutdruck und Ausgangsgewicht, wenigstens das aktuelle Serumkreatinin bekannt sein,
- bei potentiellen Risikopatienten heißt die Devise: sowenig KM wie möglich (<2 ml/kg Körpergewicht). Eine typische „Dosis-Wirkungsbeziehung" von KM-Menge und nephrotoxischer Wirkung besteht jedoch nicht [11]. Das Nebenwirkungsprofil niedrigosmolaler, nichtionischer KM (Iopamidol, Iohexol, Iopromid, Iotrolan etc.) ist geringer als das konventioneller hochosmolaler KM [2–4, 12, 13]; unter kontrollierter Flüssigkeitszufuhr (1,5 l) vor KM-Gabe und „unter Berücksichtigung" des Kostenaspekts treten nach USA-Studien keine klinisch relevanten Unterschiede in bezug auf die Nierenfunktion auf [10].
- Bei Risikokonstellation (vorbestehende Niereninsuffizienz, Diabetes mellitus, Hyponatriämie etc.) und Anwendung größerer KM-Mengen (i.v.-Urogramm, Angiographie) empfiehlt sich:
  1. Absetzen oder Dosisreduktion nephrotoxischer Medikamente wie nichtsteroidale Antirheumatika, Aminoglycoside, Hydroxyäthylstärkeinfusionen.
  2. Vorbehandlung: ausreichende Hydratation, z. B. mit 0,9% NaCl-Lösung, 500–1500 ml [10] bewirkt u. a. verbesserte Mikrozirkulation, Freisetzung „nephroprotektiven" atrialen natriuretischen Peptids (cave: Herzinsuffizienz), zusätzlich Schleifendiuretika (Furosemid, 1 Amp., 20 mg i.v.) und kontinuierlich Dopamin über Perfusor (3–4 µg/kg/min); der prophylaktische Nutzen von Ca^{++}-Antagonisten wie Diltiazem, Nitrendipin, Nifedipin, Nimodipin etc. ist klinisch noch nicht endgültig bewiesen [6]. Nachbeobachtung, Gewichtskontrolle, Volumenbilanzierung. Bei sich verschlechternder Nierenfunktion: Mannitol (–25 g/3 h), dann Dopamin/Furosemid (s. oben), falls kein Erfolg: Hämodialyse.

Kontrastmittel bei Dialysepatienten

Bei Dialysepatienten erfolgt eine starke KM-Akkumulation; insbesondere im interstitiellen Verteilungsraum ist die KM-Konzentration im Vergleich zu Nierengesunden höher. Die normale Plasmahalbwertszeit des KM, die ½–3 h beträgt, wird auf bis zu 96 h verlängert. Das KM wird vermehrt über Leber (Galle) und Darm eliminiert. Schon relativ kleine KM-Mengen können ein (toxisches) Lungenödem auslösen, aber auch „fluid lung" durch Überwässerung, da initial eine Flüssigkeitsverschiebung von ca. 300–500 ml aus dem Interstitium ins Blut stattfindet, nach z. B. nur 40 ml i.v. eines hyperosmolalen KM. KM sind in der Regel gut dialysabel [1]. Die Dialysance liegt bei ca. 55 ml/min (bei einem Blutfluß von 200 ml/min), allerdings sind trotz 3 Dialysebehandlungen/Woche durch KM-Redistribution vom Interstitium ins Blut noch nach 7 Tagen signifikante KM-Mengen im Blut nachweisbar. Eine KM-Gabe bei Dialysepatienten sollte nur unmittelbar vor der geplanten Dialysebehandlung stattfinden [1–3].

Literatur

1. Bahlmann J, Krüskemper HL (1973) Elimination of iodine-containing contrast media by haemodialysis. Nephron 10:250–254
2. Berns AS (1989) Nephrotoxicity of contrast media. Kidney Int 36:730–740
3. Dawson P (1987) Aspects of contrast media nephrotoxicity. In: Felix R et al. (eds) Contrast media, from the past to the future. Thieme, Stuttgart, pp 137–148
4. Golman K, Almén T (1985) Contrast media-induced nephrotoxicity. Survey and present state. Invest Radiol 20:92–97
5. Kumar S, Muchmore A (1990) Tamm-Horsfall Protein-Uromodulin. Kidney Int 37:1395–1401
6. Neumayer H-H, Junge W, Küfner A, Wenning A (1989) Prevention of radiocontrast-media induced nephrotoxicity by the calcium channel blocker nitrendipine: a prospective randomised clinical trial. Nephrol Dial Transplant 4:1030–1036
7. Scherberich JE (1989) Immunological and ultrastructural analysis of shedding of tubular membrane-bound enzymes in urine of patients with kidney diseases. Clin Chim Acta 185:271–282
8. Scherberich J, Tuengerthal S, Kollath J (1983) Monitoring of contrast media nephrotoxicity by specific kidney tissue proteinuria of membrane antigens. In: Taenzer W, Zeitler E (eds) CM in urography. Thieme, Stuttgart, pp 37–42
9. Scherberich JE, Wolf G, Albers C et al. (1989) Glomerular and tubular membrane antigens reflecting cellular adaptation in human renal failure. Kidney Int 36, S 27:38–51
10. Schwab SJ, Hlatky MA, Pieper KS et al. (1989) Contrast media nephrotoxicity: a randomized controlled trial of a nonionic and an ionic radiografic contrast agent. N Engl J Med 320:149–153
11. Scherberich JE, Rautschka E, Fischer A, Kollath J, Riemann J (1991) Tubular histuria: Clinical evaluation of the different nephrotoxic potential of x-ray contrast media. Contrib Nephrol (im Druck)
12. Taenzer W, Wende A (eds) (1989) Recent developments in nonionic contrast media. Thieme, Stuttgart
13. Taenzer W, Zeitler E (eds) (1983) Contrast media in urography, angiography and computerized tomography. Thieme, Stuttgart
14. Vari RC, Natarajan LA, Whitescarver SA, Jackson BA, Ott CE (1988) Induction, prevention and mechanisms of contrast media-induced acute renal failure. Kidney Int 33:399–707

Die Schilddrüsenfunktion nach Applikation jodhaltiger Röntgenkontrastmittel

B. Glöbel und H. Glöbel

Einleitung

Jodhaltige Röntgenkontrastmittel (RKM) werden seit längerer Zeit zu diagnostischen Zwecken in der Medizin in der radiologischen Technik eingesetzt. Von ihnen ist bekannt, daß sie mit Nebenwirkungen behaftet sind und daß die Schilddrüsenfunktion beeinflußt werden kann. Die Auswirkungen auf die Schilddrüsenfunktion rühren hierbei nicht von dem jodierten Molekül her, sondern werden von Jodid verursacht, welches einerseits im Präparat herstellungsbedingt als Verunreinigung enthalten ist und andererseits im Organismus durch biologische Aktivität vom organischen Gerüst abgespalten wird. Über die Mengen an Jodid, die dem normalen Jodstoffwechsel des Menschen durch eine Kontrastmittelapplikation zusätzlich zugeführt werden, gab es in den zurückliegenden Jahren sehr unterschiedliche Angaben. Um den Nebeneffekt der Schilddrüsenfunktionsbeeinflussung möglichst klein zu halten, haben die Hersteller von jodhaltigen RKM nach immer besseren Herstellungs- und Reinigungsverfahren gesucht und gleichzeitig die Bindung des Jod an das KM-Molekül stabiler gemacht.

Von den nichtionischen RKM, die seit einiger Zeit zur Verfügung stehen, wird erwartet, daß sie besonders geringe Verunreinigungen durch Jodid aufweisen, hohe Lagerstabilität und hohe Biostabilität als Vorteile mitbringen. Wir haben zwei nichtionische KM – Omnipack und Ultravist – bezüglich Reinheit und Biostabilität am Menschen untersucht und mit einigen anderen Jod-KM, teils neuerer, teils älterer Herstellung, verglichen.

Material und Methode

Die Untersuchungen wurden an Patienten durchgeführt, die im Institut für Neuroradiologie unseres Klinikums angiographisch untersucht wurden. Als Meßmethode zur Jodidbestimmung verwendeten wir einen Autoanalyzer mit kontinuierlicher Veraschung, in welchem nach Ablauf der Sandell-Kalthoff-Reaktion photometrisch die Jodid katalysierte Reduktion von Ce^{4+} zu Ce^{3+} gemessen wurde. Für die Bestimmung erhöhter Konzentrationen von Jodid im Urin sowie des freien Jodid in der Original-KM-Lösung wurden ionenselektive Elektroden verwendet.

Ergebnisse

Tabelle 1 zeigt für 8 jodhaltige KM die gemessene Menge an freiem Jodid in der KM-Lösung sowie die ermittelten Mengen des im Organismus abgespaltenen Jodid in der ersten Woche nach der Applikation.

Tabelle 1. Freier Jodidgehalt von einigen Röntgenkontrastmitteln und Jodidfreisetzung bei Anwendung am Menschen

Kontrastmittel	Freies Jodid [mg/100 ml]	In der ersten Woche freigesetztes Jodid pro Anwendung [mg]
Bilibyk oral	–	100 (50 –200)
Biligram	0,55	70 (25 –130)
Dimer-X (ionisch)	0,40	10 (2 – 25)
Hexabrix (ionisch)	0,40	9 (2 – 30)
Urografin 60% (ionisch)	0,15	6 (1 – 15)
Angiografin (ionisch)	0,24	5 (0,5– 17)
Omnipaque (nichtionisch)	0,18	6 (1 – 14)
Ultravist (nichtionisch)	0,06	3 (0,5– 10)

Jodstoffwechsel

Um die Auswirkungen des in Zusammenhang mit dem in der Untersuchung applizierten Jodid für den Menschen leichter beurteilen zu können, ist es nützlich, ein vereinfachtes Schema des Jodidstoffwechsels zu betrachten.

Die Zahlenangaben in Abb. 1 beziehen sich auf die Mengen Jodid in µg/Tag, die den menschlichen Organismus erreichen bzw. wieder aus ihm ausgeschieden werden. Die Pfeile geben die Transportwege des Jodid oder der Schilddrüsenhormone wieder, die unterbrochenen Linien zeigen Regelstrekken. Im unbeeinflußten Fall wird Jodid über die Atemluft, die flüssige Nahrung und die feste Nahrung in den Organismus aufgenommen und fließt vom extrathyreoidalen Organismus in die Schilddrüse, wird andererseits über die Atemluft, den Urin und den Schweiß wieder ausgeschieden. Ein Teil des Jods wird mit glukuronisierten Schilddrüsenhormonen über den Darm eliminiert. Die Regelstrecke Hypothalamus–Hypophyse sowie nervale Reize über das vegetative Nervensystem stimulieren oder hemmen die Schilddrüse in ihrer Tätigkeit, aus Jodid und organischen Thyrosinen und Thyroninen Schilddrüsenhormone zu produzieren, zwischenzuspeichern und bei Bedarf auf einen TSH-Reiz hin an die Peripherie abzugeben.

In der Peripherie erfolgt überwiegend Dejodierung und zum geringeren Teil Glukuronisierung der Schilddrüsenhormone.

Eine Untersuchung mit jodhaltigen KM führt einerseits zu einer Erhöhung des Jodidangebotes im Organismus und andererseits zur Zufuhr jodierter or-

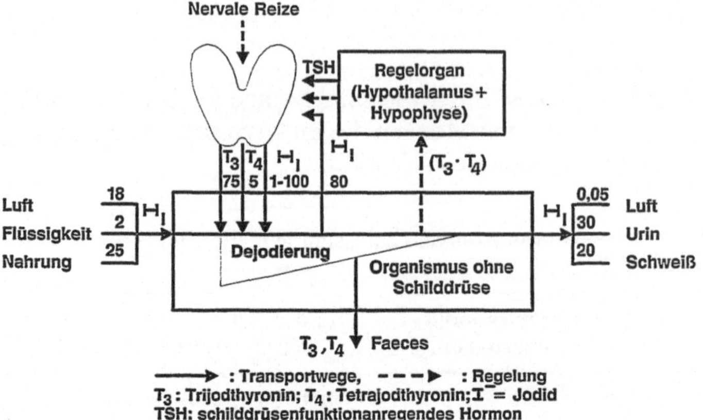

Abb. 1. Modell des Jodstoffwechsels im Menschen, Zahlenangaben in µg/d gültig für Mitteleuropäer, (——— Transportwege, - - - - - Regelung, *T3* Trijodthyronin, *T4* Tetrajodthyronin, *I*=Jodid, *TSH* schilddrüsenfunktionsanregendes Hormon)

ganischer Moleküle. Der Erhöhung der Jodidzufuhr begegnet der gesunde Organismus mit einer Regelung an der Schilddrüse, die bewirkt, daß die Jodidclearance der Schilddrüse so weit heruntergeregelt wird bis die absolute Jodaufnahme in die Schilddrüse wieder dem Bedarf entspricht. Das Dejodierungssystem, welches die Schilddrüsenhormone im peripheren Organismus dejodiert, greift offenbar auch die jodierten RKM an und führt dazu, daß diese in geringem Umfange dejodiert werden. Als weiterer Grund für die Dejodierung der jodhaltigen RKM könnten Bakterien eine Rolle spielen, die sich im Magen-Darm-Kanal aufhalten.

Im beschriebenen normalen Jodkreislauf spielen derart geringe Mengen freien Jodids, wie in den Präparaten gemessen, von 60–550 µg/100 ml Lösung keine entscheidende Rolle. Der gesunde Organismus verhindert eine zu hohe Jodidaufnahme in die Schilddrüse, indem er die Jodidclearance der Schilddrüse vermindert. Die gleiche Aussage läßt sich auch aufrecht erhalten für die freigesetzten Mengen an Jodid. Es handelt sich hier um Mengen zwischen 0,5 und 30 mg innerhalb einer Woche. Außer einer passageren leichten Hypothyreose, die durch den Wolff-Chaikoff-Effekt ausgelöst wird, kann man negative Auswirkungen auf den Jodstoffwechsel nicht nachweisen. Wenn von unerwünschten Nebenwirkungen jodhaltiger RKM gesprochen wird, die sich auf Jod beziehen, versteht man darunter folgende:

Jodallergie

Da Jodid ein Ion ist, das im Normalstoffwechsel eines jeden Menschen vorkommt, möchte ich sagen, daß eine allergische Reaktion gegen Jodid wahrscheinlich nicht vorkommt. Die dennoch beobachteten Erscheinungen haben wahrscheinlich eine andere Ursache, die wir gegenwärtig nicht kennen.

Hyperthyreose und thyreotoxische Krise

Erhöhte Jodidmengen im Organismus sind nicht in der Lage, eine hyperthyreote Stoffwechselsituation zu erzeugen, es bedarf hierfür einer im allgemeinen vorher existierenden Autonomie im Schilddrüsenhormonstoffwechsel. In dem Jodmangelgebiet Deutschland ist die Häufigkeit einer thyreoidalen Autonomie etwas höher als in anderen Ländern, in denen die Bevölkerung ausreichend mit Jodid versorgt ist (Abb. 2). Vorübergehende hyperthyreote Stoffwechsellagen, die nach der Applikation von jodhaltigen RKM zu beobachten sind, verschwinden im allgemeinen wieder so wie das Jodid aus dem Organismus ausgeschieden wird. Sie sind daher nicht behandlungsbedürftig. Das eigentliche Risiko ist hier jedoch die Ausbildung einer thyreotoxischen Krise. Welche Faktoren zum Entstehen einer thyreotoxischen Krise führen, ist gegenwärtig letztlich unbekannt. Sicher scheint zu sein, daß neben dem Bestehen einer thyreoidalen Autonomie zusätzliche Faktoren in der Peripherie für ihr Entstehen verantwortlich sind. Wesentliche Faktoren sind hierbei Erhöhung der Metabolisierungsrate von T4, mit dem Ziel einer schnelleren Ausscheidung, sowie vermehrte Produktion von r-T3, der biologisch unwirksamen Variante von T3. Beides sind Vorgänge, die sich gegenwärtig nicht medikamentös steuern lassen. Neben anderen Maßnahmen sind heute im allgemeinen üblich die Gabe von Thyreostatika, von β-Rezeptorenblockern, die Durchführung der Plasmapherese, sowie eine jodidarme Ernährung.

In der Bundesrepublik Deutschland scheint das Risiko der Auslösung einer thyreotoxischen Krise kleiner als 1:40000 zu sein. Eine sichere diagnostische Möglichkeit, um im voraus das Risiko einer thyreotoxischen Krise zu erkennen, existiert zur Zeit nicht. Ist eine Autonomie der Schilddrüse bzw. einer hyperthyreoten Stoffwechsellage bekannt, sollte dies stets als Hinweis für ein erhöhtes Risiko beachtet werden.

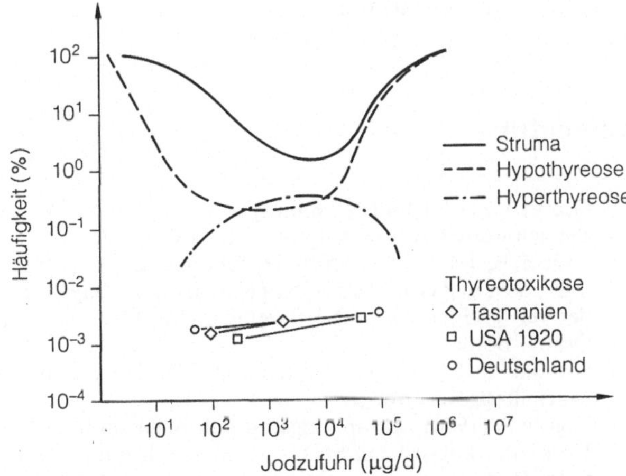

Abb. 2. Häufigkeit von Schilddrüsenerkrankungen als Funktion der täglichen Jodzufuhr

Tabelle 2. Risiken als Todesfälle bei der Röntgenuntersuchung mit jodhaltigen Kontrastmitteln

Risikoart	n = ca. 5 Mio. [%]
Kontrastmittelbedingte Todesfälle	max. 0,0025
Anaesthesiebedingte Todesfälle	0,07
Ausscheidungsurographie	0,007–0,0001
Angiokardiographie	0,07 –1,0
Thyreotoxische Krise (Todesfälle)	max. 0,002
Strahlenrisiko – somatisch	0,0005
– genetisch	0,001

Zum Vergleich ist in Abb. 2 die Häufigkeit von Struma, Hypothyreose und Thyreotoxikose in Abhängigkeit von der täglichen Jodzufuhr dargestellt.

Hypothyreote Stoffwechsellage

Eine hypothyreote Stoffwechsellage durch den Wolff-Chaikoff-Effekt geht beim erwachsenen Menschen in der Regel problemlos vorüber. Nach Absinken des Jodidspiegels setzt die Hormonsynthese wieder ein. Probleme kann es geben bei Neugeborenen oder Kleinkindern, da die Schilddrüsenhormone dort auch noch eine Rolle bei der Gehirnentwicklung spielen. Dieses Risiko kann durch Substitution mit einem Schilddrüsenhormonmischpräparat vermieden werden.

Von all den Nebenwirkungen und Risiken, die im Zusammenhang mit der Anwendung jodhaltiger RKM genannt werden, sind nur diejenigen zählbar und nachweisbar, die mit dem Tod des Patienten enden. Zur Übersicht sind in Tabelle 2 die Häufigkeiten für einige tödliche Risiken zusammengestellt und mit der thyreotoxischen Krise verglichen. Bei der Häufigkeit der Applikation jodhaltiger KM, etwa 5 Mio. mal/Jahr in der Bundesrepublik Deutschland, müssen wir damit rechnen, daß maximal 100 thyreotoxische Krisen hierdurch ausgelöst werden können.

Literatur

1. Glöbel B (1977) Jodbestimmung in Plasma und biologischen Flüssigkeiten im nmol/l-Bereich mittels Autonanalyzer. Z Klin Chem 15:499
2. Glöbel B, Glöbel H, Muth H, Oberhausen E (1981) Die Schilddrüsenfunktion bei normalem und erhöhtem Jodangebot als Grundlage für die Abschätzung des Risikos bei der Verwendung von Jodidtabletten im Strahlenschutz. In: Zivilschutzforschung, Bd 12, Osang, Bonn
3. Goodmaan SL, Gilman A (eds) (1975) The pharmacological basis of therapeutics. Macmillan, New York
4. Heintz R (1978) Erkrankungen durch Arzneimittel, 2. Aufl. Thieme, Stuttgart
5. Herrmann J, Krüskemper HL (1978) Gefährdung von Patienten mit latenter und manifester Hyperthyreose durch jodhaltige Röntgenkontrastmittel und Medikamente. Dtsch Med Wochenschr 103:1434

6. Imbur DJ, Bourne RB (1972) Iodine mumps following excretory urography. J Urol 108:629
7. Kallee E, Wahl R, Stecker KH, Mallet D, Bohner J (1973) Thyreotoxische Krisen: Symptomatik und Therapie, Teil 1 und 2. Med Klin 68:1689, 1733
8. Kobri K, Miyoshi S, Nagahara A, Ohtane M (1977) Bilateral parotid enlargement (iodide mumps) following excretory urography. Radiology 122:654
9. Kuemmerle HP, Goossens N (1983) Klinik und Therapie der Nebenwirkungen, 3. Aufl. Thieme, Stuttgart
10. Ludwig R, Lohs K (1971) Akute Vergiftungen. Fischer, Stuttgart
11. NCRP report no 55 (1977) Protection of the thyroid gland in event or releases of radioiodine. National Council on Radiation Protection and Measurements (NCRP), Washington DC
12. Oberdisse K, Klein E, Reinwein D (1980) Die Krankheiten der Schilddrüse. Thieme, Stuttgart
13. Pickardt CR (1982) Jodinduzierte Hyperthyreose. Dtsch Med Wochenschr 107:1219
14. Schicha H, Facorro U, Schürnbrand P, Schreivogel J, Emrich D (1980) Frequency of iodine contamination in a thyreoid clinic. J Mol Med 4:177
15. Scriba PC (1977) Jodsalzprophylaxe. Therapiewoche 27:4687
16. Talner LB, Lang JH, Brasch RC, Lasser EC (1971) Elevated salivary iodine and salivary gland enlargement due to iodinated contrast medica. JAMA 112:380

Kontrastmittel als Störfaktoren in der laborchemischen Analytik

W. JUNGE und B. TROGE

Einleitung

Zu Recht nimmt die Bestimmung laborchemischer Kenngrößen bei der Erfassung von Kontrastmittelnebenwirkungen eine wichtige Stellung ein, da sie die praktisch einzige Möglichkeit ist, eine objektive und mitunter auch quantitative Beurteilung von in vivo-Veränderungen vorzunehmen. Durch eine gezielte Auswahl von Laborparametern lassen sich Effekte von Kontrastmitteln (KM) auf Organe, Organsysteme oder verschiedene, z. B. metabolische oder endokrinologische Regelkreise feststellen. Für Substanzen, die solche Effekte verursachen – im weiteren Sinne also alle Xenobiotika – wurde der Begriff „Einflußgröße" eingeführt: eine Einflußgröße ist dadurch charakterisiert, daß sie zu einer tatsächlichen, „wahren" Veränderung von laborchemischen Kenngrößen führt.

Über verschiedene nichtionische KM als Einflußgrößen ist in den vorangegangenen Beiträgen ja unter den verschiedensten Aspekten ausführlich berichtet worden.

Für den Laboranalytiker ist nun nicht nur das Aufspüren biologischer Effekte interessant, sondern auch die Frage, ob denn die analytischen Verfahren auch dann den „wahren" Wert einer Kenngröße messen, wenn in der Probe eine Substanz vorhanden ist, die dort normalerweise nicht zu finden ist. Das zugrundeliegende Problem betrifft also die Frage, ob der Reaktionsablauf eines Meßverfahrens durch die Anwesenheit eines Xenobiotikums, also z. B. eines KM, gestört wird und somit zu „unwahren", also falschen Resultaten führt. Eine solche Substanz wird dann zu einem „Störfaktor" für eine Methode: ein Störfaktor ist dadurch charakterisiert, daß er ein Analyseverfahren durch Interferenz beeinflußt. Beispiele aus dem klinischen Alltag sind die Störung der Kreatinin- und Bilirubinbestimmung durch Metimazol oder der Proteinbestimmung durch Plasmaexpander vom Dextrantyp.

Die sich aus dem bisher Gesagten ergebende Problematik liegt auf der Hand: wie läßt sich feststellen, ob eine unter KM-Gabe beobachtete Veränderung einer laborchemischen Kenngröße als Folge eines Einflusses auf den Organismus oder als Störung der Analytik anzusehen ist. Diesem Problem wird in der Literatur erstaunlich wenig Beachtung geschenkt (Young et al. 1975), obwohl leicht einzusehen ist, was für Folgen sich ergeben können, wenn methodische Störungen fälschlicherweise als pharmakologische Effekte angesehen werden. Es ist deshalb unabdingbar, zu Beginn einer klinischen Prüfung von neuen KM ausführlich zu untersuchen, ob die im Rahmen einer solchen Prüfung erforderlichen labormedizinischen Verfahren gestört werden.

Wir haben vor einigen Jahren am Anfang unserer Zusammenarbeit mit der Schering-AG eine umfangreiche Studie zu diesem Thema durchgeführt, aus der hier einige Ergebnisse vorgestellt werden sollen.

Methodik

Seren

Als Proben dienten zwei kommerziell erhältliche Kontrollseren mit Analytenkonzentrationen im Referenzbereich (Validate N, Charge Nr. 4993073, Fa. Gödecke) sowie außerhalb des Referenzbereichs (Kontrollogen LP, Charge Nr. 623208 und 623209, Behring-Werke).

Die als Lyophilisate gelieferten Präparate wurden mit unterschiedlichen Mischungsverhältnissen von Wasser und KM-Lösung exakt mit 5 ml rekonstituiert, so daß eine Veränderung der Probenmatrix sowie der vom Hersteller deklarierten Parameterkonzentrationen vermieden wurde: in allen Proben waren also sämtliche Parameter in gleicher Konzentration vorhanden. Die Volumenanteile des KM variierten wir in 5 Stufen von 1,3 bis 20 Vol.%.

Kontrastmittel

Wir untersuchten die nichtionischen KM Iopromid, Iosimid, Iohexol und Iopamidol, die ionischen Ioxaglat und Amidotrizoat sowie ein weiteres KM, das von der Struktur her in diese Reihe nicht paßt: Gadolinium-Diäthylentriaminpentaessigsäure, und zwar dessen Methylglukaminsalz.

Klinisch-chemische Methoden

Enzyme

Die Bestimmung von Glutamat-Pyruvat-Transaminase (GPT, ALAT), Glutamatoxalacetat-Transaminase (GOT, ASAT), Glutamatdehydrogenase (GLDH), Cholinesterase (CHE), Alkalischer Phosphatase (AP), γ-Glutamyl-Transpeptidase (γ-GT), Laktatdehydrogenase (LDH), Hydroxybutyratdehydrogenase (HBDH), Kreatinkinase (CK) und herzmuskelspezifischer Kreatinkinase (CK-MB) wurden entsprechend den Empfehlungen der Deutschen Gesellschaft für Klinische Chemie bestimmt. Die Amylaseaktivität wurde mit Maltotetraose als Substrat (Biomed), die Lipaseaktivität turbidimetrisch in Gegenwart von Colipase bestimmt. Soweit nichts anderes angegeben, stammten sämtliche Reagenzien von Boehringer-Mannheim.

Substrate

- Glukose: Glukose-Dehydrogenase-Methode (Boehringer-Mannheim),
- Cholesterin: Vollenzymatisch (Biomed),
- Bilirubin: Methode nach Jendrassik und Grof (Boehringer-Mannheim),
- Kreatinin: Pikrinsäuremethode nach Jaffe, kinetisch (Boehringer-Mannheim),
- Harnsäure: Uricase-Spaltung bei 293 nm (Boehringer-Mannheim),
- Harnstoff: Urease/GLDH-Methode (Behring-Werke),
- Gesamteiweiß: Biuret-Methode (Boehringer-Mannheim).

Anorganika

- Eisen: Bathophenanthrolin-Methode ohne Enteiweißung (Boehringer-Mannheim),
- Kupfer: Bathocuproindisulfonat-Methode mit Enteiweißung (Boehringer-Mannheim),
- Phosphat: Molybdat-Methode nach Enteiweißung (Merck),
- Kalzium: Methylthymolblau-Methode (Biomed),
- Chlorid: Mercurimetrische Titration (Merck),
- Magnesium: Xylidinblau-Methode (DuPont),
- Kalium: Flammenphotometrisch,
- Natrium: Flammenphotometrisch.

Ergebnisse

Vorbemerkung

Auf die Problematik der Beurteilung von unterschiedlichen Meßergebnissen hinsichtlich der Frage tatsächlicher oder scheinbarer, durch die analytische Streuung verursachter Unterschiede kann im Rahmen dieses Beitrags nicht näher eingegangen werden. Da unsere Messungen als serielle Bestimmungen durchgeführt wurden, sind die Streuungsparameter, z. B. ausgedrückt als Variationskoeffizient, von geringer Größenordnung.

Die bei der Messung von Kontrollseren erlaubten Bereiche, innerhalb derer die eigenen Resultate liegen sollten, stellen die 2fache Standardabweichung der Streuung der von den Referenzlaboratorien ermittelten Werte dar. Wir sind aus rein praktischen Gründen deshalb so vorgegangen, daß ein KM erst dann als Störfaktor angesehen wurde, wenn in seiner Gegenwart dieser Bereich verlassen wurde. Mit anderen Worten: wenn bei der – in praxi unrealistisch – hohen Konzentration von 20% Volumenanteil des KM der Meßbereich getroffen wurde, ist das KM mit Sicherheit kein relevanter Störfaktor.

Über die chemischen und/oder physikalischen Ursachen der beobachteten Interferenzen, über die unten berichtet wird, wurden keinerlei Untersuchungen durchgeführt.

Enzymbestimmungen

Uns hat die Tatsache sehr überrascht, daß es bei den 12 verschiedenen im Serum untersuchten Enzymen nur in einem einzigen Fall zu einer nennenswerten Interferenz gekommen ist, und zwar bei der Bestimmung der GPT (ALAT) in Gegenwart von Ioxaglat. Die Hemmung der GPT-Aktivität ist eindeutig konzentrationsabhängig: bei 20% KM-Konzentration betrug die Restaktivität nur noch 35% des Sollwerts.

Substrate

Bilirubin

Die Bilirubin-Bestimmung wurde durch Iosimid gestört, wenn die Reaktion mit Reagenz gestartet wurde (Messung am Analysensystem Hitachi 706), nicht jedoch am Zentrifugalanalysator Centrifichem 400, der mit Serumstart arbeitet. Das Ausmaß der Störung ist eindeutig abhängig von der KM-Konzentration (Abb. 1). Keine Störung ergab sich auch, wenn Bilirubin mittels eines anderen chemischen Verfahrens gemessen wurde, nämlich nach Kopplung mit 4-Nitrobenzodiazoniumtetrafluoroborat in saurem Milieu. Dieser Befund zeigt eine weitere charakteristische Eigenschaft von Störfaktoren: sie können durch Methodenwechsel eliminiert werden, ganz im Gegensatz zur Einflußgröße.

Proteinbestimmung

In Abb. 2 ist gezeigt, daß die Serumeiweißbestimmung mit der Biuret-Methode erheblich durch Gadolinium-DTPA, deutlich aber auch durch Ioxaglat gestört wird. Einen relativ geringfügigen Einfluß fanden wir noch durch das Iopamidol. In allen Fällen ergaben sich falsch-niedrige Werte.

Anorganika

Eisen

Alle geprüften KM interferierten in konzentrationsabhängiger Weise mit der Eisenbestimmung, wobei der Effekt von Amidotrizoat am ausgeprägtesten war. Es wurden durchweg niedrigere Werte gemessen, wobei die Abweichungen zwischen 3% (Iopromid) und 55% (Amidotrizoat) bei einer 20%igen KM-Konzentration lagen (Abb. 3). Auffällig ist, daß kein geradliniger Zusammenhang zwischen KM-Konzentration und gefundenem Eisenwert besteht.

Kupfer

Zu erheblichen Störungen kam es durch sämtliche KM bei der Kupferbestimmung. Es wurden durchweg zu niedrige Werte bestimmt. Der stärkste Effekt

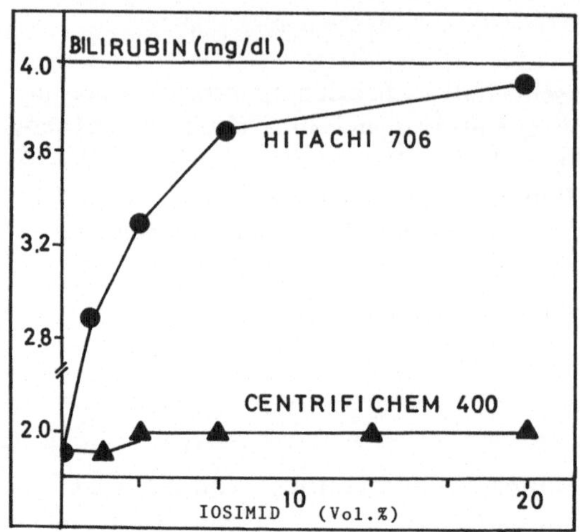

Abb. 1. Iosimid als Störfaktor der Bilirubinbestimmung in Abhängigkeit von der Methode. Zielwert 1,9 mg/dl

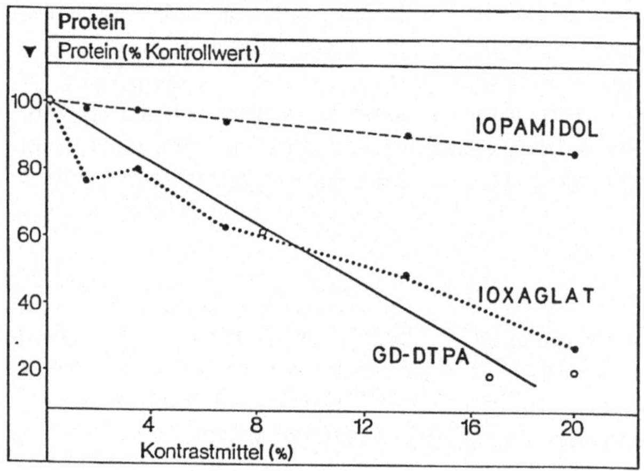

Abb. 2. Einfluß steigender KM-Serumspiegel auf die Serumeiweißbestimmung

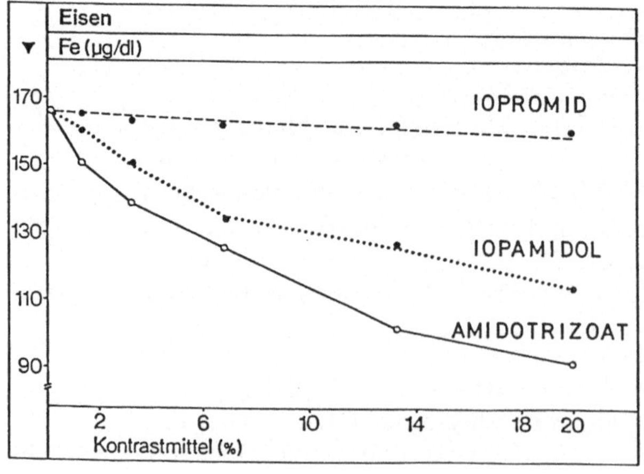

Abb. 3. Einfluß steigender KM-Serumkonzentrationen auf die Serum-Fe-Bestimmung

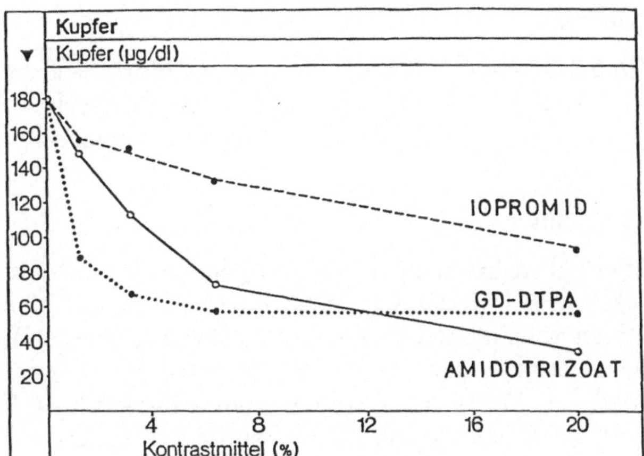

Abb. 4. Einfluß steigender KM-Serumkonzentrationen auf die Serum-Cu-Bestimmung

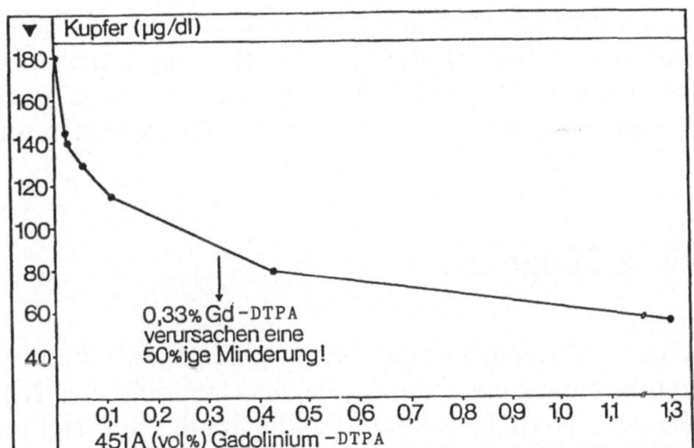

Abb. 5. Prüfung des Gd-DTPA-Einflusses im niedrigen Konzentrationsbereich. Mittelwerte von Doppelbestimmungen. Kontrollogen-LP

wurde wiederum wie beim Eisen durch Amidotrizoat verursacht, von größerer praktischer Bedeutung dürfte aber sein, daß schon geringe Mengen von Gadolinium-DPTA zu erheblichen Fehlbestimmungen führten. Die Konzentrationsabhängigkeit des Störeffekts konnte für einige KM gezeigt werden (Abb. 4). Wie bei der Eisenbestimmung ergibt sich jedoch kein geradliniger Zusammenhang zwischen der Erniedrigung des Meßwerts und der KM-Konzentration. Für Gadolinium-DPTA wurde in einer gesonderten Untersuchung gezeigt, daß schon Spuren dieses KM zu einer erheblichen Reduktion des Kupfermeßwerts führen (Abb. 5).

Chlorid

Eine Störung der mercurimetrischen Chloridbestimmung fand sich durch Gadolinium-DTPA. Eine Verdopplung des Zielwerts wurde bei 8% Volumenkonzentration erreicht, bei 20% betrug die Abweichung mehr als 200% nach oben.

Phosphat

Hier gab es lediglich eine Störung durch das Präparat Ioxaglat. Dieser Störeffekt war bei Messungen im Urin nicht zu beobachten, so daß er matrixbedingt zu sein scheint. Mit Serum als Probe wurde eine starke Trübung des Reaktionsansatzes gefunden, der eine photometrische Auswertung der Farbbildung verhinderte. Da dieser Parameter im Rahmen von KM-Untersuchungen von geringer Relevanz sein dürfte, wurde auf weitergehende Untersuchungen verzichtet.

Kalzium

Die Kalziumbestimmung wurde durch Gadolinium-DTPA gestört: es ergaben sich erniedrigte Meßwerte, die offenbar linear mit der KM-Konzentration korrelieren. Der Effekt ist allerdings nicht sehr ausgeprägt. Erst bei 20% Volumenanteil der KM-Lösung erhält man einen um 30% zu niedrigen Wert.

Schlußfolgerung

Unsere Untersuchungen haben gezeigt, daß die in der Routine üblichen Enzymbestimmungen durch die Anwesenheit von KM praktisch nicht gestört werden. Toxische oder anders bedingte „Soforteffekte“ am Gewebe, die sich oft durch eine Enzymämie manifestieren, kann man somit durch kurzfristige Blutentnahmen nach KM-Gabe korrekt erfassen, ohne daß analytische Störungen zu erwarten sind.

Erhebliche analytische Interferenzen fanden sich bei Parametern, die nach einer KM-Gabe vermutlich erst längerfristig reagieren würden, wie Bilirubin, Protein oder verschiedene Anorganika wie Eisen, Kupfer, Kalzium und Phosphat. Die Bestimmungen dieser Substanzen sind nach unseren Ergebnissen erst zu einem Zeitpunkt sinnvoll, zu dem das KM aus dem Blut schon weitgehend oder sogar vollständig eliminiert worden ist.

Literatur

Young DS, Pestaner LC, Gibberman V (1975) Effects of drugs on clinical laboratory tests. Clin Chem 21:1D–3D

Anaphylaktoide Reaktionen durch Röntgenkontrastmittel

D. VIELUF und J. RING

Unter einer arzneimittelbedingten Unverträglichkeitsreaktion versteht man eine unerwünschte, nicht erwartete Reaktion bei einer klinisch üblichen Dosierung eines Medikamentes. Dabei können unterschiedliche Mechanismen zu klinisch relevanten Unverträglichkeitsreaktionen führen. Entspricht die Symptomatik einer solchen Unverträglichkeitsreaktion dem pharmakologischen Effekt eines Medikamentes, so handelt es sich um eine Intoleranzreaktion, d. h. eine verstärkte individuelle Empfindlichkeit des Patienten im Sinne des erwarteten pharmakologischen bzw. toxischen Effekts. Zeigt sich hingegen eine Überempfindlichkeitsreaktion, die nicht durch die pharmakologische Toxizität des Auslösers zu erklären ist, so kann diese auf einer spezifischen immunologischen Sensibilisierung beruhen (allergische Reaktion) oder nicht-immunologisch ausgelöst sein (pseudo-allergische Reaktion bei Symptomen, die einer allergischen Reaktion weitgehend gleichen) [18, 35, 58, 61, 64, 65, 67–69, 81, 98].

Die wohl dramatischsten klinischen Zustandsbilder werden bei der klassischen *Anaphylaxie* beobachtet. Darunter versteht man eine akute Überempfindlichkeit durch Antikörper (zumeist IgE) mit klinisch eindeutig definierter Symptomatik. Die Symptome der Anaphylaxie umfassen insbesondere die Haut (Juckreiz an Händen und Füßen sowie Ohren, Flush, Urtikaria), den Respirationstrakt (Rhinorrhoe, Niesattacken, Heiserkeit, Glottisödem, Bronchospasmus, Atemstillstand), den Gastrointstinaltrakt (Nausea, Krämpfe, Vomitus, Defäkation) und bevorzugt das Herz-Kreislauf-System (Tachykardie, Hypo-/Hypertonus, Rhythmusstörungen, Schock, Herzstillstand). Entsprechend der Intensität der Symptomatik hat sich eine Einteilung der Schweregrade in 4 Klassen (I–IV) bewährt (Tabelle 1) [61, 67, 69, 71].

Der Begriff *anaphylaktoide* Reaktion beschreibt die klinische Symptomatik einer Unverträglichkeitsreaktion, die der Anaphylaxie gleicht, ohne eine Aussage über den Pathomechanismus zu machen [61, 64, 67, 69].

Folgende Zustandsbilder müssen differentialdiagnostisch von anaphylaktoiden Reaktionen abgegrenzt werden [67, 69]:

- Pharmakologisch-toxische Effekte,
- Krampfanfälle,
- Synkope (kardial, zerebral),
- Lungenembolie,
- Hypoglykämie,

- Hyperventilation,
- vasovagale Reaktion,
- „hysterischer“ Anfall,
- „Anaphylaxis factitia“ (Münchhausen-Syndrom).

Anaphylaktoide Reaktionen nach der Gabe von *Röntgenkontrastmitteln* (RKM) können sich also in unterschiedlicher Intensität und an verschiedenen Organen manifestieren. In der Mehrzahl der Fälle handelt es sich um leichte Reaktionen, die sich als Hauterscheinungen (Flush, Urtikaria, angioneurotisches Ödem), Nausea oder Tachykardie äußern (entsprechend den Schweregraden I und II nach Ring u. Meßmer, Tabelle 1) [67, 69, 71].

Aus der Fülle der pathogenen Eigenschaften, die im Zusammenhang mit Unverträglichkeitsreaktionen diskutiert werden, müssen zunächst toxische Effekte der Röntgenkontrastmittel von Überempfindlichkeitsreaktionen des jeweiligen Patienten abgegrenzt werden. Tabelle 2 zeigt die möglichen toxischen Effekte von intravenös verabreichten Röntgenkontrastmitteln (aus [62]), die bei Anwendung ionischer, hyperosmolarer, monomerer und/oder hochvisköser Präparate im Vergleich zu nichtionischen, isoosmolaren, dimeren und/oder weniger viskösen Röntgenkontrastmitteln häufiger und/oder in stärkerer Ausprägung auftreten können [9, 16, 19, 20, 26, 30, 31, 37, 38, 44, 50, 53–56, 72, 82, 90]. RKM können z. B. direkte Effekte am Herz-Kreislauf-System ausüben, die unter Einsatz niederosmolarer nicht-ionischer RKM geringer ausgeprägt sind (siehe Hellige et al. in diesem Buch) [30, 31]. So sind Herzrhythmusstörungen möglich, insbesondere nach Koronarangiographie [30, 95]. Sie können sich als Sinustachykardie, Bradykardie oder auch als Extrasystolen manifestieren. Eine Erweiterung der peripheren Gefäße nach Kontrastmittelinjek-

Tabelle 1. Schweregradskala zur Klassifizierung anaphylaktischer/anaphylaktoider Reaktionen. (Nach Ring u. Meßmer 1977 [71])

Grad	Haut	Abdomen	Respirationstrakt	Herz-Kreislauf
I	Juckreiz Flush Urtikaria Angioödem	–	–	–
II	Wie I (nicht obligat)	Nausea, Krämpfe	Rhinorrhoe Heiserkeit Dyspnoe	Tachykardie (Δ > 20/min) Hypotension (Δ > 20 mmHg systolisch) Arrhythmie
III	Wie I (nicht obligat)	Erbrechen Defäkation	Larynxödem, Bronchospasmus, Zyanose	Schock
IV	Wie I (nicht obligat)	Wie III (nicht obligat)	Atemstillstand	Kreislaufstillstand

Tabelle 2. Mögliche toxische Effekte von Röntgenkontrastmitteln

Herz-Kreislauf Herzrhythmusstörung (Sinustachykardie, Bradykardie) Verminderung der myokardialen Kontraktilität Periphere Gefäßerweiterung	*Zentralnervensystem* Störung der Blut-Liquor-Schranke Krämpfe Lähmungen Koma
Lunge Pulmonale Hypertension	*Magen-Darm* Paralytischer Ileus Mesenterialvenenthrombose Hepatotoxizität
Niere Urikosurie Proteinurie Abnahme der Nierendurchblutung Oligurie	*Haut* Ulzeration, Nekrosen Jod-Dermatose (bei gestörter Elimination)
Blut Hyperosmolarität Erythrozytenaggregation Enzymhemmung Gerinnungsstörung	

tion kann möglicherweise auch durch Freisetzung vasoaktiver Mediatoren hervorgerufen werden [62].

Aufgrund der klinischen Symptomatik der am häufigsten beobachteten anaphylaktoiden Reaktionen wurde immer wieder die Möglichkeit eines immunologischen Prozesses diskutiert [12–14, 40, 51, 57, 93, 94], allerdings ergaben sich nur wenige Hinweise für die Beteiligung von Immunreaktionen bei der Entwicklung anaphylaktoider Reaktionen. Gegen die Beteiligung immunologischer Reaktionen in der Mehrzahl der Fälle spricht auch die Tatsache, daß bei den meisten Patienten die Unverträglichkeit bereits bei Erstkontakt mit der Substanz auftritt und daß bei erneuter Gabe von Kontrastmitteln lediglich 16–20% der betroffenen Patienten wieder mit Unverträglichkeitserscheinungen reagieren, die in ihrer Intensität zumeist nicht zunehmen [1, 10, 11, 27, 46, 52, 78, 80, 97]. Auch deutet sich aufgrund zahlreicher klinischer Beobachtungen eine relativ klare Dosisabhängigkeit der Unverträglichkeitsreaktionen an. Deshalb konzentrierte sich das Interesse der Untersucher in den letzten Jahren hauptsächlich auf drei Gebiete: Komplementaktivierung, Histaminfreisetzung und Interaktion mit dem Gerinnungssystem [62].

Aus den Ergebnissen verschiedener In-vitro- und In-vivo-Untersuchungen geht eindeutig hervor, daß Röntgenkontrastmittel das *Komplementsystem* aktivieren können. Dabei bleibt der genaue Mechanismus der kontrastmittelinduzierten Komplementaktivierung noch umstritten. Jedoch erfolgt diese mit großer Wahrscheinlichkeit immunkomplexunabhängig über den alternativen Weg der Komplementkaskade [4–6, 29, 33, 43, 45, 66, 83, 87, 89, 91, 92].

Sowohl die älteren ionischen RKM (Diatrizoate, Iothalamate, Iodipamide etc.) als auch neuere nichtionische RKM können *Histamin* freisetzen, jedoch zeigen ionische im Vergleich zu nichtionischen RKM eine signifikant höhere

Histaminfreisetzungsrate [7, 15, 21, 22, 24, 47, 49, 60, 70, 74, 76, 77, 79, 84, 87–89, 96, 99].

Weitere Untersuchungen mit ionischen RKM zeigten, daß der in vivo beobachtete Histaminanstieg im Plasma möglicherweise durch zwei sich addierende Mechanismen bedingt ist:

1. RKM sind direkte Histaminliberatoren, d.h. sie setzen Histamin aus gewaschenen Basophilen ohne Serumkomplementbeteiligung frei.

2. Die durch RKM erfolgende Komplementaktivierung führt zu einer weiteren Steigerung der Histaminfreisetzung aus den Leukozyten derselben Probanden. Dieser additive Effekt war allerdings nur nachweisbar, wenn der alternative Weg der Komplementaktivierung intakt war [37, 62, 70].

Neben der Komplementaktivierung und Histaminfreisetzung wird zunehmend der Einfluß von RKM auf das *Gerinnungssystem* diskutiert [17, 23, 70, 75, 83, 85, 89, 100]. So konnte in vitro nachgewiesen werden, daß nach Inkubation mit RKM die Aggregationsreaktion von Thrombozyten auf Thrombin, Adenosindiphosphat und Adrenalin herabgesetzt ist [17, 23]. Ferner ist eine durch Kontrastmittel induzierte verlängerte Heparinwirkungszeit bekannt [23].

Ein weiterer interessanter Befund zur Erklärung anaphylaktoider Reaktionen durch RKM ist in der RKM-induzierten Serotoninfreisetzung aus Thrombozyten zu sehen [70, 75]. Es handelt sich dabei offensichtlich nicht um eine lytische Reaktion, sondern um eine Sekretion, die temperaturabhängig ist und sehr schnell einsetzt. In-vitro-Untersuchungen ergaben, daß die serotoninfreisetzende Potenz nichtionischer RKM (Metrizamide, Iohexol) deutlich schwächer als die der klassischen Röntgenkontrastmittel Diatrizoate oder Iodipamide ist [75]. Eine weitere Interaktion von RKM mit Bestandteilen des Gerinnungssystems ergab sich aus der Tatsache, daß im Plasma von Patienten nach Infusion mit diesen Substanzen Fibrinspaltprodukte nachweisbar waren [83, 89].

Die *klinische Bedeutung* all dieser unterschiedlichen Befunde ist noch keineswegs geklärt. Die meisten dieser Untersuchungen wurden an gesunden Personen oder Patienten, die eine Kontrastmittelinfusion reaktionslos tolerierten, durchgeführt. Dennoch können diese Erkenntnisse bei einer Erklärung der Pathomechanismen von anaphylaktoiden Reaktionen nach Infusion von RKM helfen. Möglicherweise sind beim einzelnen Patienten die verschiedenen diskutierten Pathomechanismen in ihrer Relevanz unterschiedlich zu werten. So könnten in bestimmten Fällen durchaus Komplementaktivierungen im Vordergrund stehen, während bei anderen Patienten die direkte Mediatorfreisetzung oder eine direkte Aktivierung des Kallikrein-Kinin-Systems [33, 48] den entscheidenden Faktor darstellen könnten. Außerdem sind die zahlreichen verschiedenen möglichen Interaktionen von Gerinnungs-, Komplement- und Kallikrein-Kinin-System zu berücksichtigen [33, 50, 62, 70, 87, 89, 91].

Möglicherweise kommt bei Patienten mit anaphylaktoiden Reaktionen auf RKM der verstärkten Bereitschaft zur Mediatorfreisetzung auf bestimmte Stimuli im Sinne einer gesteigerten „releasability“ mediatorsezernierender Zellen eine besondere Bedeutung zu [74].

Psychosomatische Einflüsse können anaphylaktoide Reaktionen in erheblichem Maße beeinflussen. Dies gilt besonders für pseudo-allergische Reaktionen. Auch für die Pathogenese der Röntgenkontrastmittelunverträglichkeit werden vasovagale Reflexe von verschiedenen Autoren zumindest für einen Teil der Patienten diskutiert [41, 42, 58, 61, 62, 64, 67, 69].

Die Interaktion der Röntgenkontrastmittel mit Endothelzellen ist Gegenstand aktueller Forschungsaktivitäten und sind von B. Hagen in diesem Buch zusammengefaßt.

Die Häufigkeit von Unverträglichkeitsreaktionen nach Anwendung von RKM wird durch verschiedene Faktoren beeinflußt (Tabelle 3) [2, 3, 9, 20, 25, 28, 32, 37, 38, 44, 50, 64, 72, 82, 86]. So ist bei der Anwendung konventioneller ionischer RKM für Megluminsalze im Vergleich zu entsprechenden Na^+-Salzen eine höhere Inzidenz asthmoider und kutaner Nebenwirkungen beschrieben worden [2].

Das Risiko von Nebenwirkungen ist auch von der Art der röntgendiagnostischen Maßnahme abhängig. So wurde u.a. über ein erhöhtes Nebenwirkungsrisiko bei intravenöser DSA (insbesondere bei zentralvenöser Bolusinjektion und pulmonaler Hypertonie) [90] sowie bei i.v.-Cholangiographie (im Vergleich zur i.v.-Urographie) berichtet [3, 25, 62, 86]. Des weiteren wurden

Tabelle 3. Einflüsse auf Art, Schweregrad und Häufigkeit anaphylaktoider Reaktionen durch RKM

RKM-abhängig	Patientenabhängig	Andere Einflüsse
Handelspräparat	Alter	Patientenführung und Erfahrung des Arztes
Ionisch/nichtionisch	Atopische Anamnese	
Konzentration	Frühere anaphylaktoide Reaktionen auf RKM	Jahreszeit
Volumen		Art der röntgendiagnostischen Maßnahme
	Grunderkrankungen:	
Jodgehalt	Z. B. Herz-Kreislauf-Erkrankungen	
Viskosität	(u. a. Herzinsuffizienz, Koronarsklerose,	
Osmolarität	Hypertonus)	
	Niereninsuffizienz	
Lösungsmittel/ Hilfs- und Zusatzstoffe	Hyperthyreose Exsikkose Multimorbidität	
Injektionsgeschwindigkeit	Wechselwirkungen mit anderen Medikamenten	
Injektionsort	Psychische Einflüsse	
Temperatur	Summations-Effekte	

von verschiedenen Autoren die Hyperosmolalität und die hohe Viskosität von RKM als zentrale Ursache für (insbesondere toxische) Nebenwirkungen herausgestellt [7, 26, 72]. Andere Autoren erkennen diese Eigenschaften nicht als wesentliche Ursachen für die Histaminfreisetzung und anaphylaktoiden Reaktionen durch RKM an.

Auch konnte keine wesentliche Histaminfreisetzung nach Inkubation von basophilen Leukozyten oder menschlichen Lungenmastzellen mit anderen hochosmolaren Lösungen (z.B. von Mannitol und NaCl) beobachtet werden [8]. Allerdings könnte es zu einer Potenzierung der primär durch das RKM bedingten Mediatorfreisetzung durch das Lösungsmittel oder andere Hilfs- und Zusatzstoffe kommen, so z.B. durch Wirkungen an den Zellmembranen.

Bei einer Gesamthäufigkeit von Unverträglichkeitsreaktionen auf ionische RKM zwischen 5 und 15% muß mit dem Auftreten tödlicher Zwischenfälle in einer Frequenz von ca. 1:10000 bis 30000 gerechnet werden [62]. Zu berücksichtigen gilt es, daß das Risiko aufgrund der o.g. möglichen Einflüsse z.B. bei unterschiedlichen Grunderkrankungen und in verschiedenen Altersgruppen unterschiedlich zu bewerten sein wird. So ist z.B. das Wiederholungsrisiko einer anamnestisch gesicherten schweren anaphylaktoiden Reaktion nach RKM-Gabe (Schweregrad III–IV nach Ring) mit ca. 30% deutlich erhöht [78].

In über 100 Publikationen ist über die reduzierte klinische Inzidenz von Unverträglichkeitsreaktionen nach Gabe der neueren nichtionischen RKM berichtet worden [9, 16, 19, 20, 30, 34, 37, 38, 44, 55, 56, 59, 65, 82]. Allerdings sind Aussagen bezüglich einer eventuell verminderten Mortalitätsrate bisher nicht endgültig möglich, da die bisherigen Untersuchungszahlen für eine eindeutige statistische Signifikanzberechnung noch zu niedrig sind [82]. Trotz dieser günstigen Tendenzen sind die älteren ionischen RKM weiterhin im täglichen klinischen Gebrauch, da sie bislang weitaus kostengünstiger sind.

Im Vordergrund der Überlegungen bezüglich der Reduktion bzw. Prophylaxe anaphylaktoider Reaktionen durch RKM sollten weitere Anstrengungen stehen, um dem idealen Kontrastmittel, einer absolut inerten Substanz, näherzukommen.

Leider gibt es derzeit kein gesichertes Verfahren, das individuelle Risiko eines Patienten für die Entwicklung einer anaphylaktoiden Reaktion durch RKM exakt zu beurteilen. Insbesondere stehen keine sog. prophetischen Hauttestverfahren und In-vitro-Methoden zur Verfügung.

Allerdings sollte nach anaphylaktoiden Reaktionen nach Gabe von RKM die *allergologische Abklärung* entsprechend den allgemeinen Richtlinien der allergologischen Diagnostik ca. 3 Wochen bis 3 Monate nach der Reaktion durchgeführt werden:

Nach Erhebung einer ausführlichen detaillierten Anamnese (u.a. Handelsname des eingesetzten RKM, Zubereitungs-/Anwendungsform, Inhaltsstoffe einschließlich Wirk- und Hilfsstoffen, Klassifikation und Ermittlung der Umstände der klinischen Reaktion) sollten Hauttestungen (Prick-, Scratch-, Intrakutantestungen (Verdünnungen!), eventuell auch ein offener Epikutantest mit Sofortablesung) durchgeführt werden. Allerdings werden nur bei einem geringen Teil der Überempfindlichkeitsreaktionen auf der Grundlage eines möglichen immunologischen Pathomechanismus diagnostisch weiterführende örtliche Testreaktionen auftreten [36, 39, 57, 66, 93]. Bei allen Formen des Hauttests kann es jedoch durch örtlichen Kontakt mit dem Auslöser einer anaphylaktoiden Reaktion zum Auftreten systemischer, teilweise lebensbedrohlicher Reaktionen kommen. In diesem Sinne sind Hauttestungen als Vorstufe eines Provokationstests aufzufassen und entsprechend zu bewerten.

Für die Hauttestungen sollten geeignete Lösungen bzw. Suspensionen sowie Testkonzentrationen unter Vermeidung toxischer Reaktionen eingesetzt werden. Bei generalisierten Hautreaktionen oder interner Symptomatik im Sinne einer anaphylaktoiden Reaktion in der Vorgeschichte sollte der Patient zur Testung in eine Klinik aufgenommen werden. Bei positiver Reaktion, insbesondere von Originalsubstanzen, sollten Kontrolltestungen an mindestens 10 Personen durchgeführt werden. Sollten dabei vergleichbare Reaktionen bei mehr als 10% der Kontrollpersonen auftreten, so läßt dies an das Vorliegen einer unspezifischen Reaktion denken. Bei Reaktionen auf Arzneizubereitungen ist eine weitere Austestung der einzelnen Inhaltsstoffe (Hilfs- und Zusatzstoffe, z.B. Lösungsmittel des RKM etc.) erforderlich [58, 62, 63, 66, 67, 69]. Bezüglich der In-vitro-Diagnostik kann u.a. ein Basophilen-Histamin-Releasetest im Einzelfall weiterhelfen, insbesondere auch bei nichtionischen RKM.

Die Wertigkeit einer intravenösen Provokationstestung mit einem nichtionischen Ausweichpräparat in sogenannter Notfallbereitschaft unter klinischen Bedingungen ist noch Gegenstand wissenschaftlicher Untersuchungen.

Die Diagnostik anaphylaktoider Reaktionen durch RKM ist schwierig und stellt auch den erfahrenen Allergologen oft vor große Probleme.

Als medikamentöse *Prophylaxe* werden Antihistaminika und Glukokortikosteroide, β-Adrenergika, Psychopharmaka sowie hypnotische Suggestion in unterschiedlichen Schemata empfohlen. Für Risikopatienten empfiehlt sich aus unserer Sicht neben der Gabe von nichtionischen Röntgenkontrastmitteln eine kombinierte i.v.-Gabe von H_1- und H_2-Antagonisten (z.B. 0,03 mg/kg Clemastin plus 5 mg/kg Cimetidin) 5–10 min vor der RKM-Infusion [73].

Beim Auftreten von klinischen Symptomen im Sinne einer anaphylaktoiden Reaktion hat sich das in Abb. 1 dargestellte Schema bewährt, das die Schweregrade der Intensität der Reaktion berücksichtigt. Dabei ist zu betonen, daß sich allein durch die Kenntnis der Möglichkeit solcher Komplikationen oft bereits das Schlimmste verhindern läßt. Bei allen schweren Reaktionen mit massiver Kreislaufbeteiligung muß die klassische Schocktherapie einsetzen: sofortige Wiederherstellung der gestörten Mikrozirkulation, Beseitigung der durch die Sequestrierung von Blutvolumen bedingten Hypovolämie sowie Zufuhr von Sauerstoff. Es versteht sich von selbst, daß bei Herz- und/oder Atemstillstand nur die sofortige sachgemäße Reanimation lebensrettend sein kann. Steht eine Dyspnoe mit Bronchospasmus im Vordergrund der Beschwerden, ist nach den Richtlinien zur Soforttherapie eines akuten Asthmaanfalls (β_2-Mimetika, Theophyllin, Kortikosteroide etc.) zu verfahren. Zusätzlich zu dieser allgemeinen Schocktherapie kommt bei der Behandlung anaphylaktoi-

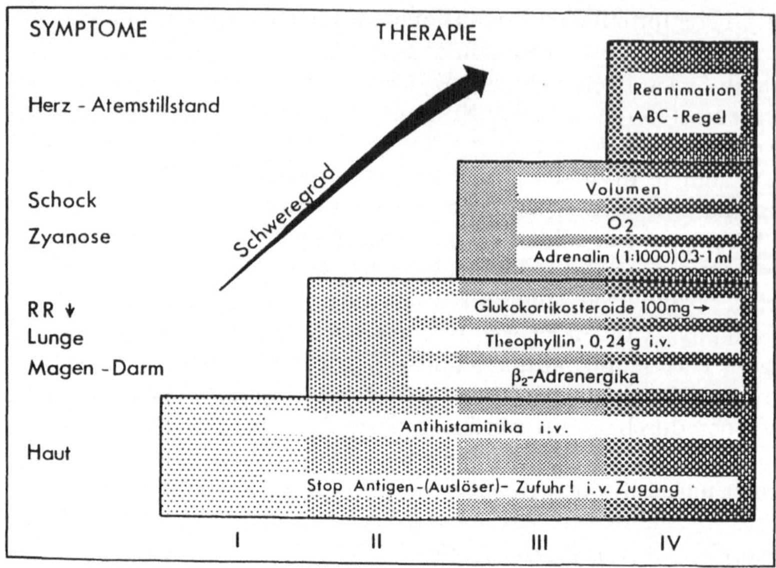

Abb. 1. Sofortmaßnahmen bei anaphylaktischen/anaphylaktoiden Reaktionen unterschiedlichen Schweregrades. (Aus Ring [69])

der Reaktionen das von Ring als AAC-Regel bezeichnete Schema zur Anwendung:

1. Auslösefaktor eliminieren (sofortiges Stoppen der Kontrastmittelinfusion),
2. Adrenalin (1 ml einer Suprarenin-Lösung 1:1000 in einer Elektrolytinfusion bei langsamer Geschwindigkeit unter Pulskontrolle),
3. Kortikosteroide (sofort und hochdosiert, z.B. 1–2 g intravenös).

Steroide benötigen zwar eine gewisse Anlaufzeit bis sie ihre Wirkung entfalten, die klinische Erfahrung jedoch lehrt, daß keineswegs alle anaphylaktoiden Reaktionen nach kurzer Zeit vollständig abklingen. Vor allem anderen müssen die Kenntnis der Komplikationsmöglichkeiten und die sorgfältige Beobachtung des Patienten während der Kontrastmittelinfusion stehen. Außerdem sollte das Risiko bei der Indikationsstellung der röntgendiagnostischen Maßnahmen abgewogen werden [61, 62, 67, 69].

Literatur

1. Ansell G (1970) Adverse reactions to contrast agents. Invest Radiol 5:374–386
2. Ansell G, Tweedie MCK, West CR, Evans P (1982) Risk factors for adverse reactions in intravenous urography. In: Amiel M (ed) Contrast media in radiology. Springer, Berlin Heidelberg New York, pp 7–10

3. Ansell G, Tweedie MCK, West CR, Evans P, Couch L (1980) The current status of reactions to intravenous contrast media. Invest Radiol 15:32–39
4. Arroyave CM, Bhat KN, Crown R (1976) Activation of the alternative pathway of the complement system by radiographic contrast media. J Immunol 117:1866
5. Arroyave CM, Ring J, Fritzler M (1978) Activation of the alternative pathway of complement by radiographic contrast media. In vivo and in vitro studies. In: New Aspects of Contrast Material Toxicity, Berlin.
6. Arroyave CM, Tan EM (1977) Mechanism of complement activation by radiographic contrast media. Clin Exp Immunol 29:89
7. Assem ESK, Bray K, Dawson P (1983) The release of histamine from human basophils by radiological contrast agents. Br J Radiol 56:647–652
8. Banks JR, Kagey-Sobotka A, Lichtenstein LM, Egglestone PA (1986) Spontaneous histamine release after exposure to hyperosmolar solutions. J Allergy Clin Immunol 78:51–57
9. Beyer HK, Kukulies R, Schmitt WGH, Schulze B (1987) Nebeneffekte und Komplikationen nach Röntgenkontrastmittelgabe – Risikoverminderung und Prävention. Röntgenpraxis 40:459–465
10. Bhat KN, Arroyave CM, Crown R (1976) Reaction to radiographic contrast agents: new developments in etiology. Ann Allergy 37:169
11. Bielory L, Kaliner MA (1985) Anaphylactoid reactions to radio contrast materials. In: Sage DJ (ed) Anaphylactoid reactions in anaesthesia. Little Brown, Boston (International Anaesthesiology Clinics 23/3, pp 97–117)
12. Brasch RC, Kay J, Marks S, Nitecki D (1982) Allergy to radiographic contrast media: Accumulated evidence for antibody-mediated human toxicity and a new animal model. In: Amiel M, Moreau JF (eds) Contrast Media in Radiology. Springer, Berlin Heidelberg New York, pp 16–20
13. Brasch RC, Caldwell JL (1976) The allergic theory of radiocontrast agent toxicity. Demonstration of antibody activity in sera of patients suffering major radiocontrast agent reactions. Invest Radiol 11:347
14. Brasch RC, Caldwell JL, Fudenberg HH (1976) Antibodies to radiographic contrast agents. Invest Radiol 11:1–9
15. Brasch RC, Rockoff SD, Kuhn C, Chraplyvy ML (1970) Contrast media as histamine liberators. Invest Radiol 5:510
16. Bryan RN, Centeno RS, Hershkowitz N, Poelstra RJ, Osato MS (1982) Neurotoxicity of Iohexol: A new non ionic contrast medium. Radiology 145:379–382
17. Cogan L, Fareed J, Messmore HL, Moncada R, Balis JU (1977) Interaction of contrast media with human platelets. Fed Proc 36:454
18. Dukor P, Kallos P, Schlumberger HD, West GB (eds) (1980) Pseudo-allergic reactions I. Genetic aspects and anaphylactoid reactions. Karger, Basel
19. Egsgaard H, Horup A, Praestholm J (1983) A controlled clinical trial of iohexol and diatrizoate in aortofemoral angiography. Europ J Radiol 3:14
20. Enge I, Edgren J (1989) Patient safety and adverse events in contrast medium examinations. Nycomed Sci Series No. 1. Excerpta Med Internat Congr Series 816, Amsterdam New York Oxford
21. Ennis M, Lorenz W, Amon EU, Schmal A, Dombrowski H (1988) Histaminfreisetzung und anaphylaktoide Kontrastmittelreaktionen – Tierexperimentelle Studien. In: Eikkenberg HU, Engelmann UH, Köhl UN (eds) Uro-Imaging '88, Schnetztor, Konstanz, S 213–227
22. Ennis M, Lorenz W, Amon EU, Schmal A, Dombrowski H (submitted) Histamine release induced by radiographic contrast media: comparison of the results obtained with in vitro and in vivo canine models. Invest Radiol
23. Fareed J, Messmore HL, Moncada R, Cogan L (1977) Studies on the mechanism of the antithrombin (AT) action of meglumine diatrizoate: Sodium diatrizoate based contrast-media (CM). Fed Proc 36:317
24. Gmeinwieser J, Reimann HJ, Reiser M (1985) Histaminfreisetzung durch nierengängige Röntgenkontrastmittel: Vergleich zwischen Iopamidol und Meglumin-Ioglicinat. Röntgenpraxis 38:396–399

25. Gmeinwieser J, Reiser M, Reimann HJ (1987) Anaphylaktoide Nebenwirkungen nierengängiger Röntgenkontrastmittel. In: Riemann HE, Kollath J, Rienhoff O (eds) Digitale Radiographie. Byk Gulden, Konstanz, S 328–336
26. Grainger RG (1980) Osmolality of intravascular radiological contrast media. Br J Radiol 53:739–746
27. Greenberger PA (1984) Contrast media reactions. J Allergy Clin Immunol 74:600–605
28. Hartmann GW, Hattery RR, Witten DM, Williamson B (1982) Mortality during excretory urography: Mayo Clinic experience. Am J Roentgenol 139:919–922
29. Heidemann M, Jacobson B, Lindholm N (1976) Activation of the complement system by water soluble contrast media. Acta Radiol Diagn 17 Vol. 5
30. Hellige G (1987) Röntgenkontrastmittel in der Angiokardiographie – akute Herz-Kreislauf-Nebenwirkungen konventioneller ionischer und moderner niederosmolarer Präparate. Cor Vas 3:121–130
31. Hellige G, Baller D, Hoeft A, Wolpers HG, Zipfel J (1982) The importance of electrolyte shifts and calcium binding on cardiotoxity of contrast media. In: Amiel M, Moreau JF (eds) Contrast Media in Radiology. Springer, Berlin Heidelberg New York, pp 80–83
32. Herd CM, Robertson AR, Frewin DB, Taylor WB (1988) Adverse reactions during intravenous urography: are these due to histamine release? Br J Radiol 61:5–11
33. Hoffmeister HM, Fuhrer G, Pirschel J, Heller W (1988) Veränderungen des Kallikrein-Kinin- und des Komplement-Systems bei Angiographien mit nicht-ionischen Kontrastmitteln. Klin Wochenschr 66:760–763
34. Holtas S (1984): Iohexol in patients with previous adverse reactions to contrast media. Invest Radiol 19:563–564
35. Kallos P, Kallos L (1980) Histamine and some other mediators of pseudo-allergic reactions. In: Dukor P et al. (eds) Pseudo-allergic reactions: involvement of drugs and chemicals. Karger, Basel
36. Kasemir H, Kerp L, Kornmaier M (1978) Vortestung bei Kontrastmittelanwendung. In: New aspects of contrast material toxicity. Schering, Berlin, Vol I, p 28
37. Katayama H, Kozerka T, Takashima T, Matsuurak, Yamaguchi K (1988) Adverse reactions to contrast media: Ionic CM versus non-ionic CM. The Japanese Committee on Safety of Contrast Media
38. Katayama H, Yamaguchi K, Takashima T, Matsuura K, Kozuka T, Seez P (1989) Adverse reactions to contrast media: Ionic versus non-ionic CM. Japan Comm Safety Contrast Media
39. Kerp L, Kasemir H, Aust C, Zahradnik H, Leu P, Weissleder H (1970) Intrakutane Vortestung und gezielte Prophylaxe der Nebenwirkungen von intravenös angewendeten Röntgenkontrastmitteln. Dtsch Med Wochenschr 35:197
40. Kleinknecht D, Deloux J, Hornberg JC (1974) Acute renale failure after intravenous urography. Detection of antibodies against contrast media. Clin Nephrol 2:116
41. Lalli AF (1974) Urographic contrast media reactions and anxiety. Radiology 112:267
42. Lalli AF (1980) Contrast media reactions: Data analysis and hypothesis. Radiol 134: 1–12
43. Lang JH, Lasser EC, Kolb WP (1976) Activation of serum complement by contrast media. Invest Radiol 11:303–308
44. Lasser EC (1984) Adverse systemic reactions to contrast media. In: Sovak M (ed) Radiocontrast agents. Springer, Berlin Heidelberg New York (Handbook of experimental pharmacology), pp 525–533
45. Lasser EC, Lang JH, Lyon SG, Hamblin AE (1979) Complement and contrast material reactions. J Allergy Clin Immunol 64:105–112
46. Lasser EC, Sovak M, Lang JH (1976) Development of contrast media idiosyncrasy in the dog. Radiology 119:91
47. Lasser EC, Walters AJ, Lang JH (1974) An experimental basis for histamine release in contrast material reactions. Radiology 110:49–59
48. Lasser EC, Lang JH, Lyon SG, Hamblin AE, Howard MM (1981) Prekallikrein–kallikrein conversion rate as a predictor of contrast material catastrophies. Radiol 140:11–15

49. Leite MP, Moraes CR de, Leme JG (1975) In vitro and in vivo release of histamine by contrast media in the rat. Acta Radiol Diagn 16:172–180
50. Liebermann P, Siegle RL, Treadwell G (1986) Radio contrast reactions. Clin Rev Allergy 4:229–245
51. McClennan BL, Periman PO, Rockoff SD (1976) Positive immunological responses to contrast media. Invest Radiol 11:240
52. Miller WL, Doppman JL, Kaplan AP (1975) Renal arteriography following systemic reaction to contrast media. J Allergy Clin Immunol 56:291
53. Moreau JF, Lesavre P, Laca H de, Hennesson U, Fischer AM, Giwerc M (1988) General toxicity of water soluble iodinated contrast media. Invest Radiol 23:75–78
54. Mützel W, Speck U (1983) Tolerance and biochemical pharmacology of iopromide. In: Taenzer V, Zeitler G (eds) Contrast media in urography, angiography and computerized tomography. Thieme, Stuttgart, pp 11–17
55. Nakstad P, Sortland O, Aaserud O, Lundervold A (1982) Cerebral angiography with the non-ionic water soluble contrast medium iohexol and meglumin-Ca-metrizoate. A randomized double blind parallel study in man. Neuroradiology 23:199–202
56. Nyman U, Nilsson P, Westergren A (1982) Pain and hemodynamic effects in aortofemoral angiography. Clinical comparison of iohexol, ioxaglate and metrizamide. Acta Radiol Diagn 23:389
57. Patriarca G, Venuti A, Sohiavino D, Romano A (1978) Specific desensitizing treatment in allergy to iodine-containing contrast media: Observation in one patient. Ann Allergy 40:200–202
58. Przybilla B, Ring J (1987) Pseudo-allergische Arzneimittelreaktionen: Pathophysiologie und Diagnostik. Z Hautkr 62:430–443
59. Rapaport S, Bookstein JJ, Higgins CB, Carey PH, Sovak M, Lasser EC (1982) Experience with metrizamide in patients with previous severe anaphylactoid reactions to ionic contrast agents. Radiology 143:321–325
60. Rice MC, Liebermann P, Siegle RL, Mason J (1983) In vitro histamine release induced by radiocontrast media and various chemical analogs in reactor and control subjects. J Allergy Clin Immunol 72:180–186
61. Ring J (1988) Nicht-immunologische Mechanismen von Arzneimittel-bedingten Unverträglichkeitsreaktionen. Hautarzt 39, Suppl 8:95–98
62. Ring J (1979) Die Problematik der Kontrastmittelüberempfindlichkeit. Dtsch Med Wochenschr 104:517–524
63. Ring J (1982) Allergische und pseudo-allergische Reaktionen durch Stabilisatoren und Zusatzstoffe in Proteinlösungen. Allergologie 5:216–220
64. Ring J (1982) Ätiopathogenese pseudo-allergischer (anaphylaktoider) Reaktionen. Allergologie 4:174–183
65. Ring J (1985) Arzneimittelbedingte Unverträglichkeitsreaktionen. Dt Ärztebl 79:225–227
66. Ring J (1985) Pseudo-allergische Arzneimittelreaktionen: Überlegungen zur Pathophysiologie, Klinik und Diagnostik am Beispiel von Röntgenkontrastmitteln und Lokalanästhetika. Allergologie 8:342–350
67. Ring J (1987) Anaphylaxis and anaphylactoid reactions. In: Baethmann A, Messmer K (eds) Surgical Research: Recent Concepts and Results. Springer, Berlin Heidelberg New York, pp 210–221
68. Ring J (1987) Pseudo-allergische Arzneimittelreaktionen. In: Fuchs E, Schulz KH (eds) Manuale allergologicum. Dustri, München
69. Ring J (1988) Angewandte Allergologie. 2. Aufl. MMV-Vieweg, München
70. Ring J, Arroyave CM, Fritzler MJ, Tan EM (1978) In vitro histamine and serotonin release by radiographic contrast media (RCM). Complement dependent and independent release reaction and changes in ultrastructure of human blood cells. Clin Exp Immunol 32:105–118
71. Ring J, Messmer K (1977) Incidence and severity of anaphylactoid reactions to colloid volume substitutes. Lancet 1:466–468
72. Ring J, Rothenberger KH (1984) Anaphylaktoide Reaktionen nach Infusionen von Röntgenkontrastmitteln. MMW 126:657–661

73. Ring J, Rothenberger KH, Clauss W (1985) Prevention of anaphylactoid reactions after radiographic contrast media infusion by combined histamine H1- and H2-receptor antagonists: Results of a prospective controlled trial. Int Arch Allergy Appl Immunol 78:9–14
74. Ring J, Simon RA, Arroyave CM (1978) Increased in vitro histamine release by radiographic contrast media in patients with history of incompatibility. Clin Exp Immunol 34:302
75. Ring J, Sovak M (1981) Release of serotonin from human platelets in vitro radiographic contrast media. Invest Radiol 16:245
76. Robertson PW, Frewin DB, Robertson AR, Mahar LJ, Jonsson JR (1985) Plasma histamine levels following administration of radiographic contrast media. Br J Radiol 58:1047–1051
77. Rockoff SD, Aker UT (1972) Contrast media as histamine liberators. VI. Arterial plasma histamine and hemodynamic responses following angiocardiography in man with 75% Hypaque. Invest Radiol 7:403
78. Rothenberger KH, Ring J (1979) Das Wiederholungsrisiko von Kontrastmittel-Reaktionen bei der Urographie. Fortschritt Med 97:1429–1432
79. Salem DB, Findlay SR, Isner JM, Konstam MA, Cohen PF (1986) Comparison of histamine release effects of ionic and non-ionic radiographic contrast media. Am J Med 80:382–384
80. Schatz M, Patterson R, O'Rourke Y, Nickelsen J, Northrup C (1975) The administration of radiographic contrast media to patients with a history of a previous reaction. J Allergy Clin Immunol 55:358–366
81. Schlumberger HD (1982) Pseudo-allergische Reaktionen durch Arzneimittel und Chemikalien. Allergologie 5:183–189
82. Schmiedel E (1987) Pharmakodynamik und Verträglichkeit von Röntgenkontrastmitteln. Röntgen-BC 40:1–8
83. Schulze B, Härting G, Blanke D, Witte H, Hauenstein G, Gotthaus G, Meyen CJ (1978) In-vivo- und in-vitro-Versuche zur Wirkung trijodierter Röntgenkontrastmittel auf Gerinnung, Fibrinolyse und Komplementsystem. Drug Res 28:755–764
84. Seidel G, Groppe G, Meyer-Burgdorff C (1974) Contrast media as histamine liberators in man. Agents and Actions 4:143–150
85. Shapiro GA, Loeb PM, Berk RN, Manton J, Elizey B, Reynolds D (1977) Influence of Cholografin and Renografin 76 on platelet function. Radiology 124:641
86. Shehadi WH, Toniolo G (1975) Adverse reactions to contrast media. Am J Roentgenol 124:145–152
87. Siegle RL, Liebermann P (1976) Measurement of histamine, complement components and immune complexes during patient reactions to iodinated contrast material. Invest Radiol 11:98
88. Simon RA, Schatz M, Stevenson DD, Curry N, Yamamoto F, Plow E, Ring J, Arroyave CM (1978) Radiographic contrast media (RCM) infusions. Measurement of mediators and correlation with clinical parameters. J Allergy Clin Immunol 61:145
89. Simon RA, Schatz M, Stevenson DD, Curry N, Yamamoto F, Plow E, Ring J, Arroyave CM (1979) Radiographic contrast media infusions: measurement of histamine, complement and fibrin split products and correlation with clinical parameters. J Allergy Clin Immunol 63:281–288
90. Thompson WM (1983) Pulmonary angiography with Iopamidol and Renographin® 76 in normal and pulmonary hypertensive dogs. Acta Radiol Diagn 24:425–431
91. Till G, Papke-Hesse C, Rother U, Lenhard V, Gemsa D (1977) Activation of serum complement and liberation of leukotactic and anaphylatoxin activity by X-ray contrast media. Ped Proc 36:1264
92. Till G, Rother U, Gemsa D (1978) Activation of complement by radiographic contrast media: generation of chemotactic and anaphylatoxin activities. Int Arch Allergy Appl Immunol 56:543
93. Wakkers-Garritsen BG, Houwerziji J, Nater JP, Wakkers PJM (1976) IgE-mediated adverse reactivity to a radiographic contrast medium. Ann Allergy 36:122–126

94. Walker AC, Carr DH (1986) Reactions to radiographic contrast media: an attempt to detect specific anti-contrast medium antibodies in the sera of reactor patients. Br J Radiol 59:531–536
95. Weikl A, Durst OE, Lang E (1975) Komplikationen der selektiven Koronarangiographie in Abhängigkeit von verwendeten Kontrastmitteln. ROFO 123:218
96. Weiss HD, Jansen O, Schallock J, Schaubschläger WW (1989) Plasmahistaminliberation nach Applikation von nichtionischen Kontrastmitteln. ROFO 150:93–98
97. Witten DM, Hirsch FD, Hartmann GW (1973) Acute reactions to urographic contrast medium. Am J Roentgenol 119:832
98. Wüthrich B (1983) Allergische und pseudo-allergische Reaktionen der Haut durch Arzneimittel und Lebensmitteladditiva. Schweiz Rdsch Med (Praxis) 72:691–699
99. Younger RE, Herrod HG, Liebermann PL, Trouy RL, Crawford LV (1986) Characteristics of diatrizoate-induced basophil histamine release. J Allergy Clin Immunol 77:94–100
100. Zir LM, Carvalho AC, Harthorne JW, Colman RW, Lees RS (1974) Effect of contrast agents on platelet aggregation and ^{14}C-Serotonin release. New Engl J Med 291:134

Zerebrale und spinale Angiographie

A. THRON

Einleitung

Die Einführung der Hirnangiographie in die neuroradiologische Diagnostik geht zurück auf den portugiesischen Neurologen Egas Moniz und auf das Jahr 1927 [16].

Die bis dahin verfügbaren Methoden einer röntgenologischen Darstellbarkeit von Gehirn oder Rückenmark bestanden in der Pneumenzephalographie und Luftmyelographie, beides Verfahren, die von dem amerikanischen Neurochirurgen Walter Dandy 1918 und 1919 inauguriert wurden [2] sowie der Lipiodol-Myelographie, die 1921 von dem französischen Neurologen J. A. Sicard erstmals eingesetzt wurde [22].

In langwierigen Versuchen zunächst mit 70%iger Lösung von Strontiumbromid und später mit 25%iger Lösung von Natriumjodid, das sich in Vorversuchen am Tier als am verträglichsten erwiesen hatte, gelangen Moniz nach vielen Fehlschlägen die ersten brauchbaren zerebralen Arteriogramme.

Die Entwicklung der spinalen Angiographie von einer komplikationsträchtigen Übersichtsangiographie der aortalen Äste hin zu selektiven Darstellungen der potentiell rückenmarkversorgenden Segmentarterien ist in Frankreich, in der Pariser Schule um René Djindjian, und in den USA um Di Chiro und Doppman in den 60er Jahren entstanden [4–6]. In dieser sensiblen Region ist besonders deutlich geworden, daß erst die Kombination von wenig traumatisierender Angiographietechnik mit vaskulär und neural gut verträglichen Kontrastmitteln (KM) eine nebenwirkungsarme Angiographie gewährleistet.

Indikation und Häufigkeit des Verfahrens früher und heute

Die Häufigkeit *zerebraler Angiographien* hat sich in den letzten 15 Jahren nicht wesentlich verändert. Die Einführung der Röntgen-Computertomographie (CT) hat nur zu einem vorübergehenden Rückgang der Zahlen geführt, da sich bald gezeigt hat, daß die beiden Methoden sich ergänzende Informationen liefern, oder aber die Angiographie einen durch andere Methoden nicht zu ersetzenden Indikationsbereich besitzt. Hierzu zählen z. B. alle degenerativen und entzündlichen Gefäßprozesse, Aneurysmen, Gefäßmalformationen und Fisteln, Gefäßanomalien und Venenthrombosen. Auch für die Operationsplanung wurde die zerebrale Angiographie überwiegend als Zusatzinformation angefordert, vielfach auch mit der Frage nach endovaskulären Behandlungsmöglichkeiten.

Indikation zur zerebralen Angiographie:
- Extra- und intrakranielle Gefäßprozesse (degenerativ, entzündlich, embolisch, disseziierend),
- Aneurysmasuche,
- Verdacht auf Gefäßanomalie, Gefäßmalformation und AV-Fistel,
- Venen- und Sinusthrombose,
- Operationsplanung (fakultativ),
- Klärung endovaskulärer Therapiemöglichkeiten bei stark vaskularisierten Tumoren.

Die intraarterielle Blattfilmangiographie mit fakultativer Filmsubtraktion wurde in den 80er Jahren von Angiographietechniken abgelöst, die sich der digitalen Bildsubtraktion (DSA) bedienen. Der Versuch, gleichzeitig auch die Invasivität zu reduzieren und die Hirngefäße über eine intravenöse KM-Applikation darzustellen (i. v.-DSA), hat sich in der Neuroradiologie nicht durchgesetzt und wird nur noch an einigen Stellen zur Darstellung der extrakraniellen Karotisgabel durchgeführt. Gleichzeitig mit dem Fortschritt in der digitalen Bildverarbeitung haben sich interventionelle Techniken weiterentwickelt und mit ihnen auch der Anspruch an die Selektivität diagnostischer Angiographien.

Vor allem aus diesem Grund ist die Angiographiefrequenz in praktisch allen neuroradiologischen Abteilungen in den letzten Jahren ansteigend. Ein weiterer Grund für diesen Anstieg ist nach unserer Erfahrung darin zu sehen, daß Zeitaufwand und Risiko einer diagnostischen zerebralen Angiographie in spezialisierten Abteilungen geringer geworden sind und deshalb Patienten mit unklaren, möglicherweise vaskulär verursachten Krankheitsbildern (z. B. Angiitis, Sinusthrombose, Basilaristhrombose, akuter Hirninfarkt) heute früher und vorbehaltloser einer Angiographie unterzogen werden. Welche Auswirkungen die zunehmende Verbreitung der Magnetresonanztomographie (MRT) mit ihren Möglichkeiten einer Parenchym- und Gefäßdarstellung auf die Frequenz zerebraler Angiographien haben wird, läßt sich gegenwärtig noch nicht sicher einschätzen.

Für die *spinale Angiographie* gilt noch mehr als für die zerebrale, daß sie durch Einführung der DSA-Technik von erheblichen technischen Hindernissen befreit wurde. Trotzdem sind spinale Angiographien im Vergleich mit den diagnostischen zerebralen Angiographien noch immer weit unterrepräsentiert. Vor allem die Zahl operationsbegleitender spinaler Angiographien liegt noch sehr niedrig. Das ist teilweise darauf zurückzuführen, daß die Methode noch immer als riskant gilt. Darüber hinaus ist das Verfahren in Form der selektiven spinalen Angiographie zeitaufwendig und technisch schwierig, wenn eine komplette Darstellung der potentiell rückenmarkversorgenden Gefäße gefordert werden muß. *Indikationen* zur spinalen Angiographie:

- Verdacht auf spinale Gefäßmalformation (AVM, Kavernom),
- Verdacht auf spinale Durafistel,
- präoperativ bei Tumoren von Rückenmark oder Wirbelsäule,
- präoperativ vor Skolioseoperationen.

Es ist zu betonen, daß die spinale Durchblutungsstörung in der Regel keine Indikation darstellt. Der sinnvolle Einsatz des Verfahrens setzt spezielle, nicht überall verfügbare neuroanatomische und neurovaskuläre Kenntnisse voraus [26]. In vielen radiologischen Abteilungen, die ein entsprechendes Krankengut zu versorgen haben, wird bis heute nicht oder kaum spinal angiographiert. Wir haben im eigenen Krankengut seit Verbesserung der spinalen Diagnostik durch Myelographie mit wasserlöslichen, nichtionischen KM und MRT eine Untersuchungsfrequenz für selektive spinale Angiographien von im Durchschnitt 20–30 Patienten pro Jahr. Die Zahl zerebral angiographierter Patienten liegt mehr als 20fach höher.

Applikationsform und Menge des Kontrastmittels

In der spinalen und zerebralen Angiographie wird ein nichtionisches KM intraarteriell appliziert. Die Selektivität der Gefäßsondierung orientiert sich an der Fragestellung. Nur eine gezielte selektive Darstellung unter Berücksichtigung der vaskulären Versorgungsterritorien läßt die Möglichkeiten der Angiographie voll ausschöpfen.

Die nachfolgenden Angaben über injizierte KM-Mengen und -konzentrationen sind lediglich als Anhaltspunkte zu verstehen, da die erforderliche Bildqualität auch von zahlreichen apparativen Faktoren der jeweils verfügbaren Röntgeneinheit abhängt.

Bei der zerebralen Angiographie in DSA-Technik werden bei Injektion in die A. carotis communis 7–8 ml KM in einer Jodkonzentration von 250 mg/ml eingesetzt, bei selektiver Internadarstellung sind 5, bei der Externadarstellung 3–4 ml in einer Konzentration von 200 mg Jod/ml ausreichend. Für den hinteren Hirnkreislauf injizieren wir 4–5 ml KM in einer Konzentration von 250 mg Jod/ml (s. Tabelle 1).

Bei spinalen Gefäßdarstellungen ist ein geeigneter Katheter zu verwenden, der die thorakale oder lumbale Segmentarterie nicht blockiert. Injiziert werden 1–2 ml eines nichtionischen KM, das für die DSA-Technik auf einen Jodgehalt von etwa 200 mg/ml verdünnt ist. Beim Nachweis einer spinalen AV-Malformation oder Fistel mit entsprechend erweiterten Gefäßen und hohem Fluß können bis zu 5 ml KM (selten auch mehr) in gleicher Konzentration pro Injektion eingesetzt werden.

Für die Gefäßdarstellung des ZNS haben sich nichtionische KM seit Anfang der 80er Jahre durchgesetzt und werden nach unserer Kenntnis in allen deutschen neuroradiologischen Abteilungen ausnahmslos angewandt.

Tabelle 1. Zerebrale Angiographie (i.a. DSA)

Injiziertes Gefäß	KM-Menge [ml]	Jodkonzentration [mg/ml]
A. carotis communis	7–8	ca. 250
A. carotis interna	5	200–250
A. carotis externa	3–4	200–250
A. vertebralis	4–5	ca. 250

Untersuchungsspezifische und kontrastmittelbezogene Risiken

Seit Verwendung dieser nichtionischen Kontrastsubstanzen sowie der mit intraarterieller DSA-Technik erforderlichen Konzentrationsminderung haben sich die subjektiven Nebenwirkungen wie Hitzegefühl und Schmerz soweit vermindert, daß die Untersuchung beeinträchtigende Körperbewegungen nicht mehr auftreten. Die Patienten klagen höchstens noch bei superselektiven Injektionen in kleine Äste der A. carotis externa oder andere weichteilversorgende Gefäße über leichten Schmerz. Diese verbesserte subjektive und Allgemeinverträglichkeit ist mittlerweile in zahlreichen Vergleichsstudien belegt [23, 24].

Bezüglich organspezifischer Kontrastmittelnebenwirkungen am Gehirn ist zwischen allgemeinen organspezifischen Reaktionen und den mit der zerebralen Angiographie als Untersuchungstechnik verbundenen Komplikationsmöglichkeiten oft schwer zu trennen [19]. Am wahrscheinlichsten auf vasotoxische und/oder zytotoxische KM-Effekte zurückzuführen sind generalisierte oder fokale Anfälle, das Auftreten eines organischen Pyschosyndroms oder die meist reversiblen amaurotischen Sehstörungen im Sinne einer Rindenblindheit. Vergleichende Studien über die Häufigkeit dieser KM-Nebenwirkungen bei Verwendung ionischer oder nichtionischer Kontrastsubstanzen sind uns nicht bekannt. Wir haben im eigenen Krankengut entsprechende Störungen seit Anwendung nichtionischer KM für die zerebrale Angiographie aber so gut wie nicht mehr beobachtet. Dies dürfte in Übereinstimmung stehen mit dem geringeren endothelschädigenden Effekt dieser Substanzen, was an anderer Stelle dieses Bandes besprochen wird. Fokale neurologische Ausfälle, die im Zusammenhang mit zerebralen Angiographien entstehen, werden in Literaturübersichten mit 0,2–2,4% angegeben [18, 19]. In einer neueren prospektiven Studie haben Earnest et al. [7] bei 1517 konsekutiven zerebralen Angiographien eine Rate an neurologischen Komplikationen von 2,6% ermittelt, davon 0,33% als permanente Ausfälle (0,63% bei zerebrovaskulären Erkrankungen). Die von Skalpe et al. [23, 24] an kleinen randomisierten Vergleichskollektiven gewonnenen Befunde sprechen in Übereinstimmung mit unseren eigenen Erfahrungen dafür, daß die fokal neurologischen Ausfälle ganz überwiegend auf thromboembolische Ereignisse zurückzuführen sind, und sich deshalb kein signifikanter Unterschied zwischen Kollektiven ergibt, die mit ionischem oder nichtionischem KM untersucht werden. Im Zusammenhang mit dem Thromboembolierisiko zerebraler Angiographien sollte die geringere gerinnungshemmende Wirkung nichtionischer Kontrastsubstanzen Beachtung finden [11, 13]. Sie macht möglicherweise einen Zusatz von Heparin zum KM erforderlich, will man das Thromboembolierisiko vor allem bei längerdauernden Eingriffen (z. B. bei endovaskulären Therapiemaßnahmen) nicht erhöhen. Für eine Reduktion des Angiographierisikos spielen neben verbesserten KM aber auch verbesserte Kathetermaterialien und eine durch erfahrene Untersucher optimierte Kathetertechnik eine entscheidende Rolle.

Direkte kontrastmittelbedingte Organschädigungen des Rückenmarks sind bei der beabsichtigten oder unbeabsichtigten Darstellung spinaler Arterien ein ernst zu nehmendes Problem gewesen. Der innere Gefäßdurchmesser der A. spinalis anterior beträgt 0,2–1,0 mm, der einer Sulcusarterie 0,08–0,2 mm [26]. An diesen kleinen rückenmarksversorgenden Gefäßen spielen KM-toxische und endothelschädigende Effekte eine bedeutsame Rolle. KM-Schädigungen des Rückenmarks sind in den 60er und auch noch in den 70er Jahren relativ häufig mitgeteilt worden. Meist handelte es sich um Komplikationen bei abdomineller Aortographie [1, 9], bei Bronchialarteriographie [3, 12] und vor allem im Zusammenhang mit Angiographien der A. vertebralis bzw. des Truncus costo- und thyreocervicalis [3, 8, 10, 14, 21, 25]. Seit der Entwicklung weniger Gefäßwand- und zytotoxischer KM und in Verbindung mit gezielteren Techniken der spinalen Angiographie hat die Zahl entsprechender Fallmitteilungen deutlich abgenommen, so daß schon in den 70er Jahren nur noch von vereinzelten Komplikationen in größeren Untersuchungskollektiven berichtet wurde [5, 17, 27].

Nach tierexperimentellen Untersuchungen und pathologisch-anatomischen Studien [15, 20] stellt die KM-Myelopathie formal den Prototyp einer intramedullären Mikrozirkulationsstörung durch toxische Gefäßwandalterationen, Ödembildung und Mikrothromben in Kapillaren und Venolen dar. Nach elektronenmikroskopischen Befunden steht die vasotoxische Wirkung der KM, vor allem die frühe Läsion der Endothelzellen im Vordergrund [20]. Sie führt zu zentralen hämorrhagischen Nekrosen in der grauen Substanz des Rückenmarks.

Die mit diesen Schädigungen einhergehende teilweise oder vollständige Querschnittslähmung wird nach unserer Erfahrung heute nur noch sehr selten nach absichtlicher oder unabsichtlicher spinaler Angiographie beobachtet. Auch die von Djindjian et al. [5] in den 70er Jahren noch häufiger beobachteten spinalen Reizerscheinungen, z. B. in Form von Myoklonien, sind im eigenen Krankengut von ca. 300 spinal angiographierten Patienten (seit 1980) in keinem einzigen Fall mehr aufgetreten. Gleiches gilt für schwere, insbesondere permanente neurologische Ausfälle. Nach unserer Einschätzung sind entsprechende Fälle auch nur zu befürchten, wenn rückenmarkversorgende Gefäße mit einer erheblich überhöhten KM-Menge überflutet und die Verweildauer des KM, z. B. durch einen Spasmus im sondierten Gefäß oder eine Gefäßverlegung durch den Katheter verlängert ist. Um Komplikationen zu vermeiden, sind somit eine ausgefeilte Angiographietechnik, die Einhaltung der zuvor angegebenen KM-Mengen und -Konzentrationen und die obligate Anwendung nichtionischer, weniger endothel- und neurotoxischer KM Voraussetzung. Gesicherte Zahlen über Art und Häufigkeit neurologischer Komplikationen bei selektiven spinalen Angiographien aus großen Untersuchungskollektiven sind uns nicht bekannt.

Ausblick auf die Weiterentwicklung der Methoden

Die eingangs getroffenen Feststellungen begründen unsere Erwartung, daß auch in den nächsten Jahren mit einer gleichbleibenden Zahl zerebraler und spinaler Gefäßdarstellungen zu rechnen ist. Ein Teil der Angiographien, die heute noch als präoperative Maßnahmen, z. B. bei Hypophysentumoren oder malignen Gliomen durchgeführt werden, kann schon bald durch die MR-Angiographie ersetzbar sein. Ähnliches könnte für die Beurteilung der extrakraniellen Karotisbifurkation gelten, die darüber hinaus durch Ultraschallverfahren gut darstellbar ist. Welchen Stellenwert die MR-Angiographie aber für eine subtilere Gefäßdiagnostik erreichen wird, muß sich noch erweisen. Schließlich hängt die zukünftige Notwendigkeit zerebraler Angiographien auch davon ab, ob sich endovasale Therapieverfahren in noch größerem Umfang durchsetzen werden als bisher. Für die spinale Angiographie, die noch auf lange Zeit nicht durch kernspintomographische Techniken abzulösen sein wird, wäre eine höhere Untersuchungsfrequenz wünschenswert, sie sollte sich jedoch auf spezialisierte Zentren mit ausreichender Erfahrung beschränken.

Literatur

1. Broy H (1971) Die Querschnittslähmung, eine fatale angiographische Komplikation, Kasuistik und Übersicht. ROFO 114,3:353–366
2. Dandy WE (1919) Roentgenography of the brain after the injection of air into the spinal canal. Ann Surg 70:397–403
3. Di Chiro G (1974) Unintentional spinal cord arteriography: a warning. Radiology 112:231–233
4. Di Chiro G, Doppmann J, Ommaya K (1967) Selective arteriography of arteriovenous aneurysms of spinal cord. Radiology 88:1065–1077
5. Djindjian R, Hurth M, Houdart R (1970) L'angiographie de la moelle épinière. Masson, Paris
6. Doppmann J, Di Chiro G, Ommaya K (1969) Selective arteriography of the spinal cord. Green, St. Louis
7. Earnest F, Forbes G, Sandok B, Piepgras D, Faust R, Ilstrup D, Arndt J (1984) Complications of cerebral angiography: Prospective assessment of risk. AJR 142:247–253
8. Ederli A, Sassaroli S, Spaccarelli G (1962) Vertebral angiography as a cause of necrosis of the cervical spinal cord. Br J Radiol 35:261–264
9. Haertel M, Zaunbauer W, Fuchs WA (1975) Neurologische Komplikationen der abdominellen Angiographie. ROFO 123 (1):52–55

10. Howieson J, Megison LC (1968) Complications of vertebral artery catheterization. Radiology 91:1109–1111
11. Hwang MH, En Piao Z, Murdock DK, Messmore HL, Giardina JJ, Scanlon PJ (1990) Risk of thromboembolism during diagnostic and interventional cardiac procedures with nonionic contrast media. Radiology 174:453–457
12. Kardjiev V, Symeonov A, Chankov I (1974) Etiology, pathogenesis, and prevention of spinal cord lesions in selective angiography of the bronchial and intercostal arteries. Radiology 112:81–83
13. Kopko PM, Smith DC, Bull BS (1990) Thrombin generation in nonclottable mixtures of blood and nonionic contrast agents. Radiology 174:459–461
14. Lyon LW (1971) Transfemoral vertebral angiography as a cause of an anterior spinal artery syndrome. J Neurosurg 35:328–330
15. Margolis G, Tarazi AK, Grimson KS (1956) Contrast medium injury to the spinal cord produced by aortography. J Neurosurg 13:261–277
16. Moniz E (1927) L'encéphalographie arterielle, son importance dans la localisation des tumeurs cérébrales. Rev Neurol 2:72–89
17. Moseley IF, Tress BM (1977) Extravasation of contrast medium during spinal angiography: a cause of paraplegia. Neuroradiology 13:55–57
18. Olivecrona H (1977) Complications of cerebral angiography. Neuroradiology 14:175–181
19. Rieger P, Piepgras U (1984) Nebenwirkungen und Komplikationen bei neuroradiologischen Kontrastuntersuchungen. Röntgenpraxis 37:89–98
20. Schneider H, Cervós-Navarro J (1974) Acute gliopathy in spinal cord and brain stem induced by 6-aminonicotinamide. Acta Neuropathol (Berl) 27:11–23
21. Seitz D, Hintze A (1976) Myelomalazie infolge Vertebralis-Angiographie mittels Femoraliskatheter. ROFO 125,1:59–62
22. Sicard JA, Forestier J, Laplane (1923) Radio-diagnostic lipiodolé au cours des compressions radichiennes. Rev Neurol 31:676
23. Skalpe IO, Anke IM (1983) Complications in cerebral angiography: A comparison between the non-ionic contrast medium iohexol and meglumine metrizoate (isopaque cerebral). Neuroradiology 25:157–160
24. Skalpe IO, Lundervold A, Tjorstad K (1980) Complications of cerebral angiography. Comparing metrizamide (amipaque) and meglumine metrizoate (isopaque cerebral), Neuroradiology 19:67–71
25. Takahashi M, Wilson G, Hanafee W (1969) Catheter vertebral angiography: A review of 300 examinations. J Neurosurg 30:722–731
26. Thron A (1988) Vascular anatomy of the spinal cord. Neuroradiological investigations and clinical syndromes. Springer, Wien New York
27. Vogelsang H (1981) Angiographische Untersuchungen von Wirbelsäule, Spinalkanal und Rückenmark. In: Betz E, Huber P, Jacobsen HH, Nadjmi M, Ratzka M, Zulch KJ (Hrsg) Röntgendiagnostik des Zentralnervensystems. Springer, Berlin Heidelberg New York (Handbuch der medizinischen Radiologie, Bd XIV/1B, S 177–267)

Extremitätenangiographie

W. Ostheim-Dzerowycz

Die Entwicklung der Extremitätenangiographie

Die ersten Darstellungen von Extremitätenarterien wurden 1896 von Haschek und Lindenthal [12] an einer amputierten Hand vorgenommen. Über die Darstellung der Beinarterien mit Strontiumbromat am lebenden Menschen wurde 1923 von Berberich und Hirsch [7] berichtet. Ein Jahr später wurde von Brooks [9] erstmals über die intravasale Anwendung von Natriumjodid berichtet. Über die erste translumbale Kontrastmittelgabe zur Darstellung der Becken-Bein-Strombahn berichteten Dos Santos et al. [28].

Im deutschen Sprachraum waren es vor allem Sgalitzer et al. [30], Pässler [24–26], Loose [20, 21] und Wellauer [32], die sich um die technische Entwicklung der Arteriographie Verdienste erworben haben.

In der zweiten Hälfte der 50er Jahre erschienen Arbeiten zur diagnostischen Wertigkeit der Extremitätenangiographie in steigender Zahl: z. B. Lindgren [18], Gottlob [11] und Amplatz [3], die wesentlich zur Verbesserung auch der translumbalen und transfemoralen Techniken beitrugen. Allen [2], Bron [8], Pässler [27] und andere verfeinerten die Erkenntnisse über die Anatomie der unteren Extremitätenarterien. Im angelsächsischen Sprachraum erwarben sich Abrams [1] und im deutschen Sprachraum Wellauer [33] große Verdienste durch die Zusammenstellung der arteriographischen Themen in Handbuchform.

Der Nadelangiographie mit Direktpunktion der A. brachialis oder axillaris/subclavia, zur Darstellung der oberen Extremitäten und der Aorta translumbal sowie der A. femoralis in der Leiste, zur Darstellung der Becken-Bein-Strombahn, waren Grenzen gesetzt. In der 5. Auflage des Lehrbuchs der Röntgendiagnostik von Schinz genügten Lindblom [17] ganze 28 Seiten für die Behandlung der Extremitätenangiographie.

Der große Durchbruch der angiographischen Darstellung begann mit der von Seldinger 1953 [29] begründeten Kathetertechnik. In der Hochrheinklinik Bad Säckingen, bzw. in ihrem Vorgängerinstitut, dem Thermal-Mineralkurbad St. Marienhaus, unternahm Baitsch 1952 erste angiographische Schritte. Berichtet wurde über die Weiterentwicklung der von Loose vorgeschlagenen Techniken [4–6, 19].

Eine Übersicht über die Entwicklung der Arteriographie der Becken-Bein-Strombahn über transfemoralen oder translumbalen Zugang zeigt Abb. 1. Wie die Grafik deutlich macht, verlor die perkutane Nadelangiographie erst Mitte

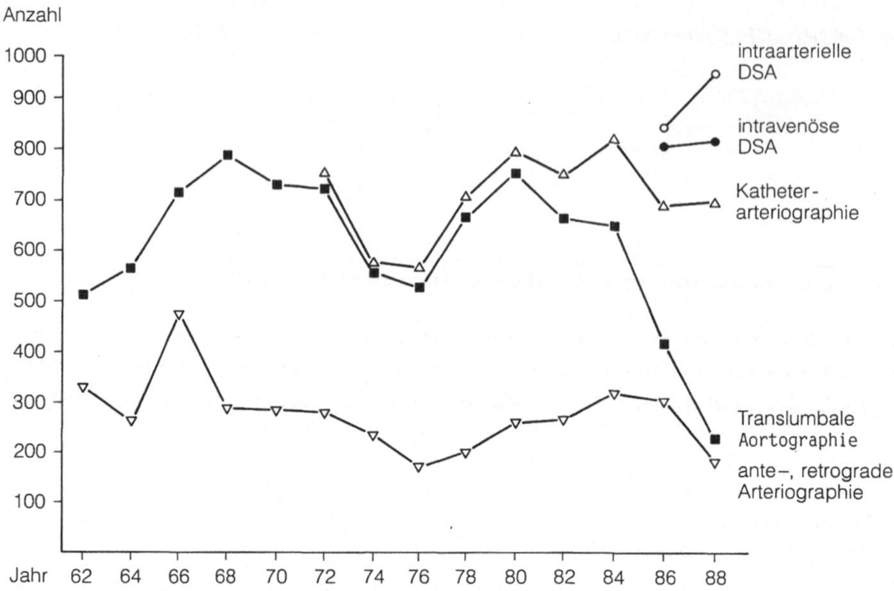

Abb. 1. Technik der Extremitätenarteriographie

der 70er Jahre ihre überragende Bedeutung und wurde von den Kathetertechniken abgelöst. Gleichzeitig ging damit auch eine Ablösung der bisher überwiegend in Kurznarkose durchgeführten Untersuchungen durch die Untersuchungstechnik in Lokalanästhesie einher. Heute werden nur noch die gelegentlich erforderlichen translumbalen Aortographien in einer Kurznarkose durchgeführt. Über Risiken der Narkoseformen berichteten Lester [16], Hügin [13] und Fischer [10].

Nach überwiegendem Wegfallen der Narkoserisiken verblieben noch die von der angewandten Technik abhängigen und die kontrastmittelbedingten Risiken.

Über technische Komplikationen, vor allem die Punktion betreffend, gibt es vor 1953 so gut wie keine gültigen und verbindlichen Statistiken, da bis zur Einführung der Seldinger-Technik m. E. alles noch als individuell unterschiedliches Suchen nach gangbaren Wegen, mit Erfahrungen bei meist nur kleinen Untersuchungszahlen, angesehen werden muß. Nach 1953 werden Komplikationen für die technischen Teile der Untersuchungen in großen Statistiken gesammelt. Es handelt sich dabei um Dissektionen und/oder lokale Thrombosen mit Ischämiefolgen, Hämatombildungen, periphere Embolien und Fistelbildungen sowie Paravasate in einer Häufigkeit von 1,4% [14] bis 4% [15].

Für den translumbalen Zugang wurden tödliche Komplikationen von Lang mit 0,03% angegeben, während McAfee [22] 0,28% angibt. McAfee stellte die Komplikationen aller Techniken in dem Buch „Angiography“ zusammen [23, s. auch 31, 34, 35].

Eigene Untersuchungen

Im eigenen Krankengut betragen die technischen Komplikationen bis 1976 bei ca. 10000 Untersuchungen ca. 5%, ohne daß eine Differenzierung in schwer und leicht vorgenommen wurde. Die technischen Komplikationen bei etwa 13000 diagnostischen Arteriographien seit 1976 sind in Tabelle 1 dargestellt.

Zur Darstellung der Becken-Bein-Strombahn über translumbalen Zugang verwendeten wir 80 ml eines ionischen Kontrastmittels (KM) mit 370 mg/ml Jodgehalt. Weil die Punktion und die KM-Applikation für den Patienten schmerzhaft sind, wurde diese Untersuchung in Kurznarkose (s. oben) durchgeführt. Für die Darstellung der Peripherie über direkte, antegrade Punktion der A. femoralis wurden 20–25 ml einer ionischen KM-Lösung mit 290–370 mg/ml Jod verwendet. Auch diese Untersuchungen wurden bis 1976 häufig in Kurznarkose durchgeführt, da nicht nur die Akzeptanz der schmerzlosen Untersuchung beim Patient höher war, sondern auch die Darstellung der

Tabelle 1. Komplikationen bei ca. 13000 diagnostischen Arteriographien

Komplikationsart	[%]
Letale Komplikationen	–
Arteriovenöse Fisteln	–
Aneurysmata spuria	–
Aktue Occlusionen mit Op-Folge innert 48 h	0,02
Dissektionen und Paravasate ohne Folgen	0,9
Nicht therapiebedürftige lokale Hämatome	4–8[a]

[a] Da etwa 75–80% der Arteriographien ambulant durchgeführt wurden, sind die Angaben mangels inkompletter Information nicht exakt. Sie wurden aus Kontrollen wegen postangiographischer Beschwerden und telefonischer Nachfrage errechnet mit einem Zuschlag von 100%.

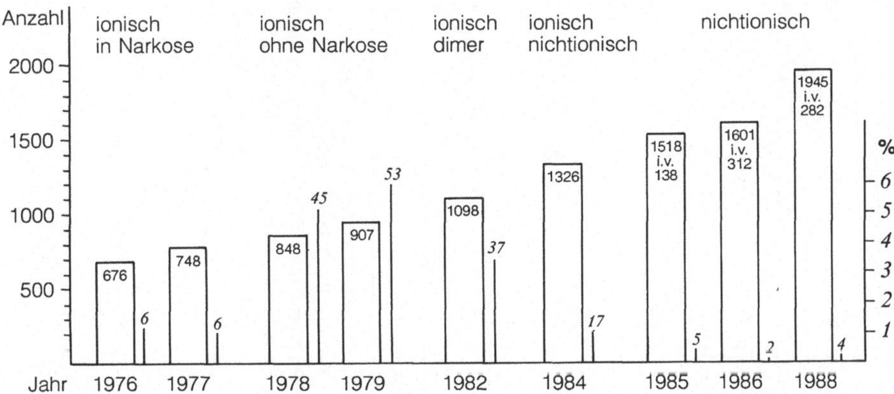

Abb. 2. KM-induzierte Nebenwirkungen in Abhängigkeit von Technik und Substanz. (⊓ Gesamtzahl, ⊥ Nebenwirkungen)

Tabelle 2. Kontrastmittelreaktionen im Wandel der Zeit

Arteriogramme	1978	1979	1982	1984	1985	1986	1988
Insgesamt	848	907	1098	1326	1518	1601	1945
Transvenös					138	312	282
Nichtionisch					1×0	2×+	2×● 2×+
Dimer		1×+ 2×++	2×+ 7×++ 8×+++	3×+ 1×++			
Ionisch	2×● 15×+ 16×++ 6×+++ 6×E	2×● 26×+ 12×++ 4×+++ 6×E	4×+ 9×++ 3×+++ 4×E	1×● 3×+ 2×++ 7×E	1×● 1×++ 2×E		
Insgesamt/%	45=5,3	53=5,8	37=3,4	17=1,3	5=0,3	2=0,1	4=0,2

● Leichteste Reaktion/keine Therapie.
\+ Leichte Reaktion/Kalzium i.v.
++ Mittelschwere Reaktion/Steroide hochdosiert i.v., Kalzium i.v.
+++ Schwere Reaktion/Steroide hochdosiert i.v., Kalzium i.v. Dolantin, Plamasexpander etc.
E Antiasthmatika (Euphyllinpräparate).

peripheren, in der Kurznarkose nicht spastischen Arterien der unteren Extremität bis zum Fuß, in einem hohen Prozentsatz möglich wurde [6].

Seit Einführung der nichtdissoziierenden KM 1984 konnten wir eine fast 10fache Verminderung der KM-induzierten Nebenwirkungen beobachten, im Vergleich zu der Nebenwirkungsrate bei Anwendung ionischer Substanzen ohne Narkose (Abb. 2).

Bei Anwendung ionischer Substanzen in Narkose betrugen die KM-induzierten Nebenwirkungen unter 1%. Bei Anwendung ionischer KM in Lokalanästhesie stieg die Komplikationsrate auf über 5%. In der kurzen Zeitspanne, in der eine ionische und eine dimäre Substanz simultan eingesetzt wurden, sank die KM-induzierte Komplikationsrate auf 3,4%, bei alleiniger Anwendung nichtionischer Substanzen sank sie auf 0,3%–0,1% ab, wobei etwa 15–20% der Untersuchungen mit i. v.-Technik durchgeführt wurden (Tabelle 2).

Zusammenfassung

Heute werden von etwa 2000 Arteriographien pro Jahr 15% in i. v.-DSA-Technik, 30% in Katheter-Technik mit konventioneller Blattfilmdarstellung und 55% als intraarterielle DSA-Untersuchungen durchgeführt.

Die früher zur Darstellung peripherer Unterschenkel- und Fußarterien erforderliche Kurznarkose konnte, durch Anwendung von Feinnadeltechniken mit und ohne Gabe von Tolazolinhydrochlorid, im Sinne einer Pharmakoangiographie, ersetzt werden.

Unseres Erachtens nach läßt sich heute bei guter klinischer und nichtinvasiver Voruntersuchung (Ultraschall-Duplex, farbkodierte Angiodynographie) folgende Vorgangsweise empfehlen:

Bei der arteriographischen Erstuntersuchung sollten nach wie vor konventionelle Angiogramme in Blattfilmtechnik mit nichtionischem KM- und Heparinzusatz erstellt werden. Diese erlauben nicht nur die Erkennung von Gefäßverkalkungen, sondern erlauben vor allem eine exakte angiomorphologische Diagnose der Obstruktionen, im besonderen das Vorhandensein peripherer Embolien. Natürlich ist bei Abwägung von Risikofaktoren oder pathologisch-anatomischer Gegebenheiten, die einen Katheterismus vermutlich erschweren oder die Applikation von reduzierten KM-Mengen empfehlenswert machen, die individuelle Entscheidung über die Darstellungstechnik (i. v.- oder intraarterielle DSA) jederzeit möglich. Verlaufskontrollen können überwiegend als i. v.- oder intraarterielle DSA geplant werden, sofern die nichtinvasiven Methoden keine ausreichende Beurteilung für das weitere Vorgehen, speziell den Einsatz interventionell radiologischer Techniken erlauben.

Literatur

1. Abrams HL (1971) Angiography, 2nd edn. Little Brown, Boston
2. Allen EV, Barker NW, Hines EA (1962) Peripheral vascular diseases , 3rd edn. Saunders, Philadelphia
3. Amplatz K (1963) Translumbar catheterization of the abdominal aorta. Radiology 81:927
4. Baitsch R (1955) Die Technik der Serienarteriographie. Chirurg 26:286–287
5. Baitsch R (1961) Über den Wert der Serienarteriographie zur Früherkennung und für die Prognose arterieller Durchblutungsstörungen. Internist 12:695–703
6. Baitsch R (1965) Leistungsbreite der Aorta-Arteriographie. In: Loose KE (Hrsg) Angiographie. Thieme, Stuttgart, S 46–48
7. Berberich J, Hirsch S (1923) Die röntgenologische Darstellung der Arterien und Venen am lebenden Menschen. Klin Wochenschr 2:2226
8. Bron KM (1971) Femoral arteriography. In: Abrams HL (ed) Angiography. Little Brown, Boston, pp 1221–1250
9. Brooks B (1924) Intraarterial injection of sodium iodid. J.A.M.A. 82:1016
10. Fischer HG (1965) Anästhesie in der Angiographie. In: Loose KE (Hrsg) Angiographie. Thieme, Stuttgart, S 32–37
11. Gottlob R (1956) Angiographie und Klinik. Wien, Maudrich
12. Haschek E, Lindenthal OT (1896) Ein Beitrag zur praktischen Verwertung der Fotographie nach Röntgen. Wien Klin Wochenschr 9:63
13. Hügin W (1964) Anästhesie für Angiocardiographie. Anästhesist 1:19
14. Lang EK (1963) Complications of retrograde percutaneous arteriography. J Urol 90:604
15. Lang EK (1963) A survey of complications of percutaneous retrograde arteriography: Seldinger technique. Radiology 81:257
16. Lester ER (1961) Anaesthetic technique and problems. Proc R Soc Med 54:469–472
17. Lindblom A (1951) Angiographie. In: Schinz HR, Baensch WE, Friedl E, Uehlinger E (Hrsg) Lehrbuch der Röntgendiagnostik, Bd II. Thieme, Stuttgart, S 1800–1828
18. Lindgren E (1953) Technique of abdominal aortography. Acta Radiol (Stockh) 39:205
19. Loose KE (1951) Die Aortographie in der Diagnostik peripherer Gefäßleiden. Chirurgie 22:394
20. Loose, KE (1953) Die Bedeutung der Serienaortographie für die Gefäßdiagnostik des Beckens und der Nieren. Radiol Clin (Basel) 23:325
21. Loose KE (1957) Aortographische Diagnostik, Indikation und Ergebnis. 74. Tg Dtsch Ges Chir München. Langenbecks Arch Klin Chir 287:311–319
22. McAfee JG (1957) A survey of complications of abdominal aortography. Radiology 68:825
23. McAfee JG (1971) Complications of abdominal aortography and arteriography. In: Abrams HL (ed) Angiography. Little Brown, Boston, pp 717–728
24. Pässler HW (1952) Die Angiographie zur Erkennung, Behandlung und Begutachtung peripherer Durchblutungsstörungen. Thieme, Stuttgart
25. Pässler HW (1957) Unsere Technik der automatischen Serienaortographie. Röntgenblätter 10:73
26. Pässler HW (1958) Begutachtung peripherer Durchblutungsstörungen. Thieme, Stuttgart
27. Pässler HW (1963) Verlauf der Stammarterien im Bereich des Kniegelenkes und des Fußgelenkes. Röntgenblätter 16:177
28. dos Santos R, Lamas AC, Pereira-Caldas J (1929) L'arteriographie des membres de l'aorte et des ses branches abdominales. Bull Mem Soc Natl Chir (Paris) 55:587
29. Seldinger SI (1953) Catheter replacement of the needle in percutaneous arteriography: a new technique. Acta Radiol (Stockh) 39:368
30. Sgalitzer M, Demel R, Kollert V, Ranzenhofer H (1930) Darstellung und Behandlung der Erkrankungen peripherer Arterien. Wien Klin Wochenschr 2:833

31. Vogel H (1986) Risiken der Röntgendiagnostik. Urban & Schwarzenberg, München
32. Wellauer J (1957) Arteriographie der Extremitäten. In: Schinz HR, Glauner R, Uehlin FE (Hrsg) Lehrbuch d Röntgendiagnostik, Thieme, Stuttgart, S 210–240
33. Wellauer J (1965) Arteriographie. In: Schinz HR, Baensch WE, Frommhold W, Glauner R, Uehlinger E, Wellauer J (Hrsg) Lehrbuch der Röntgendiagnostik, Bd 1, Thieme, Stuttgart, S 295–318
34. Zeitler E (1970) Die Gefäßthrombosen nach Katheterangiographie. Häufigkeit, Ursachen, Erkennung, Verhütung, Therapie. Huber, Bern
35. Zeitler E (1974) Aortographie. In: Heberer G, Rau G, Schoop W (Hrsg) Angiologie. Thieme, Stuttgart, S 243–298

Kontrastmittelbedingte Nebenwirkungen und Komplikationen der Urographie

V. Taenzer

Erstautoren der Methode

Die Röntgendiagnostik des Urogenitaltrakts begann mit der von Voelker und Lichtenberg 1905 [25] entwickelten und propagierten retrograden Pyelographie, die trotz erheblicher Nebenwirkungen lange Jahre der Urologie wertvollste Dienste leistete.

1923 wurde über die röntgenologische Darstellung der ableitenden Harnwege nach Behandlung mit den in hohen Dosen toxischen Jodsalzen berichtet [19].

Die Phase der i.v.-Ausscheidungsurographie als Routinemethode in der urologischen Röntgendiagnostik beginnt 1929. Binz und Räth [3] synthetisierten am Chemischen Institut der Landwirtschaftlichen Hochschule Berlin Pyridinverbindungen und fanden, daß die Oxipyridine (Pyridone) durch die Einführung des toxischen Elementes Jod gut verträglich wurden. Diese ursprünglich zur Behandlung infektiöser Nutztiererkrankungen gedachte Substanz wurde unter dem Namen Selektan von Lichtwitz und Swick, aufgrund ihrer guten Verträglichkeit und selektiven Elimination über die Nieren, als röntgenologisches Kontrastmittel (KM) zur Sichtbarmachung der Nieren entdeckt. Ein Pyridonderivat, das von Lichtenberg Uroselectan genannt wurde, stellte sich bei einer Prüfung an 400 Patienten in der urologischen Abteilung des St. Hedwig-Krankenhauses in Berlin als noch verträglicher heraus [17]. Durch die Entdeckung der gut verträglichen trijodierten Diatrizoate 1954 (Urografin, Renografin) fand die Entwicklung der nierengängigen Röntgenkontrastmittel (RKM) einen ersten Höhepunkt und vorläufigen Abschluß. Damit war die Voraussetzung zur Optimierung des urographischen Untersuchungsverfahrens durch Applikation höherer KM-Dosen erfüllt, die Entwicklung der High dosage und Infusionsurographie [21] ermöglichte eine verbesserte Darstellung des Nierenparenchyms und der ableitenden Harnwege.

Bedeutung und Indikationen des Verfahrens heute

Die retrograde Pyelographie hat, wie auch einige andere konventionelle röntgendiagnostische Untersuchungsmethoden mit KM, heute nur noch in Einzelfällen eine Bedeutung bei speziellen diagnostischen Problemen. Im Gegensatz dazu ist der Wert der Ausscheidungsurographie, von einigen Ausnahmen abgesehen, weitgehend erhalten geblieben.

Die Ultraschalldiagnostik steht heute als Screeningmethode am Beginn der Diagnostik von Nieren und ableitenden Harnwegen. Die traditionell hohe Treffsicherheit der Ausscheidungsurographie hat jedoch dazu geführt, daß dieses Verfahren weiterhin als Standard- und Referenzmethode eine große Bedeutung hat. Diagnostisch fragliche Befunde bei einer Ultraschalluntersuchung machen vielfach weiterführende Diagnostik mittels klassischer i.v.-Urographie erforderlich. Die Sonographie wird, im Hinblick auf ihre breite Verfügbarkeit, oft auch von nicht-optimal weitergebildeten Ärzten unterschiedlichster Disziplinen eingesetzt, die zweifelhaften Ergebnisse sind dann relativ häufig durch die Ausscheidungsurographie zu korrigieren.

Im Anschluß an eine Computertomographie (CT) der Nieren mit gleichzeitiger KM-Applikation, ebenso vereinzelt auch nach der Nierenangiographie, kann eine anschließende urographische Übersichtsaufnahme bezüglich der Nierenbeckenkelchsysteme und der ableitenden Harnwege weiterführende diagnostische Informationen liefern.

Indikationen zur Ausscheidungsurographie in Kombination mit der Nephrotomographie sind heute unverändert morphologische und funktionelle Aussagen über das Nierenparenchym und die ableitenden Harnwege. Weitere Indikationen stellen die Differenzierung von Mißbildungen sowie die Sichtbarmachung der Folgen einer Pyelonephritis dar. Die Erkennung einer Harnstauung erfolgt heute durch die Ultraschalluntersuchung. Dagegen ist zur Diagnostik der Ursache und genauen Lokalisation einer Harnstauung der Einsatz der Ausscheidungsurographie in vielen Fällen auch heute unverzichtbar. Dies gilt besonders für Patienten mit Konkrementen in den ableitenden Harnwegen, die temporär keine Harnstauung verursachen.

Bei der Diagnostik raumfordernder Prozesse wird die Urographie heute nicht mehr eingesetzt. Sonographie, CT und Magnetresonanztomographie (MRT) sind die Verfahren der Wahl.

Häufigkeit der Urographie früher und im Gegensatz dazu unter dem Einfluß neuer bildgebender Systeme heute

Da die Indikation für eine Ausscheidungsurographie durch die Einführung neuer bildgebender Verfahren nicht mehr so häufig wie früher gegeben ist, wird die Ausscheidungsurographie weniger häufig eingesetzt. Einen erheblichen Einfluß hat in diesem Zusammenhang die Verdrängung der Urographie als Erstuntersuchung durch die Sonographie bzw. das Screeningverfahren. Daraus resultiert in den letzten 2 Dekaden ein allmählich kontinuierlicher Rückgang der urographischen Frequenz, die im klinischen Bereich derzeit nur noch ca. 25% der Ausgangssituation beträgt. Als Beispiel wird der Rückgang der Untersuchungsfrequenz in einem Schwerpunktkrankenhaus Berlins mit 900 Betten (Krankenhaus Moabit) angeführt. Obwohl die abteilungsmäßige

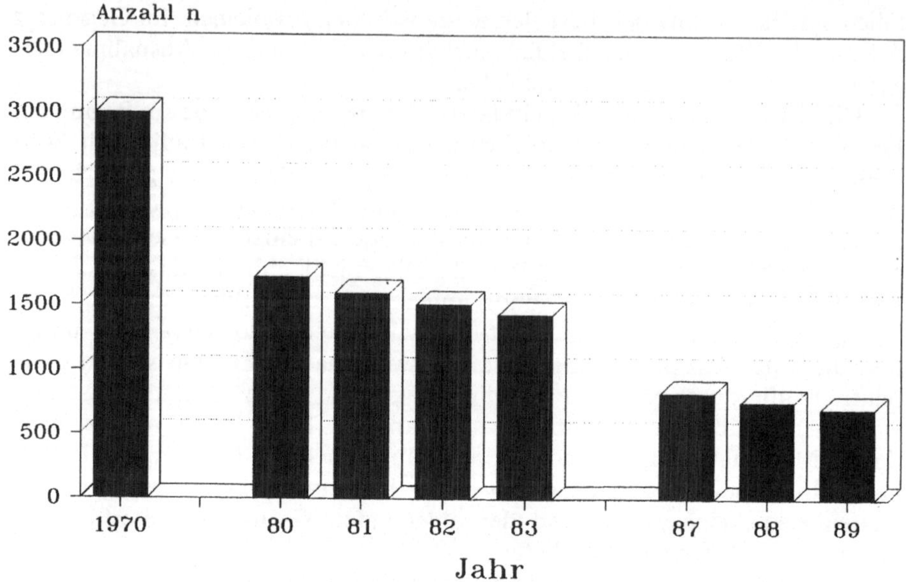

Abb. 1. Anzahl von Ausscheidungsurographien im Krankenhaus Moabit, Berlin

Strukturierung der Klinik (u.a. 4 Innere Abteilungen, 2 Chirurgische Abteilungen, Urologie und Gynäkologische Abteilung) sich nicht verändert hat, ist es zu einem massiven Rückgang der Ausscheidungsurographie gekommen (s. Abb. 1).

1970 lag die Anzahl der durchgeführten Urographien mit fast 3000 Untersuchungen sehr hoch. Sie reduzierte sich innerhalb eines Jahrzehnts auf knapp die Hälfte. Der Rückgang setzte sich innerhalb der letzten Dekade in gleichem Umfang fort, so daß derzeit nur noch ein Viertel der ursprünglichen Untersuchungen durchgeführt wird. Auf diesem Niveau scheint allerdings eine Stabilisierung des Leistungsumfangs bei der Ausscheidungsurographie einzutreten.

Die Einflüsse von Kostenfaktoren, neuen bildgebenden Techniken und Risiko-Vorteil-Abwägungen bei diagnostischen Verfahren haben auch anderenorts einen erheblichen Einfluß auf die Diagnostik des Urogenitaltrakts. Für die röntgendiagnostischen Abteilungen der Mayo Clinic sowie der Universität von Missouri wird für einen Zeitraum von 15 Jahren (1970–1985) ein Rückgang von schätzungsweise 50% der Untersuchungsfrequenz angegeben [9]. Diese Autoren geben als Ursache für den Rückgang der Urographie, über die bereits oben angeführten Veränderungen hinausgehend, auch die Furcht vor KM-induziertem Nierenversagen an, ferner die geringere Häufigkeit von Wiederholungsuntersuchungen im Hinblick auf verbesserte Qualität der i.v.-Urographie in der radiologischen Praxis und zusätzlich den früher zu großzügigen Einsatz der Urographie bei Patienten mit Hämaturie, Prostataerkrankungen und anamnestischen Harnwegsinfektionen.

Applikationsform und Menge des Kontrastmittels

Bei der Applikationsform des KM im Rahmen der Ausscheidungsurographie stehen heute die i. v.-Bolusinjektion und die i. v.-KM-Infusion gleichberechtigt nebeneinander. Hinsichtlich der Verträglichkeit bei beiden Applikationsformen gibt es unterschiedliche Auffassungen. Bei der Mehrzahl der Autoren herrscht die Auffassung vor, daß die protrahierte KM-Applikation im Rahmen der Infusionstechnik mit einer geringeren applizierten KM-Dosis pro Zeiteinheit zu einer Reduzierung der Nebenwirkungen führt. Andererseits gibt es Berichte, die belegen, daß infolge geringerer Histaminausschüttungen im Lungenfilter die Nebenwirkungsfrequenz bei der Bolusinjektion vergleichsweise geringer ist.

Da für die Ausscheidungsurographie im europäischen Raum ohnehin überwiegend die exzellent verträglichen nichtionischen Substanzen Anwendung finden, ist der Streit bezüglich Applikationsform und Nebenwirkungsfrequenz nicht mehr relevant. Dagegen beeinflußt die Höhe der KM-Dosis die Applikationsform. Bei KM-Dosen zur Urographie, die 50 ml überschreiten, ist die Infusionstechnik vorzuziehen.

Die Frage des Dosisoptimums unterliegt teilweise gegenläufigen Einflußnahmen durch die Faktoren „urographische Darstellungsqualität", „KM-Verträglichkeit, allgemein und organbezogen" sowie „Kosten-Nutzen-Analysen".

Die urographische Bildqualität hängt von zwei Faktoren ab. Erstens korreliert die mit dem Urin ausgeschiedene KM-Menge direkt mit der applizierten Dosis. Zweitens hängt sie von der KM-Konzentration im Urin ab, d. h. dem gebildeten Harnvolumen, das seinerseits vom Hydratationszustand des Patienten beeinflußt wird und von der KM-Wahl (nichtionisch – ionisch).

Die Infusionsurographie mit der standardisierten Applikation sehr hoher KM-Dosen ist heute, insbesondere nachdem in den USA über KM-induziertes Nierenversagen nach hohen Dosen berichtet wurde, weitgehend verlassen.

Bei der Anwendung ionischer konventioneller Urographika wird von vielen Autoren die körpergewichtsbezogene Dosis von 1 ml KM/kg Körpergewicht als Dosisoptimum bezeichnet [1, 6, 8, 22]. Diese Empfehlung beruht auf experimentellen Ergebnissen und auf der Überzeugung, daß höhere Dosen nicht erforderlich sind und die Rate KM-induzierter Nebenwirkungen gering gehalten werden kann [13].

Die nichtionischen KM besitzen eine um ein Drittel bis zur Hälfte reduzierte Osmolalität im Vergleich mit den konventionellen RKM. Dadurch bedingt ist die osmotische Diurese vermindert, es resultiert eine höhere Jodkonzentration im Urin. Theoretisch könnte dieser Effekt zu einer guten urographischen Abbildungsqualität mit geringeren KM-Dosen führen bzw. zu einer aus Gründen der Verträglichkeit und Ökonomie gewünschten Verminderung der KM-Dosis. Niedrige Dosierungen nichtionischer KM haben jedoch bezüglich der Abbildungsqualität keine Vorteile im Vergleich mit den ionischen Substanzen. Dies beruht darauf, daß sie keinen relevanten diuretischen Effekt besitzen und bei hoher KM-Konzentration im Urin nur eine inkomplette Füllung der ableitenden Harnwege aufgrund zu geringer Urinvolumina eintritt. Dagegen resultiert eine gute urographische Darstellung mit höheren Dosen nichtionischer Substanzen infolge hoher Jodkonzentration im Urin und ausreichender Urinvolumina [7, 16, 18].

Dominik et al. untersuchten den Einfluß der KM-Dosis auf die Darstellungsqualität unter Verwendung des nichtionischen KM Iopromid (Ultravist). Bei einem Jodgehalt von 300 mg/ml wurden 4 unterschiedliche Dosierungen – 0,75, 1,0, 1,5 und 2,0 ml/kg Körpergewicht – in einer randomisierten Doppelblindstudie appliziert. Diese 4 Dosisgruppen führten zu signifikant unterschiedlichen Darstellungsqualitäten (Tabelle 1). Mit in 76,7% guten Darstellungsqualitäten des Harntrakts wurden nach der Applikation von 1,5 ml Ultravist 300/kg Körpergewicht die besten Ergebnisse erzielt. Bei einer Dosis von 1 ml KM/kg Körpergewicht fanden sich dagegen nur 42% gute Darstellungsqualitäten. Ausreichende und schlechte Darstellungsqualitäten wurden am häufigsten mit der kleinsten applizierten Dosis von 0,75 ml/kg festgestellt.

Aus dieser Untersuchung geht hervor, daß bei der Verwendung nichtionischer Substanzen die Applikation einer Dosis von 1,5 ml/kg Körpergewicht ein Dosisoptimum bezüglich der urographischen Abbildungsqualität darstellt. Die hohen Kosten der nichtionischen KM führen dazu, daß die überwiegende Anzahl der Anwender aus Kostenersparnisgründen einen Kompromiß eingeht und analog der Anwendung der ionischen Substanzen lediglich eine Dosis von 1 ml/kg Körpergewicht bei einem Jodgehalt von 300 mg/ml als ausreichende Dosis verwendet.

Die Praktikabilität der Applikation exakt auf das Körpergewicht bezogener urographischer KM-Dosen wird den klinischen Bedürfnissen nicht gerecht. Es ist deshalb empfehlenswert, aus der Palette der von der Industrie angebotenen KM-Volumina (50 ml, 75 ml, 100 ml) die Dosierung zu wählen, die dem Körpergewicht des zu untersuchenden Patienten am nächsten liegt. Im Hinblick auf die Tatsache, daß die empfohlene Dosis von 1 ml/kg Körpergewicht aus den oben angeführten Gründen unterhalb des Dosisoptimums liegt,

Tabelle 1. Beurteilung der urographischen Qualität der Urogramme im Verhältnis zur injizierten Kontrastmittelmenge. (Nach Taenzer et al. 1983 [23])

Wertung[a]	225 mg Jod/ kg KG *n* [%]	300 mg Jod/ kg KG *n* [%]	450 mg Jod/ kg KG *n* [%]	600 mg Jod/ kg KG *n* [%]
Gut	8 (26,7)	12 (42,9)	23 (76,7)	22 (75,8)
Befriedigend	16 (53,3)	13 (46,4)	5 (16,7)	7 (24,1)
Ausreichend	6 (20,0)	3 (10,7)	2 (6,7)	–
Ungenügend	–	–	–	–
	30	28	30	29

[a] χ^2-Analyse von 117 Patienten.

ist für Patienten, deren Gewicht zwischen 50 und 75 bzw. 75 und 100 kg liegt, die Orientierung an der nächst höheren Dosis empfehlenswert (z. B. sind bei einem Gewicht von 67 kg 75 ml KM zu injizieren).

Stellungnahme zur Verwendung ionischer oder nichtionischer Kontrastmittel

Die Einführung der ersten nichtionischen KM der sog. zweiten Generation, die injektionsfertig lösungsstabil angeboten wurden, führte im europäischen Raum sehr frühzeitig seit ca. 1982 zu ihrem Einsatz auch in der Ausscheidungsurographie. Frühe doppelblinde Vergleichsstudien zwischen ionischen und nichtionischen Substanzen [23] hatten auch anhand zunächst noch kleiner Kollektive ergeben, daß die Vorteile der nichtionischen Substanzen im Rahmen der Ausscheidungsurographie in einer Optimierung der Darstellungsqualität bei gleichzeitiger Reduzierung der allgemeinen Nebenwirkungen lagen. Im Hinblick auf die höheren Kosten der nichtionischen Uroangiographika, die 3–4mal so hoch wie die der konventionellen Substanzen sind, erfolgt der Einsatz zunächst bei ausgewählten Risikopatienten. Als solche gelten Patienten mit hämodynamischer Instabilität oder Herzinsuffizienz, mit hohem Alter, Niereninsuffizienz, insbesondere kombiniert mit Diabetes mellitus, kleine Kinder, besonders ängstliche Patienten sowie Patienten mit schwerer allergischer Diathese oder Asthma und vorausgegangenen Überempfindlichkeitsreaktionen bei einer KM-Applikation. Die Furcht vor dem Auftreten eines ernsten KM-Zwischenfalls, evtl. auch mit dem Risiko eines tödlichen Ausgangs, hat dazu geführt, daß unter dem Einfluß legaler Aspekte in der freien Praxis für die Ausscheidungsurographie ausschließlich nichtionische KM Verwendung finden. Der bessere Zugang zu intensivmedizinischen Betreuungsmöglichkeiten hat im stationären Bereich diese Entwicklung verzögert.

In den beiden letzten Jahren haben die nichtionischen Substanzen die konventionellen KM im Hinblick auf den höheren Komfort und die höhere Sicherheit fast vollständig verdrängt. Nur vereinzelt werden sie im klinischen Bereich aus Sparsamkeitsgründen noch bei Patienten ohne die erwähnten speziellen Risiken eingesetzt.

Eine dem europäischen Raum analoge Entwicklung hat sich seit der Einführung der nichtionischen KM seit 1986 in Japan ergeben.

Im Gegensatz zur Entwicklung in Europa verläuft die Einführung der nichtionischen KM für die i. v.-Applikationsformen in den Vereinigten Staaten verspätet und im Vergleich mit Japan auch protrahiert. Ursachen dafür sind darin zu suchen, daß die nichtionischen KM ausschließlich in Europa entwikkelt wurden, administrative Prozesse der FDA in USA längere Zeit beanspruchten und, da die Kosten für ionische Substanzen in den USA geringer als in Europa sind, bei Anwendung der nichtionischen KM eine Kostensteigerung um den Faktor 10–15 zu berücksichtigen ist. In den USA hat die mindestens

10fache Preisdifferenz zwischen den HOCA („high osmolality contrast agent") einerseits und den LOCA („low osmolality contrast agent") zu einer engagierten Diskussion über Voraussetzungen und Verheißungen („premises and promises" [18]) geführt. Die Frage, ob man sich die nichtionischen KM unter dem Gesichtspunkt der hohen Kosten einerseits leisten könne, bzw. sich andererseits diese Substanzen trotz der besseren Verträglichkeit und Sicherheit sowie auch besseren Abbildungsqualität nicht leisten könne, wird kontrovers diskutiert [2, 9, 10, 15, 18].

Bettmann [2] teilt 1989 Standards für den Gebrauch nichtionischer KM mit, die von der „Gesellschaft für kardiovaskuläre und interventionelle Radiologie" erarbeitet wurden. Diese decken sich mit dem Einsatz bei der bereits genannten Gruppe von Risikopatienten. Umgekehrt hebt Bettmann aber hervor, daß die ionischen KM, die als gut verträgliche Pharmaka seit 30 Jahren benutzt werden, sehr sichere Substanzen sind.

Die wichtige Frage, ob das Mortalitätsrisiko bei der Anwendung nichtionischer Substanzen vermindert werden kann, ist bisher nicht beantwortet, es wurden auch positive Einflüsse der Ionen konventioneller KM bei kardialen Effekten und Gerinnungsmechanismen diskutiert. Auf der Basis der gegenwärtigen Kenntnisse und Erfahrungen gäbe es keine legale Verpflichtung, die nichtionischen Substanzen ausschließlich zu verwenden. Kosten- und legale Aspekte führen nach Doubilet et al. [5] unvermeidbar zu unterschiedlichen Wertschätzungen, wenn eine einheitliche Strategie hinsichtlich „Dollars und Gesundheit" nicht möglich ist.

Untersuchungsspezifische und kontrastmittelbezogene Risiken bzw. Nebenwirkungen und Komplikationen

Spezielle untersuchungsspezifische Risiken und Komplikationen existieren bei der Ausscheidungsurographie nicht. Zu beachten sind wie bei jeder i. v.-KM-Applikation die allgemeinen Nebenwirkungen sowie die organbezogenen spezifischen Nebenwirkungen, speziell am venösen Gefäßsystem und am Ausscheidungsorgan Niere. Diese Nebenwirkungen und Komplikationen werden im Kapitel „Basisbeiträge" ausführlich behandelt.

Im Rahmen des Vergleichs von Nebenwirkungen ionischer und nichtionischer Substanzen bei der i. v.-Urographie sind zwei aktuelle große Studien besonders erwähnenswert:

Jacobsen et al. [10] berichten über eine randomisierte Studie mit 1000 Patienten, die entweder die nichtionische Substanz „Iohexol" oder das ionische „Metrizoat" erhielten. Die Häufigkeit geringer und mäßiger Nebenwirkungen war nach Iohexolapplikation mit 7,7% deutlich geringer als nach Metrizoatinjektion (31,2%). Ernste Reaktionen wurden in keiner der beiden Gruppen beobachtet.

Das japanische Komitee für die Sicherheit von Kontrastmitteln (Katayama) analysiert in einer Vergleichsstudie zwischen ionischen und nichtionischen KM mehr als 300000 Patienten. Bei Patienten, die ionische Substanzen erhielten, betrug die Häufigkeit der Reaktionen 13% insgesamt, die Häufigkeit der schweren Reaktionen 0,22% und der sehr ernsten Reaktionen mit Intervention des Anästhesisten oder stationärer Aufnahme 0,04%. Bei Patienten, die nichtionische KM erhielten, war die Häufigkeit aller Reaktionen nur 3%, die der schweren Reaktionen nur 0,04% und die der sehr ernsten Reaktionen nur 0,004%. Ein Todesfall trat in jeder Gruppe auf. Die Analyse ergab, daß die nichtionischen KM im Vergleich mit den ionischen um den Faktor 6 sicherer sind.

Ausblick auf die weitere Entwicklung der Urographie

Weder bezüglich des untersuchungstechnischen Ablaufs noch bezüglich der heute zur Verfügung stehenden urographischen KM scheint aus heutiger Sicht eine Weiterentwicklung der Urographie möglich. Die Anwendung der blutisotonen nichtionischen Dimere vom Typ des Iotrolan (Isovist) für die Urographie läßt eine nochmalige Optimierung der Verträglichkeit erwarten. Allerdings dürfte hier eine Verbesserung im Hinblick auf das erreichte hohe Verträglichkeitsniveau nur noch in Nuancen, verbunden mit noch höheren Kosten, möglich sein. Wie bereits unter „Bedeutung und Indikationen des Verfahrens heute" erwähnt, nehmen die Bedeutung und die Indikationsbreite der Urographie ab. Diese Entwicklung, die ähnlich wie bei der Cholegraphie abläuft, stellt auch für die forschenden Industrieunternehmen keinen besonderen Anreiz zu Weiterentwicklungen dar. Bereits während der letzten Dekade mit der Entwicklung nichtionischer KM stand die Anwendung dieser über die Nieren eliminierten Substanzen im Rahmen der Angiographie und Myelographie im Vordergrund. Erst in einem zweiten Schritt erfolgte ihr Einsatz auch für die i. v.-KM-Applikationen wie die Ausscheidungsurographie.

Vermutlich wird sich die Frequenz urographischer Untersuchungen und damit auch die Bedeutung dieses einfach und risikoarm durchzuführenden Untersuchungsverfahrens auf dem jetzt erreichten Niveau halten.

Literatur

1. Benness GT (1970) Urographic contrast agents. A comparison of sodium and methylglucamine salts. Clin Radiol 21:150
2. Bettmann MA (1989) Guidelines for use of low-osmolality contrast agents. Radiology 172:901
3. Binz A, Räth C (1928) Über biochemische Eigenschaften von Derivaten des Pyridins und Chinolins. Biochem 203:218
4. Dominik R, Keysser R, Taenzer V (1989) Iopromide dosage and urographic image quality: Is there an optimal dose? In: Taenzer V, Wende S (eds) Thieme, Stuttgart, p 111

5. Doubilet P, Weinstein MC, McNeil BJ (1986) Use and misuse of the term "cost effective" in medicine. N Engl J Med 314:253
6. Doyle FH, Sherwood T, Steiner RE, Breckenridge A, Dollery CT (1967) Large-dose urography. Is there an optimal dosage? Lancet 2:964
7. Evill CA, Benness GT (1978) Urographic excretion studies with metrizamide and "dimer". A high dose comparison in dogs. Invest Radiol 13:325
8. Fischer HW, Neville JH, Carr JD (1971) Optimum dose in excretory urography. AJR 113:423
9. Hattery RR, Williamson B, Hartman G, LeRoy AJ, Witten DM (1988) Intravenous urographic technique. Radiology 167:593
10. Jacobsen BF et al. (1988) Nonionic versus ionic contrast media in intravenous urography: clinical trial in 1000 consecutive patients. Radiology 167:601
11. Katayama H et al. (1988) Adverse reactions to contrast media: Ionic CM versus nonionic CM. (Vorgestellt auf der wissenschaftl. Ausstellung des RSNA im November 1988)
12. Kinnison ML, Powe NR, Steinberg EP (1989) Results of randomized controlled trials of low versus high-osmolality contrast media. Radiology 170:381
13. Lang, EK (1981) The influence of contrast medium induced acute tubular necrosis following arteriography. Radiology 138:203
14. Langecker H, Harwart A, Junkmann K (1954) 3,5-Diacetylamino-2,4,6-trijodbenzoesäure als Röntgenkontrastmittel. Arch Exp Pathol Pharmakol 220:584
15. Lasser EC, Berry CC (1989) Nonionic vs ionic contrast media: what do the data tell us? AJR 152:945
16. Levorstad K, Kolbenstvedt A, Loyning EW (1983) Iohexol compared with metrizoate in urography. Acta Radiol [Diagn] (Stock) 24:337
17. v. Lichtenberg A, Swick M (1929) Klinische Prüfung des Uroselectans. Klin Wochenschr 8:2089
18. McClennan BL (1987) Low-osmolality contrast media: premises and promises. Radiology 162:1
19. Osborne ED, Sutherland CG, Scholl AJ, Rowntree LG (1923) Roentgenography of urinary tract during excretion of sodium iodide. JAMA 80:368
20. Powe NR, Kinnison ML, Steinberg ER (1989) Quality assessment of randomized controlled trials of contrast media. Radiology 170:377
21. Schencker B (1964) Drip infusion pyelography. Indications and applications in urologic roentgen diagnosis. Radiology 83:12
22. Sherwood T, Breckenridge A, Dollery CT et al. (1968) Intravenous urography and renal function. Clin Radiol 19:296
23. Taenzer V, Heep H, Clauß W (1983) Urography with nonionic contrast media. In: Taenzer V, Zeitler E (eds) Contrast media in urography, angiography and computed tomography. Thieme, Stuttgart, S 148
24. Taenzer V (1987) Optimum dosage in urography. In: Contrast media from the past to the future. Thieme, Stuttgart, p 123
25. Voelker F, v. Lichtenberg A (1906) Pyelographie (Röntgenographie des Nierenbeckens nach Kollargolfüllung). Münch Med Wochenschr 53:105

Kontrastmittelbedingte Nebenwirkungen und Komplikationen bei der intravenösen und intraarteriellen digitalen Subtraktionsangiographie

I. P. Arlart

Erstautoren der Methode

Bereits Anfang der 70er Jahre erfolgte erstmals eine computerisierte Verarbeitung digitaler Videosignale durch Mistretta et al. [19], welche die Entwicklung der digitalen Angiographie im engeren Sinne einleitete und das von Ziedses des Plantes 1935 [31] inaugurierte Verfahren der Subtraktion miteinbezog. Eine zweite amerikanische Arbeitsgruppe um Ovitt [22] beschäftigte sich ebenfalls mit dieser neuartigen Bildgebung ähnlich wie eine Kieler Arbeitsgruppe um Heintzen und Bürsch [13] in der Bundesrepublik. Diese beschäftigten sich mit der Problematik, konventionell hergestellte Angiokardiogramme zu digitalisieren und unter Verwendung eines Computers zu subtrahieren. Über erste klinische Anwendung dieses neuen Verfahrens, der digitalen Subtraktionsangiographie (DSA), wurde in den USA in den Jahren 1980 und 1981 [18, 20, 23], in Holland und Belgien 1981 [6, 17] und in der Bundesrepublik 1982 durch Seyferth und Zeitler [27] berichtet.

Die neue angiographische Methode fand, nachdem genügend Anwendererfahrungen publiziert und die notwendigen Gerätebestandteile optimiert worden waren, aufgrund der hohen Bildqualität, der Präzision sowie der Schnelligkeit bei der Bildverarbeitung unter Einbeziehung der Verwendung unterschiedlichster Auswerte- und Nachverarbeitungsprogramme eine schnelle Verbreitung.

Bedeutung und Indikation der DSA heute

Ursprünglich war die DSA unter der Vorstellung eingeführt worden, mittels manipulierbarer digitaler Bildinformation durch Kontrastverstärkung eine angiographische Methode zur Verfügung zu haben, die ermöglicht, mittels intravenöser Kontrastmittelinjektion arteriographische Bilder zu erhalten (sogenannte transvenöse oder i.v.-DSA). Auf diese Weise sollte die invasive, mit Komplikationen behaftete und patientenbelastende konventionelle Angiographie umgangen werden. Zunächst befaßten sich dementsprechend die meisten Anwender mit der i.v. DSA in der diagnostischen Routine. Die gerätetechnische Entwicklung der vergangenen Jahre führte zwar zu einer ständigen Verbesserung der DSA-Systeme hinsichtlich Bildqualität und Vielfältigkeit an Untersuchungsprogrammen, gleichzeitig jedoch wurde festgestellt, daß mit der i. v.-DSA aufgrund technischer und patientenbezogener Limitationen nicht alle Gefäßregionen des Körpers ausreichend darzustellen waren. Unter Verwendung peripher oder zentralvenös applizierter Kontrastmittelbolusinjektionen erwiesen sich folgende Gefäßregionen zunächst als für eine i. v.-DSA-Diagnostik geeignet [10]:

1. Lungengefäße.
2. Aorta thoracica sowie Arterien der oberen Extremität bis zur Ellenbeuge.
3. Supraaortale, extracerebrale Arterien.
4. Aorta abdominalis.
5. Nierenarterien.
6. Abgänge der Visceralarterien.
7. Becken-Bein-Arterien bis zur Unterschenkeltrifurkation.

Kleinere Gefäße des arteriellen Systems ließen sich aufgrund eines um den Faktor 5–10 schlechteren Signalrauschverhältnisses (SRV) bei geringem intravasalen Kontrast sowie einer bei der digitalen Bildgebung reduzierten Ortsauflösung nicht darstellen. Deutliche Einschränkungen der Bildqualität bei der i. v.-DSA, welche bis zur Kontraindikation führten, erwiesen sich bei:

1. Fehlender Patientenkooperation infolge Zerebralsklerose, Bewußtseinstrübung und hohem Lebensalter.
2. Koronarinsuffizienz mit Angina pectoris Anfällen in der Anamnese.
3. Linksherzinsuffizienz mit Lungenstauung bzw. Ruhedyspnoe.
4. Lungenerkrankungen mit Störungen der Lungenperfusion.

Vorteile der i. v.-DSA gegenüber der konventionellen Angiographie beinhalten folgende Gesichtspunkte [10]:

1. Ambulante Patientenuntersuchung.
2. Gering invasiver Untersuchungscharakter.
3. Keine arteriellen Katheterprobleme und -komplikationen.
4. Diagnostisches Sofortbild.
5. Monitorisierung der Kontrastmitteldynamik.
6. Geringe Bilddokumentationskosten.
7. Darstellmöglichkeit räumlich weit auseinanderliegender Gefäßregionen während einer Untersuchung.

Als Nachteile der i. v.-DSA gegenüber der konventionellen Angiographie zeigten sich jedoch [10]:

1. Venöse Punktions- und Katheterkomplikationen.
2. Patientenbelastung durch hohe Kontrastmittelvolumina (bis 250 ml).
3. Hohe Kontrastmittelkosten.
4. Einschränkung der Indikationsbereiche durch geringes SRV und schlechte Ortsauflösung.

5. Gefäßüberlagerung.
6. Abhängigkeit der Bildqualität von der Patientenkooperation und Herzleistung.
7. Einschränkung des Untersuchungsfelds durch vorgegebenes Bildverstärkerformat.
8. Höhere Strahlenbelastung bei einzelnen Untersuchungsregionen.

Die Anwendererfahrung der letzten Jahre führte, wie von mehreren Autoren bereits relativ frühzeitig erkannt und prognostiziert worden war [15, 30] dazu, daß die Indikationsbereiche für die i. v.-DSA vor allem aufgrund der insgesamt nicht optimalen Bildqualität und hoher Kontrastmittelkosten mehr und mehr zurückgingen zugunsten eines Verfahrens, das alternativ zur konventionellen Katheterangiographie mit Puck-Filmwechsler oder Mittelformatkameradokumentation eingesetzt wurde: der sog. intraarteriellen (i. a.) DSA. Für die i. a. Kontrastmittelinjektion über transfemoral oder transaxillär eingeführte Übersichtskatheter sowie selektive Katheter gelten hierbei grundsätzlich dieselben Untersuchungsprinzipien wie bei der konventionellen Angiographie [10]. Einziger Unterschied bei Verwendung der computerisierten digitalen Subtraktionsmethode ist die Möglichkeit einer Kontrastverstärkung durch die digitale Bildtechnik und die sofortige diagnostische Abbildung auf dem Monitor. Dadurch lassen sich Kontrastmittelfluß und Kontrastmittelkonzentration signifikant reduzieren. In vielen Fällen, vor allem bei selektiver Angiographie, kann das Kontrastmittel (KM) manuell in kleinen Mengen injiziert werden. Aufgrund der KM-Ersparnis sind gegenüber der konventionellen Technik wesentlich mehr Gefäßregionen in verschiedenen Ebenen darstellbar, ohne daß eine Jodgesamtdosis von z. B. 70 g überschritten werden muß. Bei der Extremitätenarteriographie läßt sich die Gefäßperipherie wenig traumatisierend und patientenbelastend mittels Feinnadelpunktion im kubitalen oder inguinalen Bereich darstellen. In der Diagnostik der arteriellen Verschlußkrankheit (AVK) der unteren Extremität, der häufigsten Lokalisation der Verschlußkrankheit überhaupt, erweist sich die i. a.-DSA mittels Feinnadelpunktion als das heute effektivste und kostengünstigste angiographische Verfahren [3]. Bei der i. a.-DSA ist es möglich, mit höheren KM-Konzentrationen (z. B. 300 mg Jod/ml) die gesamte Gefäßperipherie einschließlich des Kapillarbetts darzustellen. Hierbei spielt die bei der digitalen Bildgebung grundsätzlich vorhandene reduzierte Ortsauflösung eine nur untergeordnete Rolle, da alle therapierelevanten Gefäßregionen erfaßt werden können. Eine Ortsauflösung von ca. 2 Linienpaaren/mm ist völlig ausreichend. Gleichzeitig ermöglicht die i. a.-DSA mit Kathetern eine unmittelbar an die Diagnostik anzuschließende interventionelle therapeutische Maßnahme durch den Radiologen (Embolisationsbehandlung, Rekanalisationsbehandlung). Von besonderer Bedeutung ist hier das sog. „road mapping", mittels dem, über eine subtrahierte Durchleuchtung, eine exakte Katheterplazierung bzw. die intravasalen Katheterbewegungen unmittelbar auf dem Monitor beobachtet werden können.

Vorteile der i. a.-DSA gegenüber der konventionellen Angiographie sind [10]:

1. Geringere Gefäßtraumatisierung durch 4 F-Katheter oder Feinnadeln.
2. Fakultativ ambulante Untersuchungsmöglichkeit.
3. Geringere Patientenbelastung durch geringen KM-Bedarf ($^1/_3$ – $^1/_5$).
4. Diagnostisches Sofortbild.
5. Bessere Kontrastauflösung.
6. Monitorisierung der KM-Dynamik.
7. Manuelle KM-Injektion bei selektiven Untersuchungen.
8. Verkürzung der Untersuchungszeit.
9. Geringere Bilddokumentations- und KM-Kosten.

Als Nachteile der i. a.-DSA gegenüber der konventionellen Angiographie spielen die schlechtere Ortsauflösung, die Beschränkung des Untersuchungsfelds durch das Bildverstärkerformat und die Bildqualität in Abhängigkeit von der Patientenkooperation nur eine untergeordnete Rolle und werden durch die Vorteile wettgemacht. Durch spezielle Nachverarbeitungsverfahren, die von den Geräteherstellern angeboten werden, können bewegungsbedingte Subtraktionsbildartefakte mittels „remasking" oder „pixelshifting" meist weitgehend eliminiert werden. Zusätzlich bieten sich Möglichkeiten einer Einsparung von KM durch das sog. „vascular tracing" an, bei dem nur partiell in verschiedenen Streckenabschnitten kontrastierte Gefäßregionen addiert werden und auf diese Weise ein kontrastiertes Gesamtbild erhältlich ist. Durch spezielle Kantenanhebungen „vascular enhancement" lassen sich feine Arterien in der Gefäßperipherie oder Organarterien ebenso wie durch Ausschnittvergrößerungen „zooming" optisch verbessert darstellen. Aufgrund der beschriebenen Vorteile der i. a.-DSA ist die konventionelle Angiographie durch dieses Verfahren heute praktisch abgelöst worden und nur noch in Einzelfällen einzusetzen. Entsprechend umfaßt das Indikationsspektrum für die i. a.-DSA den gesamten Bereich, der bisher von der konventionellen Angiographie abgedeckt war:

1. AVK.
2. Vaskuläre Malformationen (Stenosen, Hypo-/Dysplasien, arteriovenöse Fisteln, Angiome).
3. Entzündliche Gefäßerkrankung (Arteriitiden, Kollagenosen, rheumatische Erkrankungen u. a.).
4. Tumordiagnostik („vascular mapping", Staging).
5. Interventionelle Eingriffe am Gefäßsystem.

Häufigkeit der DSA früher und im Gegensatz dazu unter dem Einfluß neuer bildgebender Systeme heute

Spielte die Angiographie als konventionelles Verfahren in der Tumordiagnostik in den 50er–70er Jahren noch eine ausschlaggebende Rolle, hat sich das Indikationsspektrum und somit die Häufigkeit angiographischer Untersuchungen durch die Einführung neuer bildgebender Systeme wie Sonographie,

Computertomographie (CT) und Kernspintomographie grundlegend geändert. Dies führte zunächst zu einer Reduktion angiographischer Untersuchungen in bestimmten Indikationsbereichen.

Andererseits zeigte sich, daß aufgrund höherer Lebenserwartung der Menschen eine signifikante Zunahme der arteriellen Verschlußkrankheit zu beobachten ist, die den eingetretenen Untersuchungsabfall heute mehr als kompensiert. Zwar spielen außer Inspektion, klinischer Untersuchung, Gefäßpalpation, Funktionstests und nichtinvasiver Gerätediagnostik (Oszillographie, Rheographie, Thermographie) verschiedene Ultraschallverfahren (Dopplersonographie, B-Bildsonographie, Duplex-Scan-Sonographie) als Vorfelduntersuchungen eine wesentliche Rolle, konnten die Angiographie als Verfahren vor einem therapeutischen gefäßchirurgischen oder radiologisch interventionellen Eingriff bisher jedoch nicht verdrängen. Auch im Bereich der Aneurysmadiagnostik haben Sonographie und CT zunehmend an Bedeutung gewonnen; in der Regel wird vom Operateur jedoch nach wie vor eine angiographische Darstellung der betroffenen Gefäßregion gefordert. In gleicher Weise wird von vielen Gefäßchirurgen trotz guter Ergebnisse der Duplex-Scan-Sonographie im Bereich der Karotisbifurkation und der Zerebralarterien vor einer operativen Behandlung einer Karotisstenose eine angiographische Darstellung nicht nur der erkrankten Gefäßregion, sondern auch der gesamten hirnzuführenden Gefäße einschließlich der Aortenbogenabgänge unverändert erwartet.

Schließlich erlangte die interventionelle Radiologie vor allem bei Rekanalisationsverfahren (Ballonkatheter, Lysekatheter, Rotationskatheter, Lasersonde u. a.) aktuell enorme Bedeutung, bei deren Einsatz eine angiographische Initial- und Kontrolldiagnostik Voraussetzung sind.

Die hohen Untersuchungszahlen, die mit der i. v.-DSA in der Anfangszeit erreicht wurden, als dieses Verfahren noch gewissermaßen als „nichtinvasive" Screeningmethode oft unbedenklich eingesetzt wurde, haben heute erheblich abgenommen. Dies vor allem auch aufgrund der Qualitätsverbesserung sonographischer Verfahren. Auch in der Diagnostik der renovaskulären Hypertonie wird nach klinischer Patientenselektion heute die i. a.-DSA mit der Möglichkeit der unmittelbaren Ballonkatheterdilatation einer Stenose eingesetzt.

Die angiographische Darstellung von Gefäßen durch die Kernspintomographie [9] stellt augenblicklich noch keine ernstzunehmende Alternative zur i. a.-DSA dar. Mit zunehmender Geräte- und Bildverbesserung allerdings ist möglicherweise, abgesehen von den heute noch deutlich höheren Kosten, hier in Zukunft mit einer Indikationseinschränkung zur Angiographie mit KM zu rechnen.

Applikationsform und -menge des Kontrastmittels bei DSA

Intravenöse DSA

Bei der i. v.-DSA kann KM alternativ über eine Kubitalvene oder einen präarterial plazierten Katheter mittels einer Hochdruckinjektion appliziert werden.

Das Katheterverfahren bietet in der Mehrzahl der Fälle eine bessere Bildausbeute. Alternativ ist die Punktion der V. femoralis oder V. jugularis interna möglich. Während sich für die periphere Injektion ein KM-Bolus von jeweils 40–50 ml mit einer Injektionsgeschwindigkeit nicht über 12 ml/s (keine Rupturgefahr) bewährt hat, wird für die zentralvenöse Injektion eine KM-Menge von 30–40 ml über einen 5-F-Pigtail-Katheter mit einer Flußrate zwischen 15 und 20 ml/s empfohlen. Hierbei kann die angegebene Dosierung generell für alle untersuchten Gefäßabschnitte verwendet werden. Da aufgrund der vorausgegangenen pulmokardialen Passage eine signifikante Reduktion des Kontrasts im arteriellen System eintritt, sind KM mit hohem Jodgehalt (350–380 mg Jod/ml) zu wählen [10].

Intraarterielle DSA

Die i.a.-DSA wird wie die konventionelle Angiographie in der Regel mit Kathetern durchgeführt. Entsprechend dem Untersuchungsauftrag und der untersuchten Organregion sowie der verwendeten Untersuchungstechnik werden unterschiedliche KM-Mengen zu wählen sein. Für Mehrgefäßdarstellungen bzw. Übersichtsangiographien eignen sich KM in einer Menge von 20–30 ml, für selektive Angiographien unterschiedliche KM-Mengen je nach Ausdehnung, Gesamtblutvolumen und Flußgeschwindigkeit der untersuchten Gefäßregion. So sind für kleinkalibrige Gefäße nur geringe KM-Volumina, für großkalibrige Gefäße mit a.v.-Shunt größere KM-Volumina erforderlich. Die KM-Mengen liegen zwischen 3–5 ml z.B. für die Karotisbifurkation und 20 ml z.B. für die indirekte Splenoportographie. Für Übersichtsangiographien eignet sich die Hochdruckinjektion mit 15 ml/s im Aortenbogenbereich sowie 10 ml/s im Abdomen-Beckenbereich; für die selektive Angiographie können sowohl die maschinelle als auch manuelle Injektionsform gewählt werden. Hinsichtlich zu wählender KM-Konzentration sind 2 verschiedene Untersuchungsformen möglich. Entweder es werden größere Volumina mit einer Konzentration zwischen 150 und 200 mg Jod/ml verwendet oder aber kleinere Volumina mit einer Jodkonzentration zwischen 250 und 300 mg/ml. Beide Applikationsformen haben ihre Anhänger; wir persönlich bevorzugen die Verwendung kleiner KM-Mengen mit höherer Konzentration unter Ausnützung der Einrichtung des „vascular tracing“ [10].

Stellungnahme zur Verwendung ionischer oder nichtionischer Kontrastmittel

Wurden in der Anfangsphase der DSA noch vorwiegend ionische KM verwendet, werden seit Verfügbarkeit nichtionischer Substanzen aufgrund deren besserer Patientenverträglichkeit diese heute von den meisten Anwendern eingesetzt. Unterschiede in der Bildqualität zwischen ionischen und nichtionischen KM gleicher Jodkonzentration wurden nicht beobachtet [28]. Andererseits kann darauf hingewiesen werden, daß Injektionen von ionischen KM mit schmerzhafter Patientensensation und daraus resultierenden Bewegungsartefakten die Bildqualität beeinträchtigen können [26]. Hitzesensationen, bei der Verwendung ionischer KM von den meisten Patienten angegeben, sind bei Verwendung nichtionischer KM signifikant geringer und seltener. Nichtionische KM mit hoher Jodkonzentration zeigen eine erhöhte Viskosität, welche bei Verwendung dünnlumiger Katheter (4–5 F) zu Schwierigkeiten im Erreichen der gewünschten Flußraten von 15–20 ml/s bei der Hochdruckinjektion führen können. Hier empfiehlt sich die Verwendung von Wärmeschränken, in denen das KM bei Körpertemperatur bis kurz vor Injektion deponiert wird. Auf diese Weise läßt sich die Viskosität genügend senken, um eine problemlose Injektion zu ermöglichen.

Kontrastmittelbezogene und untersuchungsspezifische Risiken bzw. Nebenwirkungen und Komplikationen

DSA-Untersuchungen von Seyferth et al. [28] an einem großen Patientenkollektiv zeigten, daß allergische Hautreaktionen nach i. v.-Injektion bei Verwendung von Hexabrix 3–4mal häufiger zu beobachten waren als bei anderen KM. Es zeigte sich eine Gesamthäufigkeit von Nebenwirkungen bei ionischen KM-Injektionen von 3,3% gegenüber nichtionischen KM von 1,7% nach Ausschluß des dimeren niederosmolaren Ioxaglats. Eigene Beobachtungen zeigten ein noch günstigeres Allergieverhalten nichtionischer KM von unter 1% [2]. Unter den ionischen KM erweist sich Joxaglat aufgrund der hohen Allergieraten (ca. 12%) für die i. v.-DSA am wenigsten, Diatrizoat aufgrund der geringeren allergischen Reaktionen (1,8%) als am besten geeignet [28]. Die Beobachtungen von Seyferth gehen dahin, daß eine Reduktion der leichten und mittelschweren Nebenwirkungen mindestens um den Faktor 2 vorliegt, wenn ein nichtionisches KM verwendet wird. Da vereinzelt Spätreaktionen bei der Verwendung nichtionischer KM zu beobachten sind, empfiehlt sich ein Beobachtungszeitraum über 48 h. Was leichte und mittelschwere Reaktionen angeht, ist die bessere Verträglichkeit nichtionischer KM eindeutig bewiesen; der Beweis für die Reduktion schwerer und tödlicher Komplikationen ist allerdings noch nicht erbracht.

Vaskulotoxische und nephrotoxische Effekte sind sowohl bei ionischen als auch bei nichtionischen KM im Experiment beobachtet worden, wobei jedoch auch hier nichtionische KM weniger gravierende Auswirkungen zeigen [11, 12]. Bei Verwendung ionischer KM beobachtete Seyferth einen 10%igen Anstieg des Serumkreatinins innerhalb der ersten 24 h und bei einem Patienten ein Nierenversagen. Bei nichtionischen KM war ein Kreatininanstieg nur dann zu beobachten, wenn bereits erhöhtes Serumkreatinin vorgelegen hatte [28]. Eine eingeschränkte Indikation zur KM-Applikation ist bei Kreatininwerten zwischen 2 und 3 mg%, eine Kontraindikation bei Kreatininwerten von über 3 mg% vor allem bei Diabetes mellitus zu beachten, sofern Patienten nicht regelmäßig dialysiert werden.

Systemische Komplikationen nach KM-Injektion bei der i. v.-DSA beinhalten Blutdruckabfall, Lungenödem, Grand-mal-Anfall und Einschränkung der Nierenfunktion. Nach ionischen KM beobachteten Aaron et al. [1] bei 17 von 102 Patienten zerebrale Symptome wie Kopfschmerz, Schwindel, Desorientiertheit und bei einem dieser Patienten einen Schlaganfall. Zwei Patienten entwickelten eine Atemnot, 2 einen Schüttelfrost, 3 Übelkeit. Kardiale KM-Nebenwirkungen beinhalten Störungen der Reizbildung und Reizleitung mit supraventrikulären oder ventrikulären Extrasystolen bis zum Kammerflimmern sowie Bradykardie bis zur Asystolie. Zusätzlich werden Blutdruckabfälle infolge Linksherzinsuffizienz sowie Pulmonalisdruckanstiege bis zur rechtsventrikulären Insuffizienz beschrieben. Bei Verwendung ionischer KM wurden bei Urographieuntersuchungen in 10% Herzrhythmusstörungen, in 8% Zeichen einer myokardialen Ischämie bei Patienten mit bekannter Herzkrankheit beobachtet [24]. Aaron beschrieb nach i. v.-DSA mit ionischem KM in einem Fall einen Herzinfarkt, in einem Fall einen Herzstillstand, in einem Fall einen Schenkelblock, in 5 Fällen Arrhythmien und in 3 Fällen EKG-Veränderungen ohne Symptome [1]. Eigene EKG-Untersuchungen an 100 DSA-Patienten nach zentralvenöser nichtionischer KM-Injektion zeigten in 11% Veränderungen der PQ-Zeit >0,02–0,06 s, in 3% Veränderungen der QRS-Zeit >0,02 s, in 3% ST-Senkungen >0,10 mV, in 14% supraventrikuläre Extrasystolen und in 6% ventrikuläre Extrasystolen [4]. Bei 5 von 1800 Patienten wurden nach i. v.-Mehrfachbolusinjektion Angina pectoris Anfälle beobachtet [5]. Seyferth berichtete über keinen signifikanten Unterschied im Auftreten von milder (1,7–3,2%) oder schwerer (0–0,8%) Angina pectoris nach Injektion ionischer und nichtionischer KM [28].

Bei der peripheren KM-Injektion über eine Kubitalvene steht die Venenruptur mit KM-Extravasat an erster Stelle der Komplikationsmöglichkeiten. Diese werden vor allem dann beobachtet, wenn hohe Injektionsgeschwindigkeiten gewählt werden. Als vaskuläre Komplikationsraten bei peripherer KM-Injektion werden Extravasate zwischen 0% und 5,2% [8, 16, 21, 25, 29], eine Venenruptur bei 2,8% [28] sowie eine Thrombophlebitis bei 1,1% [25] mitgeteilt. Komplikationen bei zentraler Injektion mit Katheter sind in erster Linie die Thrombophlebitis bzw. Phlebothrombose im katheterisierten Venenabschnitt. In der Literatur werden bei Verwendung gerader Katheter KM-Austritte im Perikard bzw. in der Schulter [1, 25] sowie Phlebothrombosen und Thrombophlebitiden [22, 25] mitgeteilt. Eigene Untersuchungen zeigten eine Phlebothrombosehäufigkeit bei Verwendung von 5–7 F-Kathetern von 3% [4].

Untersuchungsspezifische Komplikationen und Risiken sind bei der i. v.-DSA gering und ohne schwerwiegende Konsequenz, bei der i. a.-DSA jedoch häufiger und im zerebralen Bereich mit potentieller fataler Folge zu beobachten, da hier grundsätzlich ähnliche Bedingungen wie bei der konventionellen

Angiographie vorliegen. Untersuchungen von Hessel et al. [14] zeigten, daß bei konventioneller Angiographie je nach Untersuchungstechnik (translumbal/ transfemoral/transaxillär) eine Embolisation in 0/0,10/0,07%, eine Gefäßperforation mit Paravasat in 1,75/0,44/0,37%, eine Blutung in 0,53/0,26/0,68%, ein Nierenarterienverschluß in 0/0,14/0,76%, ein Pseudaneurysma in 0,05/ 0,05/0,22%, eine a. v.-Fistel in 0/0,01/0,2% zu beobachten war. In der angegebenen Folge der Angiographietechnik traten mit ionischen KM kardiale Komplikationen in 0,36/0,29/0,26%, neurologische Komplikationen in 0,02/0,17/ 0,46%, zerebrale Anfälle in 0/0,06/0,15% auf. Bei der direkten zerebralen Untersuchung mittels selektiver konventioneller Angiographie werden passagere neurologische Komplikationen zwischen 0,73% und 6,20% persistierende neurologische Komplikationen zwischen 0,10 und 2,40% sowie Todesfälle zwischen 0,11 und 1,90% angegeben [7].

Bei Verwendung der zerebralen i. a.-DSA wurden von Nadjmi an über 1000 Patienten in 1,5% passagere, in keinem Fall persistierende neurologische Ausfälle beobachtet. Die neurologische Ausfallrate war am häufigsten bei Arteriosklerosepatienten mit abfallender Tendenz bei a. v.-Mißbildungen, Tumoren und sonstigem (persönliche Mitteilung).

Zusammenfassend ist festzustellen, daß im Vergleich zu den bei konventioneller Angiographie oben angegebenen Komplikationsraten, die Risiken bei der i. a.-DSA aufgrund weniger traumatisierenden Katheter-/Kanülenmaterials und der oft nicht mehr bestehenden Notwendigkeit einer selektiven Gefäßsondierung sowie deutlich geringerer KM-Mengen signifikant gesenkt werden können, so daß sie in der Hand des Geübten ein komplikationsarmes bzw. weitgehend komplikationsfreies Verfahren darstellt.

Ausblick auf die Weiterentwicklung der Methode

DSA-Anlagen haben heute einen technischen Stand erreicht, der den Anforderungen, die an die angiographische Diagnostik im kardiovaskulären Bereich gerichtet sind, unter Berücksichtigung der i. a.-Untersuchungsmodalität weitgehend genügt. Die Geräte sind heute in der Lage, in gepulster Aufnahmetechnik bis zu 10 Bilder/s, in kontinuierlichem Betrieb bis zu 50 Bilder/s zu erstellen. Aufgrund elektronischer Aufnahmeverbesserungen, Verbesserungen der Analog/Digitalumwandlung sowie des computergesteuerten Bildaufbaus erscheint der Bildhintergrund bei modernen Geräten extrem rauscharm und die Kontrastschärfe des Gefäßes infolge der hohen Kontrast- und Ortsauflösung ausgezeichnet. Hatten Geräte in der Anfangsphase der DSA bei einer Matrix von 256^2 bei kleinen Bildverstärkerformaten von ca. 15 cm ∅ noch ein Ortsauflösungsvermögen von unter 1 Linienpaar/mm, konnte dieses bei einer Matrix von 512^2 auf knapp 2 Linienpaare/mm gesteigert werden. Modernste Geräte arbeiten heute mit einer hochauflösenden Matrix von 1024^2 mit einer Ortsauflösung von maximal über 3 Linienpaaren/mm. Der Einsatz von Großbildverstärkern mit einem Durchmesser von ca. 40 cm und noch immer sehr guten Ortsauflösungsbedingungen erlaubt eine weitere Reduktion von KM-Einzelinjektionen infolge einer Vergrößerung des Untersuchungsfelds. Eine wesentliche Bereicherung stellt heute die Möglichkeit der Bilddokumentation mittels eines Laser-Imagers dar. Hiermit lassen sich gegenüber der konventionellen Multiformatkamera bessere Abbildungseigenschaften und homogenere Bildschwärzungen erreichen [2]. Durch den typischen Bildcharakter bei der DSA ist es möglich, einerseits Abbildungen auf digitalen Laserplatten abzuspeichern und jederzeit wieder abzurufen oder auf diese Weise zu archivieren, andererseits aber auch Bilddaten nicht nur innerhalb einer Abteilung oder eines Klinikums, sondern in Zukunft auch innerhalb größerer Raumdimensionen zu transferieren (PACS-System). Dies stellt zukünftig für eine medizinische Information sowie eine interdisziplinäre Kooperation zwischen Diagnostikern und Therapeuten eine optimale Grundlage dar.

Literatur

1. Aaron JO, Hesselink JR, Oot R et al. (1984) Complications of intravenous DSA performed for carotid artery disease: a prospective study. Radiology 153:675
2. Arlart IP (1988) Laser-Imaging; Moderne radiologische Bilddokumentation. Röntgenpraxis 41:367
3. Arlart IP (1989) Möglichkeiten und Grenzen der konventionellen Arteriographie und der DSA beim femoro-poplitealen Gefäßverschluß. Röntgenblätter 42:251
4. Arlart IP, Sigel H (1984) Transvenöse DSA: EKG-kontrollierte kardiale Effekte und venöse Komplikationen bei präatrialer Injektion nichtionischer Kontrastmittel. Röntgenpraxis 39:293
5. Arlart IP, Voss U (1985) Bedeutung der transvenösen DSA zum Nachweis vaskulärer Komplikationen nach aortoiliakalem-femoralem Bifurkationsbypass. ROFO 141:313
6. Baert AL, Marchall G, Wilms G, Haendle J (1981) Computerangiographie – intravenöse Angiographie. Electromedica 2:122
7. Bargon G, Nixel E, Kaufmann L (1984) Komplikationen bei der cerebralen Angiographie. Vasa 13:36
8. De Vries AR (1986) Digital subtraction angiography and catheter angiography in examination of the carotid artery. In: Ludwig JW (ed) Digital subtraction angiography in clinical practice. Philips Med Syst, Best/Netherlands, pp 59
9. Edelman RR, Wentz KW, Mattle H et al. (1989) Projection arteriography and venography: initial clinical results with MR. Radiology 172:351
10. Gmelin E, Arlart IP (1987) Digitale Subtractionsangiographie. Thieme, Stuttgart
11. Gospos C, Freudenberg N, Staubesand J, Keck HK (1986) Faktoren der Endothelschädigung durch Röntgenkontrastmittel-Hyperosmolalität oder chemische Struktur. In: Klinische Pharmakologie der Kontrastmittel, Symposium Nürnberg 1985. Schnetztor, Konstanz
12. Hartmann HG (1986) Nephrotoxizität von ionischen und nichtionischen Kontrastmitteln – quantitative Bestimmung der Enzymurie. In: Klinische Pharmakologie der Kontrastmittel, Symposium Nürnberg 1985. Schnetztor, Konstanz
13. Heintzen PH, Bürsch JH (1978) Roentgen-Video-Techniques for the dynamic studies on the heart and circulation. Thieme, Stuttgart
14. Hessel SJ, Adams DF, Abrams HL (1981) Complications of angiography. Radiology 138:273

15. Levin DC (1984) Digital subtraction angiography: myths and reality. Radiology 151:803
16. Little JR, Furlan AJ, Modic MT (1982) Digital subtraction angiography in cerebrovascular disease. Stroke 13:557
17. Ludwig JW, Verhoeven LHJ, Engles PHC (1982) Digital video subtraction angiography (DVSA) equipment. Angiographic technique in comparison with conventional angiography in different vascular areas. Br J Radiol 55:545
18. Meaney TF, Weinstein MA, Buonocore E et al. (1980) Digital subtraction angiography of the human cardiovascular system. AJR 135:1153
19. Mistretta CA, Ort MG, Cameron JR, Crummy AB, Moran PR (1973) Multiple image subtraction technique for enhancing low contrast periodic objects. Invest Radiol 8:43
20. Mistretta CA, Crummy AB, Strother CM et al. (1981) Digital angiography: a perspective. Radiology 139:273
21. Modic MT, Weinstein MA, Pavlicek W et al. (1983) Intravenous digital subtraction angiography: peripheral versus central injection of contrast material. Radiology 147:711
22. Ovitt TW, Newell JD (1985) Digital subtraction angiography: technology, equipment, and techniques. Radiol Clin North Am 23:177
23. Ovitt TW, Christenson PC, Fisher J (1980) Intra-venous angiography using digital video subtraction x-ray imaging system. AJR 135:1141
24. Pfister RC, Hutter AM Jr (1980) Cardiac alterations during intravenous urography. Invest Radiol [Suppl] 15:230
25. Pinto RS, Manuell M, Kricheff II (1984) Complications of digital intravenous angiography: experience in 2,488 cervicocranial examinations. AJNR 5:553
26. Sackett JF, Bergsjordet B, Segger JF, Kiefer SA (1983) Digital subtraction angiography. Comparison of megglumin-Na diatrizoate with iohexol. Acta Radiol [Diagn] [Suppl] 366:81
27. Seyferth W, Marhoff P, Zeitler E (1982) Transvenöse und arterielle digitale Videosubtraktionsangiographie (DVSA). ROFO 136:301
28. Seyferth W, Dilbat G, Zeitler E (1983) Efficacy and safety of digital subtraction angiography with special reference to contrast agents. Cardiovasc Intervent Radiol 6:265
29. Strother CM, Sackett JF, Crummy AB et al. (1980) Clinical applications of computerized fluoroscopy. Radiology 136:781
30. Vinocur B (1984) Is the party over for intravenous DSA? Diagn Imaging 76
31. Ziedses des Plantes BG (1935) Subtraktion. Eine röntgenologische Methode zur separaten Abbildung bestimmter Teile des Objekts. ROFO 52:69

Kontrastmittelbedingte Nebenwirkungen und Komplikationen der Phlebographie

J. Weber

Einleitung

Wir unterscheiden bei der Phlebographie zwischen *allgemeinen Komplikationen* und speziellen *Kontrastmittelkomplikationen* [19]. Unter allgemeinen Komplikationen verstehen wir solche am Punktionsort (Hämatome) und Fernkomplikationen, die sich im wesentlichen auf die Kathetertechnik beziehen lassen (Perforation/Wanddissektion, Mobilisation eines flottierenden Thrombus/Luftembolie/Organinfarkt). Weitere allgemeine Komplikationen können sich aus der Untersuchungstechnik am Punktionsort wie peripher ergeben (iatrogene a. v.-Fistel/Materialbruch mit Bildung eines endovasalen Fremdkörpers, z. B. Katheterfragmente).

Bei den kontrastmittelbedingten Komplikationen unterscheiden wir zwischen *lokalen Reaktionen* (Thrombophlebitis, Hautnekrosen) sowie *systemischen Reaktionen auf das Kontrastmittel* (KM) (anaphylaktoide Reaktionen).

Lokale wie systemische KM-Reaktionen richten sich nach der Art des verwandten KM, der Applikationsform, den verwandten KM-Volumina und den spezifischen Bedingungen der jeweiligen Gefäßprovinz, wo das KM in unterschiedlichen Konzentrationen direkt oder indirekt zur Anwendung gelangt.

Demzufolge hängt die Geschichte der Phlebographie eng mit der Entwicklung und Verwendung gefäßgängiger Röntgenkontrastmittel (RKM) zusammen:

Nachdem Franck und Alwens 1910 mit *Wismutöl* bei Tierversuchen tödliche Komplikationen in Form von Lungen-, Knochen- und Hirnembolien produziert hatten [5], verwandten Beberich und Hirsch 1923 bei ersten Venendarstellungen am Menschen eine 20%ige Lösung von *Strontium bromatum,* das i. v. injiziert wurde. Komplikationen wurden nicht berichtet [3]. Sicard und Forestier verwandten im gleichen Jahr das ölige *Lipiodol* zur Phlebographie [17]. Mit dem Einsatz von *Uroselektan* durch Ratschow (1930) beginnt die Ära der dijodierten, wasserlöslichen KM [14].

Für lange Zeit beherrschten sodann die trijodierten wasserlöslichen ionischen monomeren KM (Amidotrizoat, Diatrizoat, Ioglicinat, Iothalamat, Ioxitalamat, Metrizoat, Iodamid) die Phlebographie. Es handelt sich dabei um relativ hochosmolale Substanzen (1500–1600 mosm/kg H_2O).

Dieser hohe osmotische Druck konnte erst mit dem ionischen Dimer *Ioxaglat* (Hexabrix) auf einen osmotischen Druck von 560 mosm/kg H_2O gesenkt werden.

Tabelle 1. Osmolalität ionischer und nichtionischer Kontrastmittel zur Phlebographie

Art des Kontrastmittels	Generischer Name	Handelsname	Osmotischer Druck bei 300 mg Jod/ml und 37 °C [mosm/kg H_2O]
Ionisch Monomer	Amidotrizoat (Diatrizoat)	Angiografin Hypaque Renografin Urografin	
	Ioglicinat	Rayvist	1500–1600
	Iothalamat	Conray	
	Ioxitalamat	Telebrix Vasobrix	
	Metrizoat	Isopaque	
	Iodamid	Uromiro	
Ionisch Dimer	Ioxaglat	Hexabrix	560
Nichtionisch Monomer	Metrizamid	Amipaque	480
	Iopamidol	Iopamiro Solutrast	616
	Iohexol	Omnipaque	690
	Iopromid	Ultravist	610
(Zum Vergleich: Blut			290–320)

Mit der Einführung des *Metrizamid* vor wenigen Jahren, einem nicht ionisch monomeren KM, konnte der osmotische Druck auf 480 mosm/kg H_2O weiter gesenkt werden. Derzeit sind als nichtionisch monomere RKM *Iopamidol, Iohexol und Iopromid* eingeführt (Tabelle 1). Sie gelten generell im Vergleich mit den trijodierten KM als weniger toxisch, besser allgemeinverträglich, sollen seltener anaphylaktoide Reaktionen auslösen und weisen insbesondere für die Phlebographie den Vorteil einer *niedrigen Osmolalität* auf (616–690 mosm/kg H_2O). Zum Vergleich: Blut weist eine Osmolalität von 290–320 mosm/kg H_2O auf.

Daneben spielen für die KM-Verträglichkeit das Eiweißbindungsvermögen, die Lipophilie und die Elektronendichte im Rahmen der KM-Toxizität eine weniger wichtige Rolle [6, 7].

Applikationsform der Röntgenkontrastmittel zur Phlebographie

Zur indirekten Darstellung von Gefäßstrukturen, darunter auch der Venen, hat sich die *i.v.-Tropfinfusion* oder die *manuelle i.v.-Bolusinjektion* in der

Tabelle 2. Katheterphlebographie im Becken- und Abdominalbereich: Kontrastmittelvolumina und Flußraten

Gefäß	Katheter	mg Jod/ml	Volumina [ml]	Flow [ml/s]
1. Äußere Beckenvenen	Gerade/Pigtail F 5	300	20–50	6–12
2. Innere Beckenvenen	F 5	300	20–30	8–12
3. IVC	Gerade/Pigtail F 5/6	300	50–70	12–20
4. V. renalis, li.	F 6/7	300	20–30	12–18
5. V. renalis, re.	F 6/7	300	15–25	8–15
6. Vv. hepaticae	F 6/7	300	20–40	12–18
7. V. lumbalis ascendens	F 5	240	20–30	6–10
8. V. azygos	F 7	300	20–30	8–15
9. V. suprarenalis	F 5	240	5–15	Manuelle Injektion
10. V. gonad.	F 5–7	240	15–30	8–10
11. Kombination von 3+7	F 6/7	300	50	6–12

CT-Diagnostik bewährt (Enhancement). Ebenfalls bolusartig werden kleinere Mengen als „flush" zur Orientierung bei der Blutentnahme zur Hormonanalyse („sampling") bzw. zur Darstellung kleiner parenchymatöser Organe (Nebennieren) injiziert. Die kontinuierliche KM-Injektion per Hand oder maschinell ist die Methode der Wahl bei der direkten Venendarstellung, wie sie in der peripheren Bein-Beckenvenendarstellung, Arm-Subklaviaphlebographie und der pelvinen und abdominalen Diagnostik Anwendung findet. Die Applikation mittels Nadel (Feinnadel) und Katheter (dünne Kathetersysteme) richtet sich nach dem zu untersuchenden Gefäßabschnitt/Organbereich und nach dem methodischen Vorgehen (Filmblattechnik/digitale Subtraktionsphlebographie (DSA)).

Dabei haben sich für bestimmte Untersuchungsbereiche unterschiedliche Applikationsformen bewährt: Im Bereich der aszendierenden Bein-Beckenvenendarstellung wird generell die kontinuierliche manuelle Injektion unter Verwendung von Volumina von 50–100 ml bevorzugt. Die KM-Applikation im Becken- und Abdominalbereich kann ebenfalls standardisiert durchgeführt werden.

Als *maximale KM-Volumina* empfiehlt Lea Thomas für 1 h Untersuchungszeit 1,0–2,0 ml/kg Körpergewicht, was bei einem normalgewichtigen Patienten einer oberen Dosis von 250–300 ml entspricht [10]. Dabei wurde die Verwendung ionischer KM zugrunde gelegt. Bisher gelten entsprechende Empfehlungen auch für die Applikation nichtionischer niedrigosmolarer KM, wobei nach wie vor die Nieren als kritisches Organ angesehen werden [4, 10, 19].

Kontrastmittelreaktionen

Lokal

Als lokale KM-Reaktion am Punktionsort oder im unmittelbaren Abflußbereich des KM wird der *Thrombophlebitis* viel Aufmerksamkeit gewidmet. Albrechtsson und Olsson haben 1979 mit Hilfe des J-Fibrinogen-Uptake-Tests nachgewiesen, daß bei der Verwendung trijodierter, wasserlöslicher KM – auch ohne klinische Zeichen – lokale Thrombozytenaggregationen in rund 50% der Fälle auftreten [1]. May konnte in der Tat zeigen, daß 24 h nach Varikographie im Bereich der Varixknoten, die längere Zeit mit dem KM kontaminiert blieben, Zeichen einer Phlebitis nachweisbar waren [20]. Insbesondere bei unsachgemäßer KM-Applikation und fehlender Nachsorge waren demzufolge neben Thrombophlebitis vereinzelt auch Phlebothrombosen beschrieben worden [16].

Allerdings ist einschränkend zu bemerken, daß sich die Untersuchungen von Albrechtsson et al. auf die Applikation von 70%igen und 96%igen KM-Lösungen bezogen. Ferner finden auch unter klinischen Bedingungen ständig, bei reduzierter Zirkulation oder Stase, Thrombozytenaggregationen statt, welche durch die körpereigene Fibrinolyseaktivität wieder aufgelöst werden können und demzufolge die Aussagewertigkeit des Fibrinogentests für den klinischen Gebrauch einschränken [6].

Unter Verwendung von modernen niedrigosmolalen nichtionischen KM sind Thrombophlebitiden so gut wie nicht mehr beobachtet worden [6, 15, 19].

Ebenfalls der Ära der ionischen hyperosmolalen KM zuzuordnen sind *lokale Hautkomplikationen* durch KM-Extravasation [10, 19]. Vorwiegend bei der Verursachung von größeren Paravasaten bzw. bei Extravasation des KM

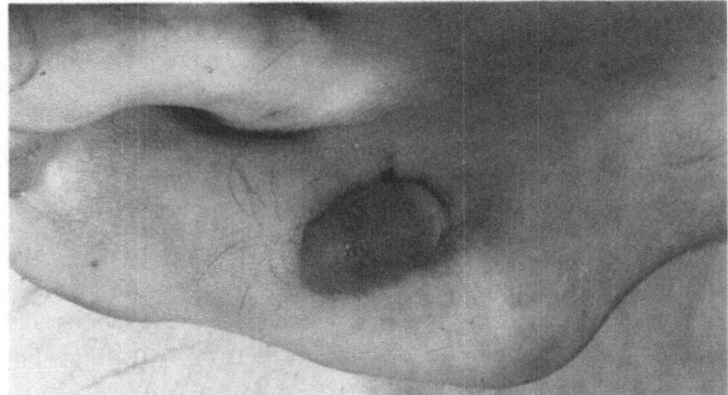

Abb. 1. KM-bedingte Lokalreaktion: Hautnekrose. Nach Extravasat von 15 ml eines triiodierten hyperosmolalen KM kommt es innerhalb 1 h zu einer stark schmerzhaften Hautnekrose mit Blasenbildung am Punktionsort

a

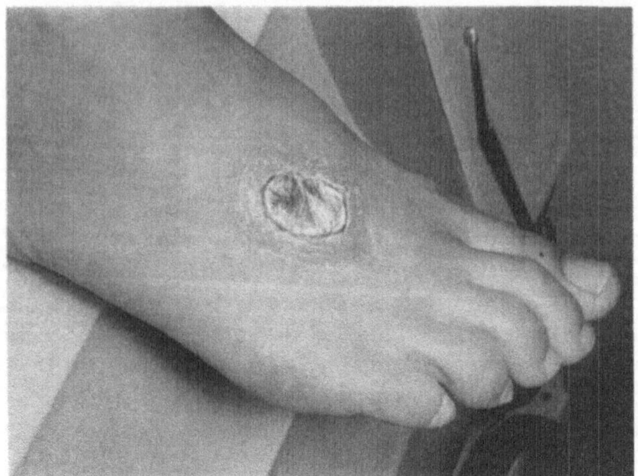

b

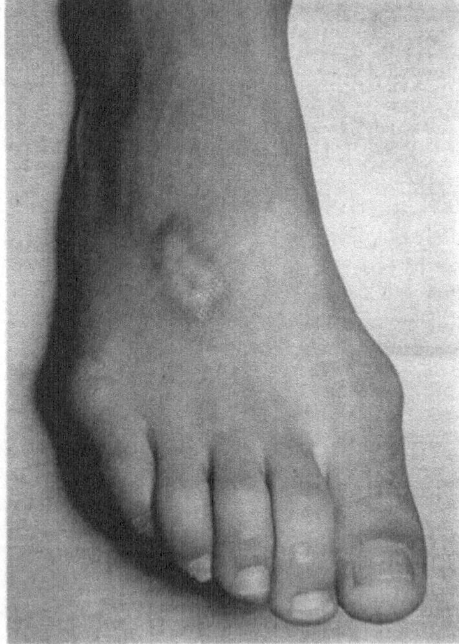

Abb. 2a, b. KM-bedingte Lokalkomplikationen: Hautnekrose. Erst 2 Wochen nach hyperosmolalem KM-Extravasat (vgl. Abb. 1) kommt es im Bereich der Nekrose allmählich zu einer Hautdeckung mit Narbenbildung

in ein vorgeschädigtes Gebiet, z. B. bei kombinierter arterieller und venöser peripherer Zirkulationsstörung oder bei der chronisch-venösen Insuffizienz, können sich Hautnekrosen bilden: Nach einem sehr schmerzhaften Blasenstadium (Abb. 1) kommt es unter sehr langwieriger Abheilung allmählich zu einer regionalen Narbenbildung (Abb. 2).

Dagegen sind *lokale Hämatome,* wie sie bei unsachgemäßer Nadellage oder Verschiebung der Nadel entstehen können, meist belanglose allgemeine Nebeneffekte der Phlebographietechnik. Es sollte allerdings auch bei der Ver-

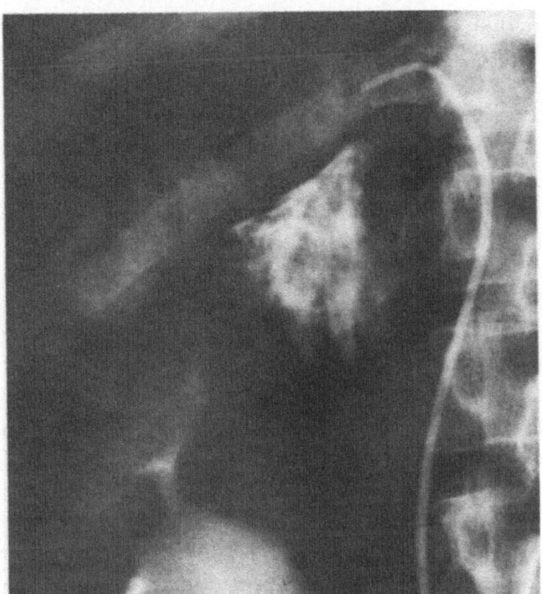

Abb. 3. KM-Fernkomplikation: Bei der Katheterphlebographie der Nebenniere im Rahmen einer Hormonanalyse („sampling") und phlebographischen Darstellung kommt es unter manueller Injektion zu einer „Überspritzung" mit Extravasation. Es besteht die Gefahr eines Organinfarkts mit konsekutiver Nebenniereninsuffizienz

wendung niedrigosmolaler KM, durch korrekte Punktion, Sicherung der Nadellage und sorgfältige Beobachtung unter der Injektion, eine KM-Extravasation möglichst vermieden werden.

Eine Sonderrolle spielen Kontrastmittelextravasate bei der Kathetervenographie, wenn durch unsachgemäßes Instrumentieren oder geblockte Katheterlage eine KM-Überinjektion mit Intima-Einriß und eventuellem Gefäßaustritt zustande kommt. Bei der phlebographischen Darstellung der Nebennieren kann dies zu einer Organnekrose führen [19] (Abb. 3).

Systemisch

Von den eigentlichen KM-Reaktionen sind sog. *hypoton-hypodyname Kreislaufdysregulationen* zu trennen, welche von der einfachen Kollapsneigung bis hin zu vagovasalen Synkopen reichen. Sie werden bei 0,5 bis 1% der Untersuchungen beobachtet [8, 20] und sind z. T. vom Allgemeinbefinden des Patienten abhängig (Kreislaufdysregulation im Rahmen einer Infektion, niedriger Blutdruck etc.) oder iatrogen bedingt: Punktion am stehenden Patienten bei der aszendierenden Bein-Beckenphlebographie und Reaktion auf schmerzhafte Venenpunktion, häufig bei Mehrfachpunktion. Es handelt sich generell um „Sofortreaktionen", die durch einfaches Flachlagern des Untersuchungskipptisches, ggf. Kopftieflagerung aufzufangen sind. Sie lassen sich bei einiger Erfahrung von den KM-Reaktionen leicht unterscheiden.

Unter den *anaphylaktischen Reaktionen* (manche Autoren sprechen von anaphylaktoiden Reaktionen) ist zwischen einem Soforttyp und einem Spättyp zu unterscheiden. (Die KM-Reaktionen bei i. v.-Applikation unterscheiden sich prinzipiell nicht von denen bei intraarterieller KM-Injektion.)

Der *Soforttyp* tritt zumeist unmittelbar nach der Injektion mit uncharakteristischen Prodromi wie Juckreiz, pelziges Gefühl auf Lippen und Zunge, Hitzegefühl, motorische Unruhe etc. auf. Als leichte Reaktion werden, infolge Histaminfreisetzung, Urtikaria mit Exanthem und selten das Quincke-Ödem (Lidödem) beobachtet. Schwere Reaktionen sind relativ selten, darunter das Larynxödem, Asthma bronchiale und schwere Kreislaufkomplikationen, die schockartig auftreten können.

Der sog. *Spättyp* ist durch allgemeine Mißempfindungen, Hitzegefühl, Übelkeit und Erbrechen gekennzeichnet, er kann nach einem Intervall, evtl. erst nach Stunden auftreten und entzieht sich damit u. U. der Erkennbarkeit durch den Untersucher.

Entsprechende eigenanamnestische Angaben sind insofern besonders sorgfältig zu bewerten, da sie als Zeichen einer Sensibilisierung auf das RKM aufgefaßt werden können und u. U. bei der Wiederholung der KM-Exposition eine schwere Reaktion zur Folge haben.

Die *Häufigkeit von Komplikationen* der Phlebographie differiert nach KM-Typ (ionisch – nichtionisch, Konzentration und Applikationsform). Sie ist im wesentlichen für die trijodierten RKM in größeren Statistiken beobachtet und beschrieben worden:

Während Schmitt die nicht KM-bedingten hypodynamen Kreislaufreaktionen (Kollapstyp) mit 0,5 – 1,0% angibt, sind KM-bedingte „leichte Reaktionen" vom gleichen Autor mit 1,4% angegeben worden [15]. Nach Schmiedel muß in 3:1000 bis 3:25000 mit schweren KM-Komplikationen gerechnet werden, während letale Komplikationen in 1:4000 bis 1:40000 anzunehmen sind [15]. Für die modernen niedrigosmolalen KM weist Gottlob darauf hin, daß sie generell ein niedrigeres Risiko für die Venenwand und damit auch ein niedrigeres Risiko im Sinne der Thrombogenität bedeuten [6]. Nach Untersuchungen von Hagen [9] sowie Wolf et al. ist eine wesentliche Reduktion der systemischen Nebenwirkungen gesichert. Nach Dawson et al. [4] liegt auch eine wesentlich verbesserte Allgemeinverträglichkeit vor.

Die Möglichkeit der lokalen wie systemischen KM-Reaktion kennzeichnet die phlebographische Darstellung auch weiterhin als invasive Methode. Die Tatsache, daß moderne, nichtionische KM, vor allem für die Venendiagnostik, den großen Vorteil einer niedrigen Osmolalität aufweisen und damit eines der Hauptrisiken der Phlebographie, die erhöhte Thrombogenität entscheidend herabgesetzt haben, rechtfertigt nach Gottlob nicht eine sorglose Indikationsstellung [6]. Applikation, gesamte Untersuchungstechnik einschließlich Dosierung der KM sollten auch weiterhin dazu beitragen, das potentielle Risiko so niedrig wie möglich zu halten. Dies gilt auch für die Nachsorge (Nachspülen, Laufen, Bandagieren, etc.).

Andererseits erlaubt eine verfeinerte Phlebographietechnik eine entscheidend verbesserte Therapieplanung, vornehmlich im Bereich der Varikose- und Thrombosebehandlung. Nach Hach ermöglicht eine optimale phlebographische Darstellung, das „Operieren nach dem Phlebogramm" [8]. Für den Einzelfall ist jedoch zu berücksichtigen, inwieweit weniger- oder nichtinvasive Verfahren der phlebographischen Darstellung vorzuziehen sind.

Phlebographieverfahren

Bein/Beckenbereich

Hier hat sich weitgehend konkurrenzlos als „Gold-Standard" die aszendierende Bein-Beckenvenendarstellung als *Phleboskopie* in der von May u. Nißl vorgeschlagenen Technik durchgesetzt [11]. Sie konnte durch die *Preßphlebographie* nach Hach entscheidend verbessert werden [8]. Daneben hat in jüngster Zeit die direkte Kontrastierung von Varizen in Form der von Ratschow inaugurierten *Varikographie* an Boden gewonnen [13, 14]. Diese Methode erweist sich als weniger invasiv als die durch Direktpunktion der Femoralvene durchzuführende Preßphlebographie nach Gullmo [20].

Arm/Schultergürtel

Auch hier empfiehlt sich in modifizierter Form die von einer Handrückenvene aus durchzuführende Armvenen- und Subklaviadarstellung als *Phleboskopie*, vornehmlich im Rahmen der Thrombosediagnostik. Zur Darstellung von Befunden in der oberen Thoraxapertur und im Mediastinum ist die transkubitale standardisierte Darstellung mit maschineller Injektion (ggf. als dynamische Untersuchung mit Belastungstests) ebenfalls zur Thrombosediagnostik, aber auch zur Funktionsbeurteilung („thoracic inlet syndrome") Methode der Wahl.

Becken- und Abdominalbereich

Für den Becken- und Abdominalbereich steht neben der transfemoralen Nadelvenographie die Katheterphlebographie – einschließlich Selektivdarstellung – zur Verfügung. Zentrale Abflußhindernisse im Bereich der großen Sammelvenen des Beckens und der unteren Hohlvene, viszerale Darstellungen im kleinen Becken, im Bereich der Nieren, Nebennieren und Gonadalvenen haben diagnostische und therapeutische Aspekte. Neben der konventionellen Filmblattdokumentation (mittels AOT oder Puck, bzw. mittels 100 × 100 mm-Mittelformattechnik) steht die DSA zur Verfügung, welche vor allem mit kleinen Bolusinjektionen mittels elektronischer Subtraktion niedrige Kontraste in Kollateralkreisläufen verbessert darzustellen vermag [20].

Bei den konkurrierenden Verfahren ist zwischen apparativen bildgebenden Methoden und apparativen Funktionstests zu unterscheiden.

Die Radionuklidvenographie der unteren Extremitäten, der Becken- und Abdominalvenen erlaubt vor allem in Kombination mit einer Lungenperfusionsszintigraphie als Screening eine ausgezeichnete Thrombosediagnostik. Thromben lassen sich in größeren Sammelvenen (Femoral-, Iliakal-, Subklavia- und Hohlvenen) mittels *Ultraschall, CT* und *Magnetresonanztechnik* (MR) ausgezeichnet erfassen. Gleiches gilt für Venenanomalien (Kavadoppelung, sog. Linkslage etc.), Kompression und Verdrängung durch Raumforderungen in unterschiedlicher Güte, wobei für Ultraschall- und CT-Diagnostik Darmgasartefakte einschränkende Bedeutung haben. Die sog. „neuen bildgebenden Verfahren" (Ultraschall/CT/MR/DSA) haben derzeit im Bereich der Extremitäten noch mindere Bedeutung.

Die apparativen Funktionstests erfassen in unterschiedlicher Gewichtung neben morphologischen auch funktionelle Parameter und sind insbesondere für die Bewertung der Dynamik von Bedeutung:

Während mittels *Dopplersonographie* und *Duplexverfahren* sonographisch in gewissem Umfang eine Thrombosediagnostik möglich ist, besteht ein anderer Aspekt der Methode in der Bewertung von Strömungsveränderungen infolge Klappeninsuffizienz (Reflux). Verschiedene *plethysmographische Verfahren* geben Auskunft über gestörte Abpumpfunktion, venöse Stauung etc., während die *direkten blutigen Venendruckmessungen* (peripher: Phlebodynamometrie und zentrale transfemorale direkte Druckmessung), ergänzend zur morphologisch-phlebographischen Darstellung die Funktionsstörung selbst durch die Ermittlung von Druckgradienten (Seitenvergleich sowie zwischen Ruhe und Belastung) differenzieren helfen [18].

Partsch stellt alle Funktionstests letztlich dem „Goldstandard" der Phlebographie gegenüber [12]. In Kombination lassen sich beispielsweise aszendierende phlebographische Darstellungen der Bein-Beckenvenen und die blutige Venendruckmessung zur detaillierten Bewertung von Schädigungsgraden im Rahmen der Varikosediagnostik und beim postthrombotischen Syndrom heranziehen. Angesichts einer invasiven Soforttherapie der akuten Thrombosekrankheit durch Thrombektomie und Fibrinolyse ist auch hier der direkten phlebographischen Darstellung gegenüber sonstigen apparativen bildgebenden Methoden der Vorzug zu geben. Die niedrige Toxizität moderner nichtionischer RKM hebt somit den Wert der direkten phlebographischen Darstellung bei gezielter strenger Indikationsstellung [6, 20].

Literatur

1. Albrechtsson U, Olsson CE (1979) Thrombosis after phlebography. A comparison of two contrast media. Cardiovasc Radiology 2:9
2. Barber T, Treves H, Orley A (1932) Some X-ray observations in varicose disease of the leg. Lancet II:174
3. Beberich J, Hirsch S (1923) Die röntgenographische Darstellung der Arterien und Venen am lebenden Menschen. Münch Klin Wochenschr 49:2226

4. Dawson P, Heron C, Marschall J (1984) Intravenous urography with low osmolality contrast agents, theoretical considerations and clinical findings. Clin Radiol 35:173
5. Frank O, Alwens W (1910) Kreislaufstudien am Röntgenschirm. MMW 18:950
6. Gottlob R (1989) Kontrastmittel und Venenschäden. In: Weber J, May R (Hrsg) Funktionelle Phlebologie. Thieme, Stuttgart, New York, S 110–120
7. Gottlob R, Zinner E (1959) Über die Schädigung des Venenendothels durch verschiedene Noxen. Wien Klin Wochenschr 71:482
8. Hach W (1985) Phlebographie der Bein- und Beckenvenen. Schnetztor, Konstanz
9. Hagen B (1973) Iohexol and iopromide – two new non-ionic watersoluble radiographic contrast media. Randomized intraindividual double blind study versus ioxaglate in peripheral angiography. In: Taenzer V, Zeitler E (eds) Contrast media. Thieme, Stuttgart
10. Lea TM (1983) Phlebographie. In: Ansell G (Hrsg) Komplikationen in der Röntgendiagnostik. Enke, Stuttgart
11. May R, Nissl R (1973) Die Phlebographie der unteren Extremität. Thieme, Stuttgart
12. Partsch H (1989) Apparative Funktionstests. In: Weber J, May R (1989) Funktionelle Phlebologie. Thieme, Stuttgart, New York
13. Pomeranz M, Tunick IS (1933) Varicography. Surg Gynecol Obstet 57:689
14. Ratschow M (1930) Uroselektan in der Vasographie, unter spezieller Berücksichtigung der Varicographie. RÖFO 42:37
15. Schmiedel E (1981) Sicherheits-pharmakologische Untersuchungen von Röntgenkontrastmittel. (Kolloquium, Konstanz 23. 10. 1981)
16. Schmitt HE (1979) Thrombosis as sequelae to phlebography. Comment 3. Cardiovasc Radiol 2:17
17. Sicard JA, Forestier J (1923) L'huile iodée en clinique, applications therapeutiques et diagnostiques. Bull Soc Méd Hop Paris 3:309
18. Weber J (1988) Kombination von Phlebographie und blutiger Venendruckmessung. Röntgenbl 41:280
19. Weber JU (1989) Komplikationen der Phlebographie: In: Weber J, May R (Hrsg) Funktionelle Phlebologie. Thieme, Stuttgart, New York
20. Weber J, May R (1989) Funktionelle Phlebologie. Thieme, Stuttgart, New York

Kontrastmittelbedingte Nebenwirkungen in der Computertomographie

C. D. CLAUSSEN, R. SCHMITT und P. HUPPERT

Bedeutung der Kontrastmittel in der Computertomographie

Wesentliches Merkmal der heute überall verfügbaren CT ist die Darstellung der Weichteile aufgrund des hohen Dichteauflösungsvermögens. Basierend auf dieser Eigenschaft ist in der CT die Distribution von applizierten Kontrastmitteln (KM) innerhalb der Kompartimente des menschlichen Körpers sensitiv darstellbar. Zur Erkennung und weiteren Spezifizierung unterschiedlichster Krankheitsbilder werden deshalb KM in der CT in großem Umfang eingesetzt. Ungeachtet der Applikation von oralen, hepatobiliären und intrakavitären (CT-Arthrographie, CT-Myelographie) KM, wird sich in den nachfolgenden Ausführungen auf die nephrotropen KM beschränkt.

Indikationen für Röntgenkontrastmittel in der CT

1. Erkennen von Angiopathien:
   - Aneurysmadiagnostik im Abdomen, Thorax und ZNS, Abgrenzung perfundierter und thrombosierter Anteile,
   - Thrombosediagnostik: V. cava superior, inferior, V. renalis, V. lienalis, V. portae, Vv. hepaticae, Sinus cerebri.
2. Topographische Gefäßdiagnostik:
   - Gefäßvarianten: z. B. A. lusoria, retroaortale V. renalis,
   - Abgrenzung gegen umgebende Raumforderungen: insbesondere iliakal, retroperitoneal, an der Leberpforte, an den Lungenhili, mediastinal und zervikal.
3. Charakterisierung bereits nativ georteter Läsionen:
   - Dignitätsbestimmung aufgrund spezifischer Distributionsmuster der KM, z. B. bei FNH oder Hämangiom der Leber, Abszeßdiagnostik, Glioblastomen.
   - Vaskularisationsgrad eines Tumors, z. B. Typisierung von Lebermetastasen, Abgrenzung eines Cholangio- gegen Leberzellkarzinom.
   - Ausbreitungsdiagnostik von Tumoren, z. B. Infiltration von Bronchialkarzinomen ins Mediastinum.
   - Diagnostik intrakranieller Läsionen, die mit oder ohne gestörter Blut-Hirn-Schranke einhergehen.

4. Identifikation von nativ nicht sichtbaren Läsionen:
   - Diagnostik von Lebermetastasen, insbesondere in der portalvenösen und intraarteriellen KM-Serie,
   - Diagnostik von Astrozytomen der Grade I und II.
5. Kontrastierung der ableitenden Harnwege:
   - Lokalisation verlagerter und/oder komprimierter Ureteren durch extraluminäre Tumoren,
   - Darstellung von endoluminären/intramuralen Tumoren des Nierenbekkenkelchsystems, der Ureteren und der Harnblase.

Anforderungen an ein Kontrastmittel in der CT

Soll ein KM i. v. in hoher Konzentration, während kurzdauernder Injektion, in hinreichender Sicherheit und Schmerzfreiheit für den Patienten appliziert werden, hat das KM folgende Eigenschaften zu erfüllen: hoher Jodgehalt, niedrige Viskosität, niedrige Osmolalität und geringe Chemotoxizität. Mit Einschränkungen erfüllen diese Kriterien lediglich die nichtionischen nephrotropen KM: Iohexol (Omnipaque), Iopamidol (Solutrast), Iopromid (Ultravist), Metrizamid (Amipaque).

In der CT relevante Pharmakokinetik der Kontrastmittel

Unter physiologischen Bedingungen verteilen sich KM nur im Blutplasma und im Interzellularraum in folgendem Ablauf:

1. Intravasale Distribution in 2–3 min:
   a) Bolusphase: mit Maximalkontrast für 30–50 s,
   b) Ungleichgewichtsphase: ca. zwischen 50. und 120. Sekunde,
   c) Gleichgewichtsphase: ab der 120. Sekunde bis zum Ende einer nachfolgenden KM-Infusion.

   Das intravasale „enhancement“ wird von der Bolusgeometrie bestimmt (Injektionsvolumen und -geschwindigkeit).
2. Interstitielle Diffusion über 10–30 min. Die Diffusion und damit der Gewebekontrast werden hauptsächlich von der Osmolalität des KM bestimmt. 45 min nach Applikationsende wird wieder der Ausgangswert der Absorption erreicht.
3. Renale Elimination: KM werden zu 80–90% über die Nieren ausgeschieden. Die Plasmahalbwertszeit beträgt 1–3 h. Nichtionische KM werden schneller ausgeschieden und bewirken zusammen mit der niedrigeren Osmolalität eine höhere Kontrastdichte im Nierenbeckenkelchsystem.

Applikationstechnik und Dosierung der KM in der CT

Möglich sind folgende Injektionstechniken:

Intravenös über peripheren Zugang (V. cubitalis):
- als Infusion,
- als Bolus (per Hand oder Injektor),
- als Kombination von Initialbolus und nachfolgender Infusion,

Intraarteriell über Selektivkatheter:
- portalvenös über A. lienalis oder A. mesenterica superior,
- direkt arteriell über A. hepatica.

Ein KM-Bolus wird durch Schnellinjektion von 30–50 ml eines 60%igen KM (entsprechend 12–20 g Jod) über peripheren Zugang (Butterfly, Braunüle oder Abbocath der Stärken 16–19 G) durchgeführt (maximale Injektionsgeschwindigkeit 8 ml/s). Die sequentielle CT-Serie „dynamische CT" wird durch die Parameter der Injektionsdauer, der Kreislaufzeit, der arteriovenösen Passagezeit und der Scanserienzeit terminiert.

Sind mehrere Schichtebenen von Bedeutung, dann können entweder ein Mehrfachbolus oder ein Initialbolus mit nachfolgender Schnellinfusion (150 ml eines 60%igen KM mit Flow von 20–50 ml/min) zur Aufrechterhaltung einer „steady-state"-Konzentration durchgeführt werden.

In der neuroradiologischen Diagnostik ist in der Regel zum Nachweis einer Blut-Hirn-Schrankenstörung die Infusion von 100 ml eines 60%igen KM mit anschließendem Untersuchungsbeginn ausreichend.

In der sog. „CT-Angiographie" erfolgt die KM-Applikation selektiv über einen unter Durchleuchtung plazierten intraarteriellen Katheter. Die am häufigsten sondierten Gefäße sind die A. hepatica communis (100 ml 30%iges KM mit Flow von 0,5–1 ml/s) sowie zur portovenösen Leber-CT die A. lienalis oder A. mesenterica superior (100 ml 60%iges KM mit Flow von 1 ml/s) (Abb. 1 und 2). Untersucht wird mit einer schnellen Scanabfolge („dynamic screen") während maschineller KM-Injektion. Häufigste Indikationen sind die Ausbreitungsdiagnostik („mapping") bei Lebermetastasierung und primärem Leberzellkarzinom der Nachweis von Milzvenen- und Pfortaderverschlüssen sowie die Differenzierung fokaler Läsionen (Hämangiom, FNH, HCC, Metastase).

Nebenwirkungen von Kontrastmitteln in der CT

Prinzipiell unterscheiden sich die Nebenwirkungen von KM in der CT nicht von denen in der sonstigen Röntgendiagnostik i.v. verabreichten KM. Folgende Einteilung erscheint sinnvoll:

1. Lokale Komplikationen:
   Die versehentliche paravasale KM-Applikation tritt am häufigsten auf bei Kanülendislokation während der Armelevation und bei maschineller KM-

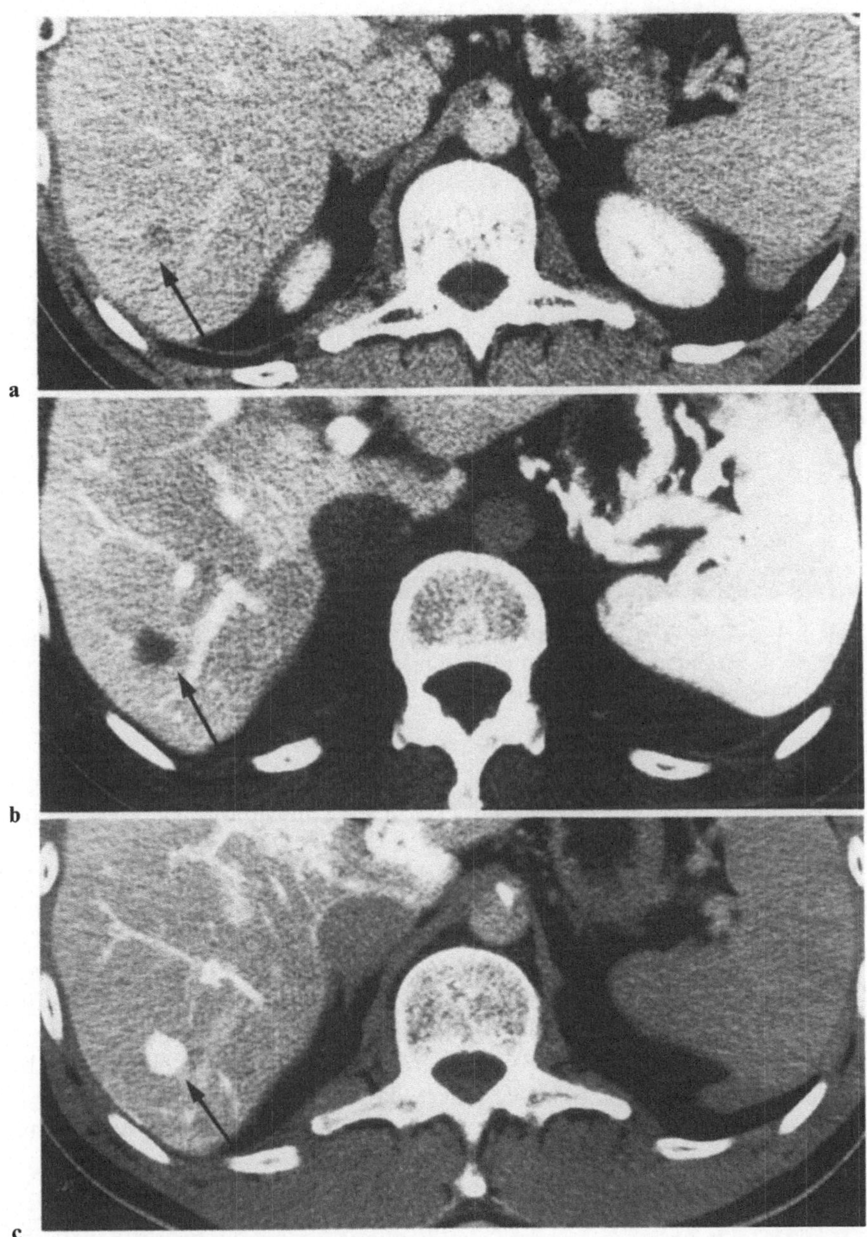

Abb. 1 a–c. Erweiterte CT-Diagnostik fokaler Leberläsionen: 14 mm großer Tumorherd eines multifokalen hepatozellulären Karzinoms im 5. Segment. **a** CT-Darstellung nach intravenöser Kontrastmittelgabe (100 ml Ultravist 300). **b** CT-Darstellung während translienaler portalvenöser Kontrastmittelgabe. **c** CT-Darstellung während arterieller Kontrastmittelgabe über die A. hepatica propria. Der fokale Tumor ist arteriell vaskularisiert und stellt sich daher im CT-Portogramm als Kontrastierungsdefekt und im CT-Arteriogramm als hypervaskularisierter Prozeß dar. Bei intravenöser Kontrastmittelgabe liegt ein deutlich geringerer Dichtekontrast vor

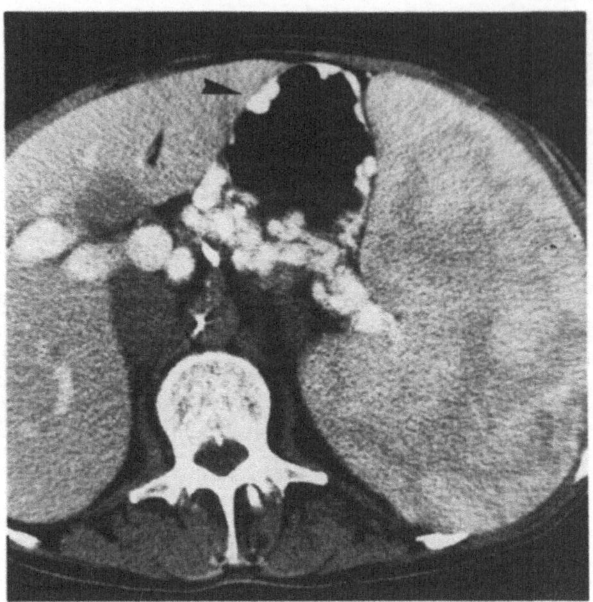

Abb. 2. Erweiterte CT-Diagnostik bei portaler Hypertension: Portale Kontrastmittelgabe über die A. mesenterica superior, Erweiterung des Magenlumens mittels CO_2-Gabe. Deutliche Darstellung von Magenfundusvarizen

Injektion. Vor dem KM-Bolus sollte die Lage des venösen Zugangs am elevierten Arm durch Probeinjektion mit physiologischer NaCl-Lösung überprüft werden.

2. Dosisunabhängige KM-Reaktionen:
Als Mechanismen der anyphylaktoiden Reaktion gelten die Beeinflussung der Plasmaproteine, des Komplementsystems, der Blutgerinnung, Kreuzreaktionen mit Antikörpern sowie eine Wirkung auf das ZNS. Ohne Einfluß sind das applizierte Volumen und die Osmolalität des KM. Symptome sind Urtikaria, Erbrechen, Bronchospasmus sowie kardiovasculäre Dysregulationen. Bei i. v. KM-Gabe wird die Unverträglichkeit häufiger beobachtet. Dagegen gilt es als gesichert, daß nichtionische KM derartige KM-Reaktionen seltener verursachen als die ionischen und die niederosmolaren, ionischen KM.
3. Dosisabhängige KM-Reaktionen:
Ursachen sind die Osmolalität und die pharmakologische Wirkung der KM. Durch die Änderung des osmotisch wirksamen Drucks kommt es zur Vasodilatation mit Blutdruckabfall, Hypervolämie und kardialer Mehrbelastung. Hohe KM-Volmina setzen die glomeruläre Filtrationsrate herab, die Niere gilt daher als kritisches Organ. Die Osmolalität der KM wird ursächlich für Schmerz- und Hitzegefühle verantwortlich gemacht. Da die nichtionischen KM einen niedrigeren osmotischen Druck haben, verursachen sie deutlich seltener dosisabhängige Symptome. Beim nierengesunden

Erwachsenen gelten etwa 300 ml eines 60%igen KM als Höchstdosis. Solch hohe KM-Mengen werden in der CT auch bei intensiver Diagnostik, z. B. beim zervikalen, thorakalen, abdominellen und pelvinen Staging von Systemerkrankungen nicht benötigt.

Wahl des Kontrastmittels in der CT

Wegen der deutlich verminderten Begleiterscheinungen gegenüber den ionischen KM empfiehlt sich heute ausschließlich der Einsatz von nichtionischen KM (Iopamidol, Iopromid) bei allen Indikationen zur KM-Applikation in der CT.

Entwicklung neuer Kontrastmittel für die CT

Ziel gegenwärtiger Bemühungen ist die Entwicklung von organ- bzw. gewebespezifischen KM für die CT. Am weitesten ist die Entwicklung für KM fortgeschritten, die in das retikuloendotheliale System aufgenommen werden. Ein Vertreter hierfür ist das jodhaltige, an eine Ölemulsion gebundene Präparat EOE-13, das selektiv in das Leber- und Milzparenchym aufgenommen wird. Der Nachweis kleiner Läsionen, insbesondere in der Milz, soll hierdurch besser gelingen. Da die Verträglichkeit der Substanz jedoch schlecht ist (Zephalgien, Schüttelfrost, Fieber), ist sie derzeit nicht als Handelspräparat erhältlich.

Erfolgversprechender scheint der Weg zu sein, klinisch bereits erprobte KM an lipophile „carrier“ zu binden, z. B. an Phospholipidvesikel (Liposomen). Primär nephrotrope KM wie Iotrolan werden durch den Kunstgriff der Verkapselung selektiv im RES der Leber und Milz mit besserer Verträglichkeit angereichert.

Für eine langandauernde Gefäßkontrastierung wurden großmolekulare Substanzen wie Polyvinylpyrrolidon und Perfluorocytylbromid getestet. Die Extravasation und die glomeruläre Filtrationsrate dieser „blood-pool-agents“ sind gering, die Viskosität jedoch sehr hoch, so daß nur verdünnte Lösungen und damit für die Praxis unvertretbar hohe KM-Volumina verwendet werden müssen.

Die primär für die Magnetresonanztomographie (MRT) entwickelten Lanthanid-Chelate, wie das Gadolinium-DTPA-Dimeglumin und das Yttrium-DTPA-Meglumin, wurden auf ihre Einsatzmöglichkeit als nicht jodhaltige KM in der CT tierexperimentell überprüft. Da die maximale Absorption dieser Substanzen im höherenergetischen Spektrum angesiedelt ist, erscheint der Einsatz der Chelat-Komplexe in Verbindung mit einer speziellen Energiesubtraktion in der CT ein interessanter Ansatz für die Zukunft.

Literatur

1. Burgener FA, Hamlin DJ (1981) Contrast enhancement in abdominal CT: bolus vs. infusion. AJR 137:351
2. Claussen CD, Banzer D, Pfretzschner C, Kalender WA, Schörner W (1984) Bolus geometry and dynamics after intravenous contrast medium injection. Radiology 153:365
3. Hagman LA, Evans RA, Fahr LM, Hinick VA (1980) Renal consequences of rapid high dose contrast CT. AJR 134:553
4. Heiken JP, Weyman PJ, Lee JKT, Balfe DM, Picus D, Brunt EM, Flye MW (1989) Detection of focal hepatic masses: prospective evaluation with CT, delayed CT, CT during arterial portography, and MR imaging. Radiology 171:47
5. Katayama H, Yamaguchi K, Takashima T, Matsuura K, Kozuka T, Seez P: Adverse reactions to contrast media: ionic CM versus non-ionic CM. The Japanese Committee on Safety of Contrast Media
6. Mattrey RF, Long DM, Peck WW, Slutsky RA, Higgins B (1984) Perfluorocytylbromide as a blood pool contrast agent for liver, spleen and vascular imaging in computed tomography. J Comput Assist Tomogr 8:739
7. McCarthy S, Moss AA (1984) The use of a flow rate injector for contrast-enhanced computed tomography. Radiology 151:800
8. McClennan BL (1987) Low osmolality contrast media: premises and promises. Radiology 162:1
9. Papahadjopoulos D (1979) Liposomes as drug carrier. Ann Rep Med Chem 14:250
10. Schild H, Mildenberger P, Schweden F et al. (1987) Leber-CT mit portal-venöser Kontrastmittelgabe. Fortschr Röntgenstr 147:623
11. Speck U, Mützel W, Weinmann HJ (1983) Chemistry, physicochemistry and pharmacology of known and new contrast media for angiography, urography and CT enhancement. In: Taenzer V, Zeitler E (eds) Contrast media in urography, angiography and computerized tomography. Thieme, Stuttgart, pp 2–10
12. Sugarbaker PH, Vermess M, Doppman JL, Miller DL, Simon R (1984) Improved detection of focal lesions with computed tomographic examination of the liver using ethiodized oil emulsion (EOE-13) liver contrast. Cancer 54:1489
13. Vermess M, Adamson RH, Doppman JL, Girton M (1977) Computed tomographic demonstration of hepatic tumor with the aid of intravenous iodinated fat emulsion. Radiology 125:711
14. Weinmann HJ, Felsenberg D, Müller H, Press WR, Römer T (1988) Kontrastmittel für die Computertomographie: Status und Zukunft. In: Claussen C, Felix R (Hrsg) Quo Vadis CT? Springer Berlin Heidelberg, New York Tokyo, S 367–377
15. Young SW, Noon MA, Nassi M, Castellino RA (1980) Dynamic computed tomography body scanning. J Comput Assist Tomogr 4:168

Kontrastmitteluntersuchungen bei Kindern

M. Reither

Einleitung

Seit Einführung der modernen Schnittbildverfahren, insbesondere der Sonographie, neuerdings auch der Kernspintomographie, haben sich die Kontrastmittel-gestützten Untersuchungen in der Kinderradiologie durchgreifend geändert:

1. Wegfall von Untersuchungen: Darstellungen der Gallenwege mit Kontrastmitteln (KM) sind heute bei Kindern nur noch in Einzelfällen erforderlich. Ebenso entfallen Magen-Darm-Passagen bei hypertrophen Pylorusstenosen oder bei der Klärung von „Bauchschmerzen" fast vollständig.
2. Verschiebung der Bedeutung von Untersuchungen: Ausscheidungsurographien bei Harnwegsinfektionen werden heute nach der Sonographie der harnableitenden Wege und nach dem Miktionszystourethrogramm (MCU) durchgeführt. Sie tragen dann nur noch zur Klärung von Fragen bei, die mit den beiden anderen Verfahren nicht beantwortet werden können und haben daher an Zahl erheblich abgenommen (ca. nur noch 15–20% der früheren Untersuchungsfrequenzen).
3. Besondere Fragestellungen: Die zunehmenden Möglichkeiten der interventionellen Radiologie, z. B. Ballonokklusion von intrazerebralen Gefäßfehlbildungen, Embolisation traumatisierter Gefäßareale der Niere, Chemoembolisation primär nicht resektabler Tumoren, stellen an die KM-unterstützten Untersuchungen auch seitens der Pädiatrie besondere Anforderungen. Sieht man von der Computertomographie (CT) und Angiographie ab, für die außer der Bemessung der altersbezogenen KM-Menge bezüglich Indikation und technischer Durchführung die gleichen Bedingungen wie bei den Erwachsenen gelten, bleibt für die intravasale Anwendung von KM im Kindesalter die Ausscheidungsurographie, zumal sich aus den obeng. Gründen auch für die Lymphographie im Kindesalter kaum noch Indikationen ergeben.

Ausscheidungsurographie

Nach Einführung des dimeren, allerdings noch ionischen KM Hexabrix [4, 12, 15] und dann vor allem der nichtionischen KM, zunächst monomer, jetzt auch

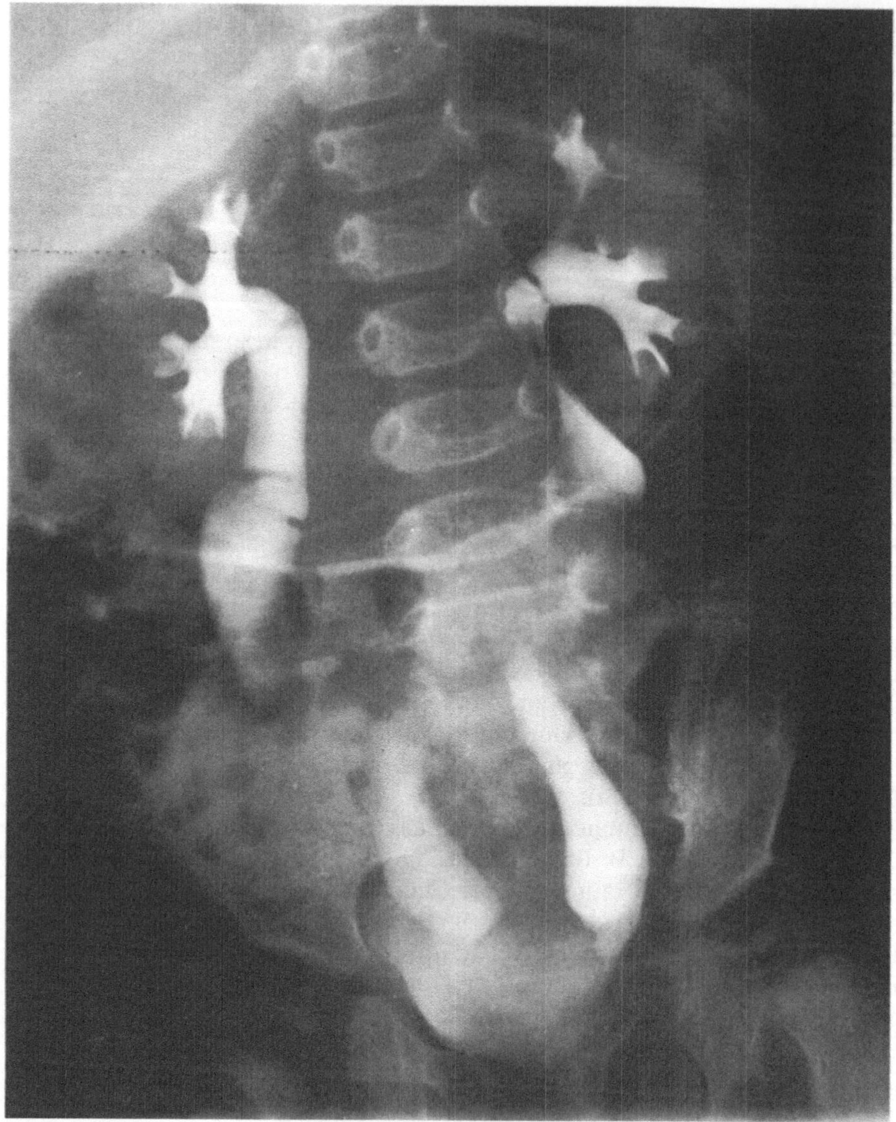

Abb. 1. Ausscheidungsurogramm (AUG) eines 5 Monate alten weiblichen Säuglings, 30 min nach Injektion eines nichtionischen KM; primäre Megaureteren

dimer, haben sich einige Studien mit der Anwendung bei i. v.-Ausscheidungsurogrammen (AUG) im Kindesalter auseinandergesetzt (Abb. 1) [1, 7, 11, 14, 16].

Ein Workshop führte 1985 in Berlin zu folgenden Ergebnissen [7]: Da außer der Veränderung der Osmolalität auch die Elektrolytverschiebungen mit ihrer Bedeutung z. B. für die zerebrale Krampfbereitschaft bei Verwendung niederosmolarer KM geringer ausfallen und zusätzlich qualitativ bessere Röntgenbilder entstehen, sollten bei allen Kindern, insbesondere aber bei Frühgeborenen, Neugeborenen, Säuglingen und allen Risikopatienten nur noch niederosmolare KM eingesetzt werden. Dies gilt nicht nur für die AUG, sondern für alle intravasalen KM-Applikationen (z. B. CT mit KM-Gabe, digitale Subtraktionsangiographie, DSA).

Diese Forderung wird noch dadurch unterstützt, daß die nichtionischen KM eine geringere Frequenz an allergischen Reaktionen erwarten lassen. Ebenfalls sind die kardiovaskulären Nebenwirkungen auf das Gefäßendothel und die Nephrotoxizität für die nichtionischen Substanzen geringer als für die hochosmolaren KM.

Angesichts der relativ teuren nichtionischen KM erarbeitete man neben Richtlinien für eine sogenannte hohe Dosis auch Werte für eine Reduzierung der injizierten KM-Menge im früheren Säuglings- und Kleinkindalter (Tabelle 1; [14]):

Grundsätzlich muß betont werden, daß bei Säuglingen in den ersten Lebenswochen wegen einer noch eingeschränkten glomerulären Filtration, einer noch nicht voll ausgebildeten tubulären Rückresorption und einer noch reduzierten Konzentrationsfähigkeit, Kontrastdarstellungen der Nieren und harnableitenden Wege wenn möglich verschoben werden sollten, um eine bessere Bildqualität zu erzielen. In den meisten Fällen können entsprechende klinische Fragestellungen in dieser Altersgruppe heute mit der Sonographie beantwortet werden.

Bezüglich der im Vergleich zu früheren hyperosmolaren KM hohen Kosten für die neuen KM-Generationen argumentierte man, daß die überall merklich gesenkten Untersuchungsfrequenzen und die beim Kind insgesamt sowieso niedrigen KM-Mengen nicht zu einer wesentlichen Kostensteigerung beitragen.

Die beobachteten KM-bezogenen Komplikationen waren unerheblich, ernstere Probleme kamen nicht vor. In diesem Zusammenhang wurde auch über eine in den USA entwickelte, vielversprechende Labormethode berichtet,

Tabelle 1. Intravenös injizierte Kontrastmitteldosis, abhängig vom Alter und Körpergewicht

Alter	Hohe Dosis [ml/kg KG]	Niedrige Dosis [ml/kg KG]	
0.– 1. Monat	4,0–5,0	(1. Jahr)	3,0
1.– 3. Monat	4,0		
3.– 6. Monat	3,5–4,0		
6.–12. Monat	3,0–3,5		
12.–24. Monat	2,5–3,0	(2. Jahr)	2,0
2.– 5. Jahr	2,5	(Ab 3. Jahr)	1,5
5.– 7. Jahr	2,0–2,5		
7.–12. Jahr	1,5 2,0		
Ab 13. Jahr	1,0 1,5		

nämlich einen IgE-anti-RCM-Immunoassay („radiographic contrast media"), welcher aber bislang noch nicht die Stufe der klinischen Anwendung erreicht hat [2, 3].

Bei der Anwendung jodhaltiger KM sollte man vor allem bei Frühgeborenen und Säuglingen innerhalb des 1. Trimenons auf den Schilddrüsenstoffwechsel achten, der – wie entsprechende Untersuchungen gezeigt haben [7] – schon beim Anspritzen eines zentralvenösen Katheters aus dem Gleichgewicht geraten kann.

Nichtionische Kontrastmittel bei Untersuchungen des Gastrointestinaltrakts

Aufgrund von Mitteilungen über fatale Folgen von Aspirationen und Perforationen bei der Anwendung bariumhaltiger bzw. hypertoner, wasserlöslicher KM (z. B. Gastrografin) [8–10] ging man zu Beginn der 80er Jahre dazu über, wasserlösliche dimere KM [4, 15] und später nichtionische KM auch bei Problemen des Gastrointestinaltrakts (GI) und zur Darstellung der zentralen Atemwege einzusetzen (Abb. 2a, b). Die auf dem erwähnten Workshop [7] zusammengetragenen Ergebnisse zeigten, daß man bei durchweg guter Akzeptanz und Verträglichkeit eine gute Bildqualität, keine störende Verdünnung des KM im distalen Dünndarmbereich und keine kompensatorische Darstellung des Nierenbeckenkelchsystems erreichen und die Folgen osmotisch bedingter Flüssigkeitsverschiebungen vermeiden konnte [4, 6, 7, 15].

Das am häufigsten geprüfte Omnipaque 300 wurde zur Magen-Darm-Passage (MDP) mit 5%iger Glukose verdünnt und in einer Dosis von 5 ml/kg gegeben, zum Kolonkontrasteinlauf erfolgte die 1:1 Verdünnung mit Aqua destillata, die Dosis lag zwischen 5–10 ml/kg.

Als Indikationen für nichtionische KM zur MDP werden derzeit angesehen [7]:

Darmperforation, nekrotisierende Enterokolitis und entzündungsbedingte Stenosen (Abb. 3), Morbus Hirschsprung (Gefahr der Eindickung von bariumhaltigem KM!), enterale Fisteln, Invagination (falls nicht aerostatische Reposition!); postoperative Kontrollen (Durchgängigkeit von ausgeschalteten Kolonabschnitten), Anastomoseninsuffizienz.

Als Indikation für Barium gilt eigentlich nur noch die Schleimhautdiagnostik im gesamten GI-Trakt.

Indikationen für hyperosmolare, wasserlösliche KM (Gastrografin, 1:4 verdünnt!!) sind Obstipationszustände (Mekoniumpropf, -ileus, chronische Obstipation bei älteren Kindern), während sie bei Dehydratationszuständen, bei Aspirationsgefahr (toxische Wirkung auf die Lungenalveolen!) und bei Perforationsgefahr wegen der entzündlichen Reaktionen im Peritoneum [8] kontraindiziert sind.

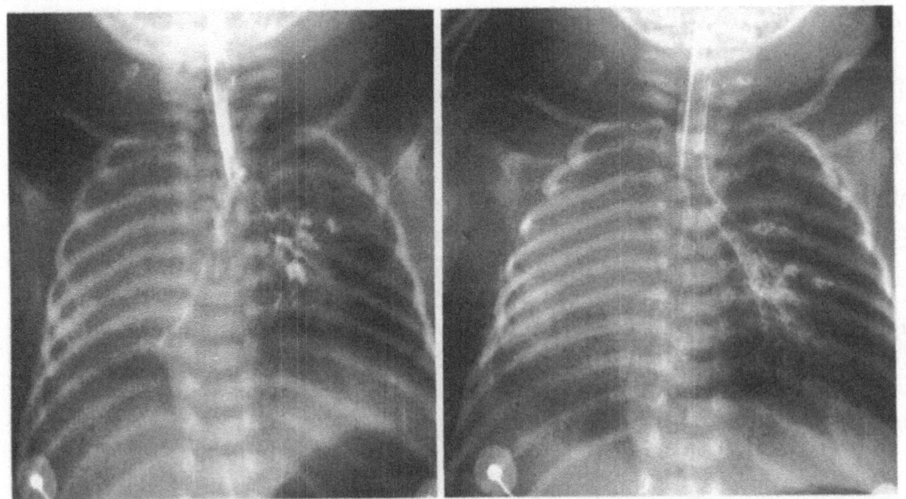

Abb. 2a, b. 3 Tage alter weiblicher Säugling mit Lungenhypoplasie rechts und Spiegelbild-dextrokardie. **a** Bronchogramm, **b** Doppelkontrastdarstellung, hier auch Wirbelmißbildungen erkennbar

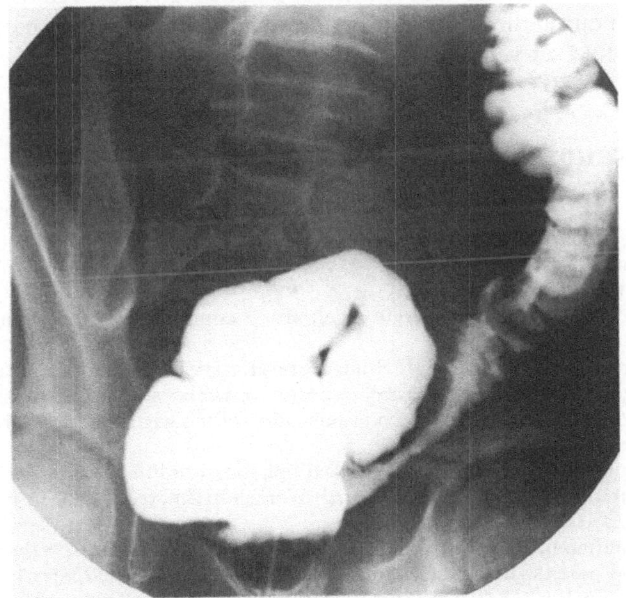

Abb. 3. Langstreckige Sigmastenose eines 15 Jahre alten Jungen mit Morbus Crohn

Zusammenfassung

Die Erweiterung des Spektrums bildgebender Untersuchungsverfahren und die Einführung nichtionischer KM hat in der Kinderradiologie zu bemerkenswerten Konsequenzen geführt:

Während die Gallenwegsdiagnostik mit intravasal appliziertem KM praktisch ebenso wie die Lymphographie entfallen ist, hat die Ausscheidungsurographie eine Neubewertung erfahren: Sie steht jetzt in der Regel an dritter Stelle bei der Diagnostik der Harnwegsinfektionen und sollte nur noch mit nichtionischen KM durchgeführt werden. Die bisherigen Studienergebnisse machen dies erforderlich. Die gegenüber früher deutlich geringeren Untersuchungsfrequenzen und die im Kindesalter sowieso kleineren KM-Mengen machen die relativ hohen Kosten erträglich.

Für das MCU mit ca. 3–5%igem, konventionellem KM ergibt sich keine Änderung; für das KM im CT und die Angiographie gelten die gleichen Bedingungen wie bei den Erwachsenen.

Für die Diagnostik des GI-Traktes gibt es eine Reihe von Indikationen für nichtionische KM, um Schäden der Lunge bei Aspirationen, Dehydratation, entzündliche Veränderungen bei Perforationen und Reaktionen des KM mit dem Peritoneum sowie die Eindickung des KM bei organisch bedingter Obstipation durch die Anwendung von Barium bzw. hyperosmolarem, wasserlöslichem KM zu vermeiden.

Literatur

1. Bolz KD, Skalpe IO, Gutteberg TJ (1984) Johexol and metrizoate in urography on children. Comparison between a nonionic and an ionic medium. Acta Radiol [Diagn] (Stockh) 25:135
2. Brasch RC (1980) Allergic reactions to contrast media: accumulated evidence. AJR 134:797–801
3. Brasch RC, Caldwell JL, Fudenberg HH (1976) Antibodies to radiographic contrast agents: induction and characterization of rabbit antibodies. Invest Radiol 11:1–9
4. Cohen M (1982) Prolonged visualization of the gastrointestinal tract with metrizamide. Radiology 143:327–328
5. Guignard JP, Lanener PA (1984) Regulation des Flüssigkeits- und Elektrolyt-Haushalts durch die Niere. In: Duc G (Hrsg) Workshop für Neonatologen. Vieweg, Braunschweig, S 28–34
6. Kaufmann HJ (1984) The use of nonionic contrast agents in the gastrointestinal canal and other special applications. 21. Kongreß der ESPR, Florenz
7. Kaufmann HJ (Hrsg) (1985) Kontrastmittel in der Kinderradiologie, Workshop, 22.–24. 8. 1985, Berlin. Schering, Berlin
8. McAlister WH, Askin FB (1983) Effects of some contrast agents in the lungs: a experimental study in the rat and dog. AJR 140:245
9. McAlister WH, Siegel MJ (1984) Fetal aspirations in infancy during gastrointestinal series. Pediatr Radiol 14:81–83
10. McAlister WH, Shackleford GD, Kissane J (1972) The histologic effects of some iodine-containing media on the rat peritoneal cavity. Radiology 105:581–582

11. Meradji M, Ben Gershon E (1984) Excretory urography with four different contrast media. Radiological and biochemical trials in 295 young infants. Ann Radiol (Paris) 27:199
12. Reither M, Klingmüller V (1981) Erste Erfahrungen mit Hexabrix® bei Ausscheidungsurographien im Kindesalter. Fortschr Med 99:771–774
13. Schindera F, Struck E (1983) Physiologische Grundlagen der Infusionsbehandlung im Kindesalter. In: Eigler FW (Hrsg) Parenterale Ernährung. Zuckschwerdt, München, S 259–271
14. Schneider K, Fendel H (1984) Die Bedeutung eines nichtionischen nierengängigen Kontrastmittels (Iopamidol 300®) in der Röntgendiagnostik der Nieren und Harnwege bei Kindern. Röntgenblätter 38:347–352
15. Smith W, Franken EA (1984) Metrizamide as a contrast medium for visualization of the tracheobronchial tree, its drawbacks and possible advantages. Pediatr Radiol 14:158–160
16. Tröger J, Schofer O, Beeres W, Leider J, Dennebaum R (1982) Serum changes and urographic quality after use of contrast media with different osmolality. Pediatr Radiol 12:327

Arthrographie

M. Reiser, E. Keller und M. Nägele

Erstautoren der Methode

Bereits im Jahre 1905, also kaum 10 Jahre nach der Entdeckung der Röntgenstrahlen, zeigten Werndorff und Robinson auf dem 4. Deutschen Kongreß für Orthopädie die ersten Arthrogramme des Kniegelenks, die nach intraartikulärer Sauerstoffinsufflation angefertigt wurden. Die Entwicklung der Arthrographie in den folgenden Jahrzehnten bis heute ist gekennzeichnet durch die Suche nach geeigneten kontrastgebenden Substanzen, der Optimierung der Untersuchungstechnik und einer zunehmenden Ausweitung der Indikation auf immer mehr Gelenke, so daß heute Ergebnisse zu nahezu jedem Gelenk des menschlichen Körpers vorliegen.

Ein Jahr nach der ersten Mitteilung konnten Hoffa (1906) und Rauenbusch (1906) die Ergebnisse von Werndorff und Robinson bestätigen. 1926 wurde von Bernstein und Ahrens die Pneumoarthrographie mit Kohlendioxyd zur Diagnostik der Synovitis des Kniegelenks beschrieben. Meschan und McGraw (1947) konnten durch umfangreiche Untersuchungen die Aussagekraft der Luftarthrographie bei Meniskusverletzungen belegen (Abb. 1).

Die Arthrographie mit positiven Kontrastmitteln (KM) war zunächst durch die erhebliche Chemotoxizität der dijodierten Röntgenkontrastmittel (RKM) belastet, so daß diese Methode vorerst keine große Verbreitung fand (Bircher u. Oberholzer 1934). Mit der Entwicklung der trijodierten RKM wurden die Verfahren der Mono-/Doppelkontrastarthrographie wesentlich verfeinert und standardisiert (Lindblom 1948; Ricklin et al. 1960). Die Arthrographie des Kniegelenks mit Doppelkontrasttechnik und durchleuchtungsgezielten Aufnahmen in Bauch- und Rückenlage und mit „Aufklappung" des Kniegelenks durch entsprechende Stressmanöver stellt seitdem ein etabliertes Verfahren dar (Abb. 2), dessen diagnostische Treffsicherheit durch umfangreiche Studien dokumentiert wurde (Butt u. McIntyre 1969; Freiberger u. Pavlov 1988). Neben der Untersuchung der Menisken ist auch eine sichere Erfassung von Läsionen der Kreuzbänder möglich (Pavlov u. Freiberger 1978).

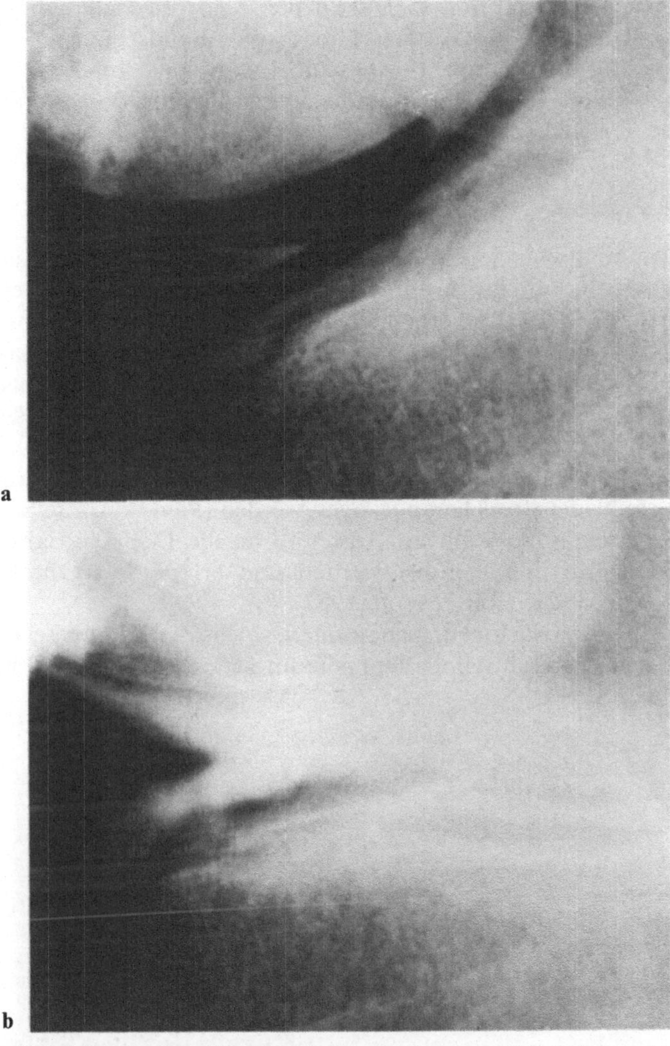

Abb. 1 a, b. Meniskus. Scharfe Abgrenzung des Meniskus im Luftkontrast (**a**), in der positiven Monokontrastdarstellung (**b**) sind die Konturen des Meniskus unscharf abgebildet

Bedeutung und Indikation des Verfahrens heute

Die Indikationen für die Arthrographie müssen gesondert für die verschiedenen Gelenke des Körpers betrachtet werden:

- Knie: Menisken, Kreuzbänder, paraartikuläre Zysten, (Gelenkknorpel),
- Schulter: Ruptur der Rotatorenmanschette (RM) und Bizepssehne, Luxation, Capsulitis adhaesiva,

- Ellenbogen: freie Gelenkkörper, Knorpelschäden,
- Hand: Diskusläsionen, interkarpale Bandschäden,
- Hüfte: Luxation, Prothesenlockerung und -infektion,
- Sprunggelenk: Band- und Kapselschäden, Osteochondrosis dissecans, freie Gelenkkörper.

Kniegelenk

Traumatische, angeborene und degenerative Meniskusläsionen sind durch die Doppelkontrastarthrographie mit hoher Sicherheit zu erfassen (Abb. 3, 4). Mit einer Treffsicherheit von 93% ist die Arthrographie der Arthroskopie (81%) überlegen (Otto u. Kallenberger 1987). Vorteilhaft ist vor allem die übersichtliche Darstellung des Hinterhorns des Innenmeniskus, das arthroskopisch nur schlecht einsehbar ist und das häufig von Läsionen betroffen ist (Dumas u. Edde 1986; Thijn 1982). Zur Diagnostik der Kreuzbandverletzungen können durchleuchtungsgezielte Aufnahmen mit vorderem und hinterem Schubladenstress herangezogen werden (Pavlov u. Freiberger 1978). Die CT-Arthrographie kann im Anschluß an die Doppelkontrastarthrographie der Menisken durchgeführt werden und erlaubt eine direkte Darstellung der Kreuzbänder (Reiser et al. 1982).

Knorpelläsionen, insbesondere solche der Patella bei der Chondromalacia patellae sind durch die Doppelkontrastarthrographie nicht mit ausreichender

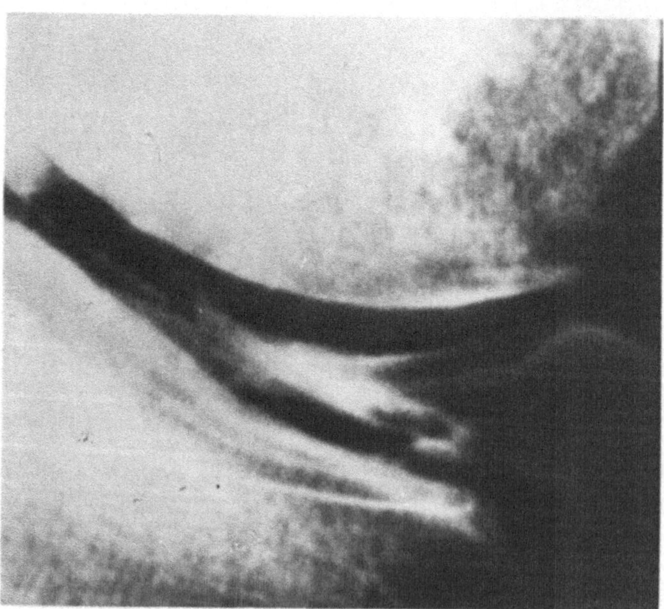

Abb. 2. Doppelkontrastarthrographie des Innenmeniskushinterhorns. Abplattung und irreguläre Begrenzung sowie vermehrte KM-Imbibierung als Ausdruck einer degenerativen Schädigung

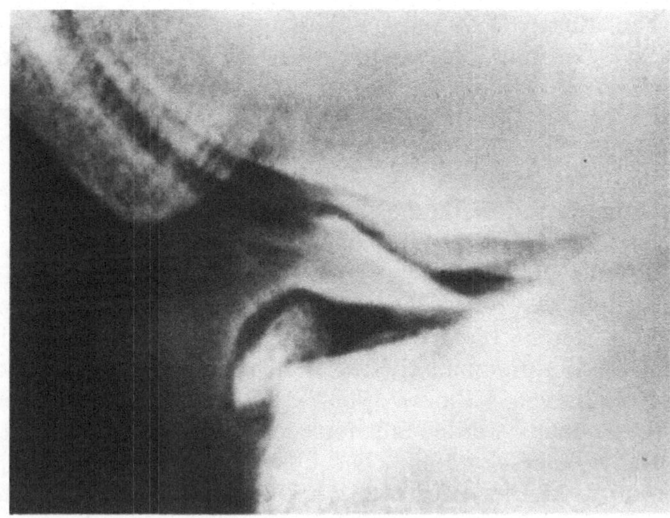

Abb. 3. Doppelkontrastarthrographie mit Darstellung eines freien Gelenkkörpers im unteren Rezessus des Kapselraums

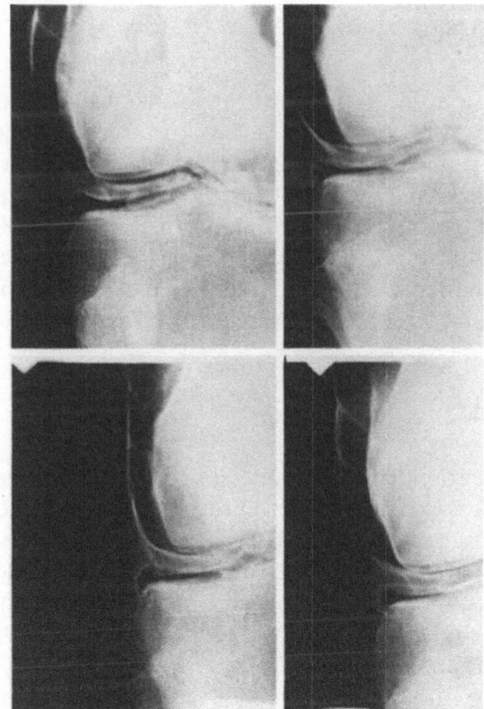

Abb. 4. Scheibenmeniskus. Darstellung in Doppelkontrasttechnik. Komplette Form eines Scheibenmeniskus

Sicherheit zu erfassen (Kaufmann u. Langlotz 1984; Thijn 1982). Auch hier ist durch die CT-Arthrographie eine deutliche Verbesserung zu erzielen.

Schultergelenk

Das biomechanische Verständnis und die Behandlungskonzepte bei den Erkrankungen der Rotatorenmanschette (Impingement-Syndrom, Tendinitis, Ruptur) haben sich in den letzten Jahren deutlich gewandelt. Während komplette Rupturen der Rotatorenmanschette durch die Arthrographie sicher nachgewiesen werden können (Lindblom 1939; Nelson 1952), sind partielle Rupturen der Rotatorenmanschette durch die Arthrographie nicht direkt feststellbar (Reeves 1966; Killoran 1968). Bei zusätzlicher KM-Injektion in die Bursa subacromialis werden auch partielle Rupturen der Rotatorenmanschette erfaßt (Rakofsky 1987). Die CT-Arthrographie in Doppelkontrasttechnik kann als Methode der Wahl zur Diagnostik der Folgeschäden und der prädisponierenden Faktoren der Schulterluxation angesehen werden: Läsionen des Labrum glenoidale (Bankart-Läsion) sowie Ausweitungen des Kapselraums sind im CT-Arthrogramm ebenso erkennbar wie die Retroversion der glenoidalen Gelenkfläche der Skapula und die Retrotorsion des Humerus (Rafii et al. 1986).

Ellenbogengelenk

Die Arthrographie des Ellenbogengelenks kann als aussagekräftigste Methode für den Nachweis von freien Gelenkkörpern angesehen werden (Abb. 5). Sie ist vor allem bei nichtverkalkten oder verknöcherten freien Gelenkkörpern erforderlich. Da kleine Gelenkkörper durch KM überlagert werden und bei der Doppelkontrasttechnik Blasen entstehen können, die freie Gelenkkörper vortäuschen, halten wir die Luftarthrographie für vorteilhaft. Daneben können Knorpelschäden auch dann durch die Arthrographie erfaßt werden, wenn keine reaktiven Knochenveränderungen vorliegen.

Handgelenk

Die Arthrographie des Handgelenks kann derzeit als bestes Verfahren für die Diagnostik von Läsionen des Discus triangularis und von interkarpalen Bandläsionen angesehen werden (Abb. 6). Interkarpale Bandschäden gehen mit Instabilitäten des Handgelenks einher, die eine erhebliche Funktionseinschränkung bedeuten und chronische Schmerzzustände zur Folge haben. Ihre differenzierte Diagnostik stellt die Voraussetzung für interkarpale Fusionsoperationen dar.

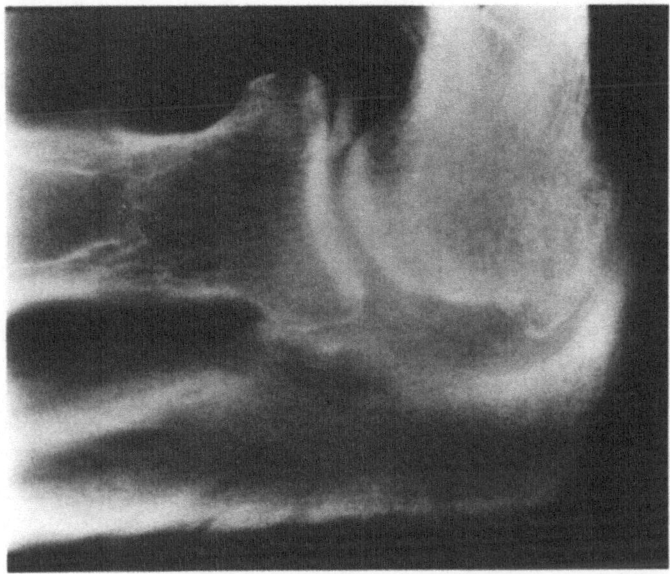

Abb. 5. Luftarthrographie des Ellenbogengelenks. Verkalkter freier Gelenkkörper im vorderen Kapselraum. Defektbildung an der Gelenkfläche des distalen Humerus

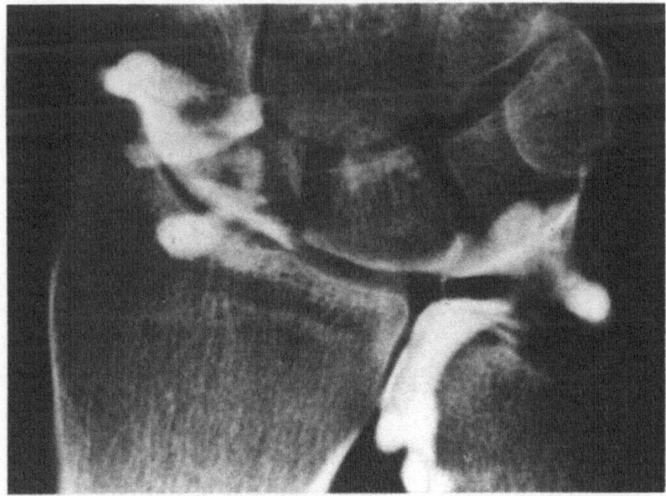

Abb. 6. Monokontrastarthrographie des Handgelenks. Kontrastmittelübertritt nach radiokarpaler Injektion in das distale Radio-Ulnargelenk und in den radialen Anteil des Discus triangularis

Hüftgelenk

Die Arthrographie des Hüftgelenks wird bei Kindern vor allem zum Nachweis von Repositionshindernissen (Limbus, Gelenkkapsel) und der Form des Hüftkopfs bei Hüftluxationen herangezogen (Schwartz u. Goldberg 1978; Astley 1967). Bei Verdacht auf entzündliche Gelenkveränderung steht die Gewinnung von Material zur mikrobiologischen Untersuchung im Vordergrund. Die KM-Injektion in das Gelenk im Anschluß an die Aspiration von synovialer Flüssigkeit dient primär dazu, die intraartikuläre Lage der Nadelspitze zu dokumentieren (Razzano et al. 1974). Zur Klärung von Beschwerden nach alloarthroplastischen Hüftgelenksoperationen kann die Arthrographie durch den Nach-Nachweis der Lockerung von Komponenten beitragen (Anderson u. Staple 1973; Gelman 1976). Bei der schwierigen Differenzierung von Lockerung und/oder Infektion ist die Aspiration von Flüssigkeit aus der Neogelenkhöhle angezeigt.

Die Arthrographie des Hüftgelenks kann auch erforderlich sein zur definitiven Sicherung einer Chondromatose des Hüftgelenks und der Capsulitis adhaesiva sowie von Ergußbildungen in der Bursa iliopsoas.

Häufigkeit der Untersuchung und Einfluß neuer bildgebender Systeme

Quantitative Angaben über die Häufigkeit der Arthrographie in verschiedenen Bereichen radiologischer Berufstätigkeit – niedergelassene Praxis, kommunale und konfessionelle Krankenhäuser sowie Universitätskliniken – liegen in der Literatur nicht vor. Es besteht jedoch kein Zweifel darüber, daß nach Einführung neuer bildgebender Systeme und nicht zuletzt der Arthroskopie eine deutliche Abnahme der Untersuchungsfrequenz in allen Bereichen eingetreten ist, wobei allerdings lokal erhebliche Unterschiede zu verzeichnen sind. Hall (1987) berichtet über eine Umfrageaktion bei 146 Radiologen, vorwiegend Mitgliedern der International Skeletal Society im angloamerikanischen Sprachraum. Dabei ergab sich in den letzten 10 Jahren eine durchschnittliche Abnahme der arthrographischen Untersuchungen um 20%, wobei dieser Rückgang bei Universitätsinstitutionen deutlicher ausgeprägt war.

Die Analyse der einzelnen Indikationen zeigte erhebliche Unterschiede für die verschiedenen Gelenke (Tabelle 1).

Untersuchungen des Kniegelenks stellten mit 55% die häufigste Indikation zur Arthrographie dar und wiesen die deutlichste Abnahme auf (50% innerhalb von 5–10 Jahren). Die Einführung der Arthroskopie wurde als wichtigster Grund für den Rückgang der Arthrographie angegeben. Die hohe diagnostische Sicherheit der Magnetresonanztomographie (MRT) für den Nachweis und Ausschluß von Binnenschäden des Kniegelenks dürfte in Zukunft die Indikation zur Arthrographie noch mehr einschränken.

Tabelle 1. Arthrographie: Häufigkeit

Gelenk	Häufigkeit [%]	Tendenz	Untersuchungsmethode
Knie	55	↓	Arthroskopie, MRT
Schulter	20	(↑)	MRT, Ultraschall ↓, CT-Arthrographie ↑
Handgelenk	5–10	↑	OP der Instabilitäten
Hüfte	5	↑	Gelenkersatz
Ellenbogen, Sprunggelenk	<5	=	

↓ = abnehmende Untersuchungsfrequenz.
↑ = zunehmende Untersuchungsfrequenz.
= = gleichbleibende Untersuchungsfrequenz.

Bei der Arthrographie des Schultergelenks sind widerstreitende Entwicklungstendenzen erkennbar. Die Arthroskopie des Schultergelenks hat bisher nicht die gleiche Verbreitung gefunden wie die des Kniegelenks. Dagegen sind in der Sonographie und jüngst in der MRT leistungsfähige Konkurrenzmethoden entstanden. Andererseits ist für wichtige Erkrankungen des Schultergelenks, wie den Läsionen der Rotatorenmanschette und dem damit ätiologisch verknüpften Impingement-Syndrom eine wirkungsvolle Operationstechnik entwickelt worden, die eine präzise präoperative Diagnostik voraussetzt. Dies gilt auch für die Veränderungen bei habitueller und traumatischer Schulterluxation. Aus den genannten gegensinnigen Einflußgrößen dürfte insgesamt eine geringe Zunahme der Schultergelenksarthrographie resultieren.

Die Arthrographie des Handgelenks ist weitgehend an Institutionen mit aktiven handchirurgischen Abteilungen gebunden, die bei karpalen Instabilitäten oder Läsionen des Discus triangularis operative Behandlungsverfahren einsetzen. Da sich diese zunehmend durchsetzen und weitere Verbreitung erfahren und andererseits keine anderen diagnostischen Methoden etabliert sind, ist eine Zunahme der Handgelenksarthrographie zu erwarten.

Die Indikation zur Hüftgelenksarthrographie reduziert sich bereits heute weitgehend auf die Diagnostik der Koxitis, die im Zusammenhang mit der Aspiration von Gelenkflüssigkeit zur mikrobiologischen Untersuchung durchgeführt wird. Daneben ist die Differenzierung von Lockerung und Infektion nach total-endoprothetischem Ersatz eine wichtige Aufgabe der Arthrographie. Da immer mehr Hüftgelenksendoprothesen implantiert werden (weltweit ca. 400000/Jahr) ist insgesamt mit einer Zunahme der Hüftgelenksarthrographie zu rechnen.

Die Arthrographie von Ellenbogen und Sprunggelenk stellt eine relativ seltene Indikation dar, die nach Ausschöpfung der nichtinvasiven diagnostischen Verfahren zum Einsatz kommt. Nach den bisherigen Erfahrungen ist von MRT und Arthroskopie keine wesentliche Einschränkung dieses ohnehin engen Indikationspektrums zu erwarten, so daß die Häufigkeit insgesamt konstant bleiben dürfte.

Applikationsform und Menge des Kontrastmittels

Auf die Untersuchungstechnik und die methodischen Besonderheiten der Arthrographie kann im Rahmen dieses Beitrags nicht eingegangen werden, so daß auf entsprechende Mitteilungen hingewiesen wird (Dalinka 1980). In Tabelle 2 sind die KM-Dosis, der Zugangsweg für die Gelenkpunktion und die Kontrastmedien aufgeführt, wie sie von uns als günstig angesehen werden.

Verwendung von ionischen und nichtionischen Röntgenkontrastmitteln

Für die Beurteilung eines KM als Arthrographikum sind die lokale und systemische Verträglichkeit und die Abbildungsqualitäten bei der Arthrographie bedeutsam. Für die Dauer des Bildkontrasts sind die Osmolalität der KM-Lösung und die Molekülgröße maßgeblich.

Abnahme des Kontrasts:
- Resorption des KM durch Synovialis,
- Einstrom von Flüssigkeit,
- Diffusion im Knorpel und Synovialis.

Während bei ionischen, monomeren KM eine ausreichende Kontrastdichte nur für die Dauer von ca. 6 min p.i. gegeben ist, kann sowohl mit ionischen dimeren (Ioxaglat) als auch mit monomeren nichtionischen KM eine diagnostisch ausreichende Beurteilbarkeit für 15–40 min erreicht werden (Schmidt u. Papassotiriou 1989; Schmidt et al. 1987). Nach Injektion unterschiedlicher

Tabelle 2. Arthrographie

Methodik			
Gelenk	Dosis (KM) [ml]	Zugangsweg	Technik
Knie	4–8	lateral/medial	DK[a] (40–60 ml Luft)
Hüfte	3–5	ventral	MK[b]
Sprunggelenk	6–12	ventral	MK
Ellenbogen	4–5	posterolateral	LK[c], MK (6–12 ml Luft)
Schulter	3–5	ventral	DK (10 ml Luft)
Handgelenk	1,5–2,5	dorsal	MK

[a] Doppelkontrast, [b] positiver Monokontrast, [c] Luftkontrast.

KM in das Kniegelenk von Katzen fanden Katzberg et al. (1976) bei nichtionischen (Metrizamid) und dimeren ionischen KM eine langsamere Abnahme der Jodkonzentration und eine geringere Zunahme des Flüssigkeitsvolumens im Gelenkkavum. Obermann und Kieft (1987) fanden für Ioxaglat einen günstigeren Scorewert als für Iohexol und Metrizoat. Zwischen Ioxaglat und Iotrolan wurden hinsichtlich der Dauer der diagnostisch adäquaten Bildqualität keine signifikanten Unterschiede gefunden (Obermann et al. 1989). Aus diesen Ergebnissen kann abgeleitet werden, daß für die Abnahme der Kontrastdichte nach intraartikulärer Injektion eines KM die Diffusion des KM-Moleküls eine wichtigere Rolle spielt als der von der Osmolalität bestimmte Einstrom von Flüssigkeit in das Gelenkkavum. Bei einer effektiven Porengröße des Gelenkknorpels von 6 nm ist diese in der Größenordnung des KM-Moleküls, so daß sich Änderungen der Molekülgröße entscheidend auswirken.

Für die Beurteilung eines KM als Arthrographikum ist auch die lokale Verträglichkeit von großer Bedeutung. Bei ionischen monomeren RKM wird 2 h p. i. eine ödematöse Schwellung und subsynoviale Einblutung beobachtet. Nach 24 h konnte eine vermehrte Gewebseosinophilie nachgewiesen werden (Pastershank et al. 1982). Von Corbetti et al. (1986) wurde über Untersuchungen der synovialen Flüssigkeit vor und nach Monokontrastarthrographie mit unterschiedlichen KM berichtet. Bei einem Teil der Patienten wurden zusätzlich intraartikulär Adrenalin injiziert, um die Resorption des KM zu verlangsamen und die Kontrastdichte länger zu erhalten. Als Parameter für die lokale Irritation der KM wurden im Gelenkpunktat Gesamteiweiß, Leukozytenzahl und die Konzentration des Komplements bestimmt. Bei Verwendung ionischer monomerer KM war ohne Adrenalinzusatz nur die Leukozytenzahl signifikant erhöht, während mit Adrenalin eine signifikante Erhöhung aller 3 Parameter vorlag. Bei den nichtionischen Substanzen (Iopamidol, Iohexol) war lediglich mit Adrenalinzusatz eine signifikante Erhöhung des Gesamteiweißes feststellbar. Der Einfluß von Adrenalin ist vermutlich darauf zurückzuführen, daß das KM länger auf die Synovia einzuwirken vermag.

Hinsichtlich der klinischen Verträglichkeit der verschiedenen KM ist eine klare Verifikation der Befunde erschwert durch das Zusammenwirken mehrerer Faktoren:

Bei der Doppelkontrastarthrographie trägt die intraartikulär injizierte Luft zur Reizung des Gelenks ebenso bei wie die Aufdehnung des Gelenkkavums bei allen arthrographischen Verfahren. Aus einer Vielzahl von Publikationen geht jedoch übereinstimmend hervor, daß die lokale Verträglichkeit in folgender Reihenfolge zunimmt:

1. Monomere ionische KM als Na-Salze.
2. Monomere ionische KM als Meglumin-Salze.
3. Dimere ionische KM.
4. Monomere nichtionische KM.
5. Dimere nichtionische KM.

Untersuchungsspezifische und kontrastmittelbezogene Risiken und Komplikationen

Die Arthrographie ist extrem selten von schweren Komplikationen belastet. Prospektive Untersuchungen an großen Patientenkollektiven liegen bisher nicht vor. Insbesondere bei den modernen KM fehlen entsprechende Erhebungen. Allergoide und anaphylaktoide KM-Reaktionen, insbesondere schwere Formen wurden bisher nur kasuistisch mitgeteilt.

Newberg et al. (1985) haben in einer retrospektiven Analyse von 126000 arthrographischen Untersuchungen 317 (0,25%) Komplikationen festgestellt. Dabei waren ausschließlich hyperosmolare ionische KM zur Anwendung gelangt. Letale Komplikationen traten in keinem Fall auf. Bei den schweren allergoiden bzw. kardiovaskulären Reaktionen (n = 5) war nicht immer unterscheidbar, ob sie KM-bezogen waren oder auf Schmerzreaktionen und psychische Alterationen zurückgingen. Eindeutig KM-bedingt war lediglich das Auftreten von Urtikaria einzustufen (n = 61). Von großer Tragweite sind Gelenk- und Weichteilinfektionen (n = 4), die zu bleibenden Schäden der Gelenkfunktion führen können. Als ursächlich sind ungenügende Vorkehrungen für ein aseptisches Vorgehen bei der Gelenkpunktion und KM-Injektion anzunehmen.

Für die Differentialindikation von Arthrographie und Arthroskopie ist sicherlich die Komplikationsrate bei der Arthroskopie zu berücksichtigen (Watanabe 1978). Bei der Arthroskopie wurden wesentlich häufigere und schwerwiegendere Komplikationen beobachtet als bei der Arthrographie:

1. Hämarthros, Wundheilungsstörungen.
2. Iatrogene Läsion von Knorpel, Bändern, Nerven, Gefäßen.
3. Thrombophlebitis, Thrombose, Lungenembolie.
4. Ergußbildung, synoviale Fistel.
5. Kompartment-, Sudeck-Syndrom.

Obwohl die Inzidenz von Gelenkinfektionen (0,01 – 0,1%) und tiefer Venenthrombosen (0,1 – 0,2%) insgesamt relativ niedrig ist, handelt es sich dabei doch um ein bedeutsames Risiko. Schließlich tritt in 50% der Fälle ein bisweilen langanhaltender und rezidivierender Gelenkerguß im Anschluß an die Arthroskopie auf.

Ausblick auf die weitere Entwicklung der Methode

In den letzten Jahren und Jahrzehnten wurde die arthrographische Technik auf nahezu alle Gelenke des Körpers ausgedehnt und standardisiert. Die dimeren nichtionischen KM sind außerordentlich gut geeignet, so daß von seiten der Untersuchungstechnik und Indikationsbreite nur noch in speziellen Teilbereichen Verbesserungen möglich erscheinen.

Die Entwicklungstendenzen der Arthrographie sind vor allem durch konkurrierende Verfahren mit ähnlichem Indikationsspektrum bestimmt. In den USA ist heute vielerorts die Arthroskopie nur dann abrechnungsfähig, wenn eine Untersuchung mit bildgebenden Verfahren (Arthrographie, MRT) vorangegangen ist. In Schadensersatzprozessen wird die Indikation zur Arthroskopie von den Gerichten sehr kritisch beurteilt, wenn keine „independent opinion" eingeholt wurde und eine „Selbstüberweisung" die Basis der Indikationsstellung zur Arthroskopie darstellt. Angesichts der zunehmenden Bedeutung medikolegaler Fragen in Deutschland könnten ähnliche Überlegungen auch bei uns dazu führen, daß der Rückgang der Arthrographie gestoppt wird. Da bildgebende Verfahren der Gelenkdiagnostik heute eine hohe diagnostische Sicherheit gewährleisten und die Arthroskopie von einer geringen, aber gegenüber der Arthrographie signifikant höheren Komplikationsrate belastet ist, sollte ihr Schwerpunkt vor allem in den therapeutischen Verfahren liegen. Bei der Differentialindikation von Arthrographie und MRT muß berücksichtigt werden, daß die MRT durch technische Weiterentwicklungen, die längst nicht abgeschlossen sind, eine außerordentlich hohe Treffsicherheit erreicht hat. Die Verfügbarkeit von geeigneten MRT-Installationen stellt aber auch heute noch eine gewichtige Limitation dar.

Literatur

Anderson LS, Staple TW (1973) Arthrography of total hip replacement using subtraction technique. Radiology 109:470

Astley R (1967) Arthrography in congenital dislocation of the hip. Clin Radiol 18:253

Bernstein MA, Ahrens RA (1926) Diagnostic inflation of the knee joint: a clinical radiological study. Radiology 7:500

Bircher E, Oberholzer J (1934) Die Kniegelenkskapsel im Pneumoradiographiebild. Acta Radiol 15:452

Butt WP, McIntyre JL (1969) Double contrast arthrography of the knee. Radiology 92:487

Corbetti F, Malatesta V, Camposampiero A et al. (1986) Knee arthrography: effects of various contrast media and epinephrine on synovial fluid. Radiology 161:195

Dalinka MK (1980) Arthrography. Springer, New York Heidelberg Berlin

Dumas J-M, Edde DJ (1986) Meniscal abnormalities: prospective correlation of double-contrast arthrography and arthroscopy. Radiology 160:453

Freiberger RH, Pavlov H (1988) Knee arthrography: how I do it. Radiology 166:489

Gelman MI (1976) Arthrography in total hip prosthesis complications. AJR 126:743

Hall FM (1987) Arthrography: past, present and future. AJR 149:561

Hasselbacher P, Schumacher HR (1978) Synovial fluid eosinophilia following arthrography. J Rheumatol 5:173

Hoffa A (1906) Über Röntgenbilder nach Einblasung von Sauerstoff in das Kniegelenk. Berl Klin Wochenschr 43:28

Katzberg RW, Burgener FA, Fischer HW (1976) Evaluation of various contrast agents for improved arthrography. Invest Radiol 11/6:528

Katzberg RW et al. (1978) Evaluation of various contrast agents for improved arthrography. J Rheumatol 5:528

Kaufmann J, Langlotz M (1984) Ist die idiopathische Chondropathia patellae mit radiologischen Methoden diagnostizierbar? ROFO 141:422

Killoran PJ, Marcove RC, Freiberger RM (1968) Shoulder arthrography. AJR 103:658

Lindblom K (1939) Arthrography and roentgenography in rupture of the tendons of the shoulder joint. Acta Radiol 20:548
Lindblom K (1948) Arthrography of the knee joint. Acta Radiol (Stockh) [Suppl] 7
Meschan I, McGraw WH (1947) Newer methods of pneumoarthrography of the knee with an evaluation of the procedure in 315 operated cases. Radiology 49:675
Nelson DH (1952) Arthrography of the shoulder. Br J Radiol 25:134
Newberg AH, Munn CS, Robbins AH (1985) Complication of arthrography. Radiology 155:605
Obermann WR, Kieft GJ (1987) Knee arthrography: a comparison of iohexol, ioxaglate sodium meglumine, and metrizoate. Radiology 162:729
Obermann WR, Bloem JL, Hermans J (1989) Knee Arthrography: comparison of iotrolan and ioxaglate sodium meglumine. Radiology 173:197
Otto H, Kallenberger R (1987) Die Kniearthrographie heute. Radiologe 27:64
Pastershank SP, Resnick D, Niwayma G, Danzig L, Haghighi P (1982) The effect of water-soluble contrast media on the synovial membrane. Radiology 143:331
Pavlov H, Freiberger RK (1978) An easy method to demonstrate the cruciate ligaments by double contrast arthrography. Radiology 126:817
Rafii M, Firooznia H, Golimbo C, Minhoff J, Bonamo J (1986) CT-arthrography of capsular structures of the shoulder. AJR 146:361
Rakofsky M (1987) Fractional arthrography of the shoulder. Fischer, Stuttgart
Rauenbusch L (1906) Zur Röntgendiagnostik der Meniskusverletzungen des Kniegelenkes. ROFO 10:350
Razzano CD, Nelson DL, Wilde AH (1979) Arthrography of the adult hip. Clin Orthop 99:86
Reeves B (1966) Arthrography of the shoulder. J Bone Joint Surg [Br] 48:424
Reiser M, Rupp N, Karpf PM, Feuerbach S, Paar O (1982) Erfahrungen mit der CT-Arthrographie der Kreuzbänder des Kniegelenkes. ROFO 137:372
Ricklin P, Rüttimann A, Del Buono MS (1971) Meniscus lesions: practical problems of clinical diagnosis, arthrography and therapy. Grune & Stratton, New York
Schmidt M, Papassotiriou V (1989) Arthrography with iotrolan: double blind comparison between nonionic, monomeric (Iohexol 300) and nonionic, dimeric (Iotrolan 300) contrast media. In: Taenzer V, Wende S (eds) Recent developments in nonionic contrast media. Thieme, Stuttgart, pp 182–189
Schmidt M, Taenzer V, Wenzel-Hora BI (1987) Methodik und bildgebender Kontrast bei der Schulterarthrographie. Röntgenpraxis 40:413
Schwartz AM, Goldberg MJ (1978) Hip arthrography in children. Skeletal Radiol 3:155
Thijn CJP (1982) Accuracy of double contrast arthrography and arthroscopy of the knee joint. Skeletal Radiol 8:187
Watanabe M (1978) Present state of arthroscopy. Int Orthop 2:101
Werndorff KR, Robinson H (1905) Verhandlung Dtsch Ges orthop Chir, IV. Kongress 1905

Unerwünschte Wirkungen bei Kontrastmittelinjektionen in Gangsysteme

M. Langer, F. Astinet und R. Langer

Einleitung

Die Injektion von wasserlöslichen jodierten Kontrastmitteln (KM) in das arterielle und venöse System sowie die Lymphographie mit öligem KM sind seit Jahrzehnten etablierte Verfahren. Ihre Nebenwirkungen sind sowohl für die ionischen als auch für die nichtionischen und die öligen KM detailliert untersucht.

Wesentlich weniger berücksichtigt wurden mögliche unerwünschte Begleitreaktionen bei der Injektion von KM in präformierte Gangsysteme. Insbesondere sind hier zu nennen

- die endoskopische retrograde Choledochopankreatikographie (ERCP),
- die Hysterosalpingographie (HSG),
- die Sialographie und
- die Bronchographie.

Nur vereinzelte Mitteilungen liegen über Begleitreaktionen bei Galaktographien vor.

Die nachfolgende Übersichtsdarstellung wird getrennt nach Gangsystemen die möglichen, klinisch relevanten, durch die KM-Untersuchung bedingten Begleitreaktionen darstellen.

Untersuchungsverfahren und Nebenwirkungen

Endoskopisch retrograde Choledochopankreatikographie

Seit 1968 ist die ERCP, begründet auf Arbeiten von McCune et al., in die Klinik eingeführt. Durch die Weiterentwicklung der endoskopischen Technik, insbesondere durch Verfeinerung des Instrumentariums zur Intubation der Papilla Vateri, ist die Methode weiter entwickelt worden und die Nebenwirkungsrate hat abgenommen (Bilbao et al. 1976; Cunliffe et al. 1987).

Die wesentliche Indikation zur Darstellung des Pankreasgangs ist die Diagnostik der verschiedenen Formen der Pankreatitis sowie der Nachweis oder Ausschluß von Pankreastumoren (Ammann et al. 1973; Bilbao et al. 1976; Bub et al. 1983).

Die Darstellung des Gallengangsystems hat zum Ziel, Konkremente im Ductus choledocus nachzuweisen, diese evtl. in gleicher Untersuchung durch eine Papillotomie zu extrahieren. Weiterhin ist sie geeignet zur Darstellung des Gallengangsystems im Leberhilus und intrahepatisch bei Verdacht auf tumoröse Raumforderungen.

Die ERCP hat heute, im Vergleich zu allen anderen bildgebenden Verfahren in der Diagnostik der Gangveränderungen bei Pankreatitiden sowie im Rahmen der Diagnostik und Therapie von Steinen im Ductus choledochus, den höchsten Stellenwert.

In das Gangsystem werden nach Intubation der Papilla Vateri wasserlösliche KM injiziert, die Erfolgsraten zur Darstellung der Gangsysteme liegen zwischen 70 und 80% (Bilbao et al. 1976).

In Abhängigkeit vom zu untersuchenden Organsystem (Gallengänge oder Ductus pancreaticus) werden 2–10 ml wasserlösliches KM appliziert.

Die untersuchungsbedingte Komplikationsrate, welche für eine ERP-induzierte Pankreatitis mit ca. 1%, für eine Cholangitis (ERC) mit ca. 0,8% angegeben wird, ist je nach Studie abhängig oder unabhängig vom verwandten KM zu sehen (Fjosne et al. 1986; Kivisaari 1979; Okuno et al. 1985). Eine vergleichende Studie von Rambow et al. (1988) konnte zeigen, daß eine Lipaseerhöhung wesentlich ausgeprägter bei der Verwendung eines dimeren ionischen (Ioxaglat) KM als bei der Verwendung einer ionischen (Ioglicinsäure) und einer nichtionischen (Iopromid) Substanz war. Demgegenüber wurde von Cunliffe et al. (1987) ein geringerer Amylaseanstieg bei der Verwendung desselben dimeren ionischen KM als bei der Verwendung eines ionischen (Diatrizoat) nachgewiesen, die Inzidenz einer Pankreatitis war signifikant niedriger bei Verwendung des ionischen Dimers.

Untersuchungen von anderen Arbeitsgruppen konnten zeigen, daß bei ausschließlicher Injektion von physiologischer Kochsalzlösung oder von Wasser sowohl ein Anstieg der Pankreasenzyme im Blut als auch histologische Veränderungen im Pankreas nachweisbar waren (Bub et al. 1983; Kivisaari et al. 1984).

In experimentellen Untersuchungen konnte nachgewiesen werden, daß in Abhängigkeit von der Dauer der Intubation der Papilla Vateri, dem Injektionsdruck sowie den zur Intubation notwendigen Manipulationen die Inzidenz von Enzymerhöhungen und die Häufigkeit einer Pankreatitis direkt abhängig sind (Bub et al. 1983; Kivisaari).

Zum gegenwärtigen Zeitpunkt kann nicht mit Sicherheit entschieden werden, inwieweit durch Änderung des KM-Typs von ionisch auf nichtionisch eine Verringerung von unerwünschten Begleitreaktionen zu erwarten ist, da ein wesentlicher Grund für die Genese der Pankreatitis untersuchungstechnisch zu erklären ist.

Die ERCP wird sicher auch in Zukunft das Verfahren der Wahl zur Diagnose von Pankreatitiden, insbesondere bei chronischen Formen als auch zur Tumordiagnostik im Pankreas bleiben. Es ist derzeit das Verfahren der Wahl zur Darstellung und Extraktion von Steinen im Ductus choledochus.

Hysterosalpingographie

Bereits 15 Jahre nach Entdeckung der Röntgenstrahlen wurde von Rindfleisch 1910 die erste HSG durchgeführt. Die Indikation der Untersuchung war die Überprüfung der Tubendurchgängigkeit bei Sterilität, sie ist bis heute erhalten. Zusätzlich wird heute die HSG in Einzelfällen zur Abklärung von urogenitalen Fisteln oder bei kongenitalen Anomalien eingesetzt.

Die KM-Injektion ins Cavum uteri erfolgt entweder durch einen auf den Muttermund aufgesetzten Applikator oder durch einen in das Cavum uteri eingebrachten Ballonkatheter, welcher durch Zurückziehen im geblockten Zustand ebenfalls den Zervikalkanal verschließt (Fullenlove et al. 1969; Schütte 1982; Spring et al. 1979).

In der Regel werden im Rahmen einer HSG 5–20 ml KM injiziert, die Injektion wird in jedem Fall beendet, wenn KM aus den Tuben ins Abdomen übergetreten ist (Fullenlove 1969; Jorulf u. Wilbrand 1970; Stiris u. Andrew 1979).

Bis zum heutigen Tage werden HSG sowohl mit wasserlöslichen als auch mit öligen jodhaltigen KM durchgeführt (Caporn et al. 1981; Ekelund u. Karp 1981; Jorulf u. Wilbrand 1970).

In prospektiven randomisierten Studien wurden von Alper et al. (1986) und Schwabe et al. (1983) keine signifikanten Unterschiede hinsichtlich der unerwünschten Begleitreaktionen für beide Substanzklassen gefunden. Demgegenüber stehen die Untersuchungen von De Cherney et al. (1980), die signifikant höhere Nebenwirkungen bei HSG mit öligem KM nachwiesen.

Die Nebenwirkungen sind vaginale Blutungen in bis zu 30% bei Untersuchungen mit Applikator, in bis zu 5% bei Untersuchungen mit intrauterinem Katheter (Fullenlove 1969; Spring et al. 1979).

Für die Patientin ist bedeutsam, daß leichte Schmerzen während und nach der Untersuchung in bis zu 17%, schwere Schmerzen in bis zu 15% berichtet werden (Alper et al. 1986; Caporn; Ekelund u. Karp 1981; Fullenlove 1969; Schütte 1982; Stiris u. Andrew 1979).

Eine Ölembolie wird in der Literatur in einer Inzidenz von 1–6% angegeben (Alper et al. 1986; Bateman et al. 1980; Capdeville u. Remy 1983; Jorulf u. Wilbrand 1970; Nunley et al. 1987).

Weiterhin ist in verschiedenen Studien dargelegt, daß eine nachfolgende Gravidität nach HSG bei Verwendung öliger KM häufiger ist als bei der Verwendung wasserlöslicher Substanzen (Alper et al. 1986; De Cherney et al. 1980; Schwabe et al. 1983).

Zum gegenwärtigen Zeitpunkt wird die HSG nur noch im Rahmen der Sterilitätssprechstunden durchgeführt und hier im europäischen Sprachraum vorwiegend mit wasserlöslichen Substanzen, im amerikanischen Schrifttum auch weiterhin mit öligen KM. Hinsichtlich der Anwendung von nichtionischen KM ist davon auszugehen, daß die peritoneale Reizung bei Übertritt des KM aus den Tuben in die Bauchhöhle bei niedriger Osmolalität etwas geringer sein dürfte. Die Inzidenz einer klinisch manifesten peritonealen Irritation ist jedoch selten.

Die Wertigkeit der Beurteilung der Tubendurchgängigkeit mittels Ultraschall und Injektion von Ultraschall-KM in das Corpus uteri ist im Moment noch nicht abschätzbar und Gegenstand der klinischen Forschung.

Sialographie

Die Sialographie ist ein seit Jahrzehnten in der Diagnostik von Speicheldrüsenerkrankungen etabliertes Verfahren. Die Indikationen zur Durchführung der Sialographie sind chronische Entzündungen und Steine im Bereich der Glandula parotis und submandibularis. Kontraindikation zur Sialographie ist eine Verletzung oder eine akute Entzündung der vorgenannten Drüsen (Pfeiffer 1987).

Es werden ölige KM eingesetzt, die eine bessere Gangdarstellung ermöglichen und einen längeren Untersuchungszeitraum gewähren, da keine Verdünnung innerhalb des Ausführungssystems erfolgt. In einzelnen Publikationen wird ein antiphlogistischer Effekt als erwünschte Begleitreaktion der Untersuchung gezeigt. Weiterhin wird durch die öligen KM in Einzelfällen ein verbesserter Steinabgang erreicht (Hamper u. Seifert; Higashi u. Seifert; Verhoeven 1984). Wasserlösliche KM müssen obligat bei Xerostomie angewandt werden (Pfeiffer 1987; Verhoeven 1984).

An untersuchungsbedingten Begleitreaktionen ist bei Überspritzen, d.h. bei Kontrastierung des Parenchyms insbesondere bei Anwendung öliger KM, eine hohe Schmerzhaftigkeit sowie eine abakterielle Entzündung und Schwellung der betroffenen Drüse zu beobachten. Weiter sind keine relevanten KM-bedingten Nebenwirkungen in der Literatur beschrieben (Hamper u. Seifert 1987; Higashi; Pfeiffer 1987). Hinsichtlich der Anwendung nichtionischer KM ist hervorzuheben, daß mit steigender Viskosität der Substanz ein besserer Kontrast der Gangsysteme durch langsameres Abfließen und somit eine exaktere Darstellung und Diagnostik erreicht wird.

Das Verfahren ist auch heute noch zur Darstellung der Gangstruktur des Drüsenkörpers der Glandula parotis und submandibularis gut geeignet. Dieses ist mit keinem anderen Verfahren möglich. Im Rahmen der Tumordiagnostik mit Computertomographie (CT) und Magnetresonanztomographie (MRT) wird in Zukunft zu überprüfen sein, inwieweit eine Kombination beider Methoden mit der Sialographie eine Erweiterung der Diagnostik erlaubt (Schindler u. Reck 1982).

Bronchographie

Die Bronchographie, in den 60er Jahren als transcricoidale Bronchographie mit erheblichen untersuchungstechnischen Komplikationen belastet (Blutungen, Nervenläsionen, Knorpelverletzungen), wird heute ausschließlich mittels Fiberoptiken und über endotracheale Katheter z.T. selektiv und superselektiv durchgeführt (Rossi et al. 1965; Steckel u. Grillo 1964; Templeton u. Fendley 1964), nur noch selten in Allgemeinnarkose.

Die Indikation zur Bronchographie wird durch die Anwendung der hochauflösenden CT sowie auch der MRT deutlich zurückgedrängt.

Zur Darstellung des Bronchialsystems wird heute Propyliodon (Dionosyl) eingesetzt. Diese Substanz hat sich wegen ihrer guten Haftung am Bronchialsystem und ihrer hohen Viskosität bewährt. Substanzen niedrigerer Viskosität fließen zu schnell ins periphere Bronchial- und Alveolarsystem ab und können damit schwerste Komplikationen, wie Pneumonien, Fieber bis hin zum Exitus letalis (Agee u. Shires 1965) auslösen. Die Inzidenz dieser Nebenwirkungen wird in der Literatur zwischen 1 und 5% angegeben (Hsing u. Han 1963; Lehner u. Gullotta 1985; Olsen et al. 1958). Weiterhin werden nicht-KM-spezifische Begleitreaktionen bei Bronchographien, die z. T. auf Reaktionen auf das Lokalanaesthetikum im Bronchialsystem zurückgeführt werden, dargelegt. Es handelt sich hier vorwiegend um Husten, Übelkeit, Erbrechen sowie Kreislaufreaktionen. Ein Exitus letalis bei einer Bronchographie, der vorwiegend auf das Lokalanaesthetikum zurückgeführt wird, wird mit 0,01–0,05% angegeben (Olsen u. O'Neil 1967).

Zur Verwendung von hochviskösen, dimeren, nichtionischen KM liegen bis zum gegenwärtigen Zeitpunkt noch keine größeren Untersuchungsserien vor. Es ist jedoch hierbei zu berücksichtigen, daß das Verfahren durch die Weiterentwicklung der CT und Kernspintomographie weiter an Bedeutung verlieren wird. Die Qualität einer Bronchographie ist, wie bei vielen interventionellen Verfahren, direkt abhängig von der Erfahrung und Übung des Untersuchers und Befunders, ebenso steigt die Inzidenz der Nebenwirkungen mit fehlender Routine. Durch die Reduktion der Zahl der Untersuchungen ist zu erwarten, daß die Zahl der Nebenwirkungen ansteigen und das Verfahren in Zukunft weiter belasten wird.

Dakryocystographie

Die Dakryocystographie wurde bereits im Jahre 1909 von Ewing in die Radiologische Diagnostik eingeführt. Die ersten Dakryocystographien wurden mit Wismutnitrat gelöst in Petroleum ausgeführt. Im Laufe der nächsten Jahre kamen verschiedene ölige KM zur Anwendung. Bis zum heutigen Tage wird, vorwiegend in der angloamerikansichen Fachliteratur, über die Verwendung von Lipiodol, einem öligen KM für die Dakryocystographie in der Routineanwendung, berichtet. Eine vergleichende Studie von Munk aus dem Jahr 1989 mit verschiedenen wasserlöslichen Kontrastmitteln (Iohexol, Iopamidol sowie Meglumin-Diatrizoat mit Lipiodol) zeigte, daß die Bildqualität bei Verwendung der öligen Substanz signifikant besser im Vergleich zu den wasserlöslichen KM war. Ebenso war die Anwendung von Iopamidol für die Patienten signifikant unangenehmer als die Verwendung der übrigen Substanzen.

Signifikante Begleiterscheinungen der KM-Injektion in das abführende Tränengangsystem, wie Entzündungen oder KM-induzierte Gangverschlüsse werden in der Literatur nicht berichtet.

Der entscheidende Vorteil der Anwendung öliger Substanzen liegt in ihrer hohen Viskosität sowie der fehlenden osmotischen Aktivität, die die Hauptursache für die Patientenbeschwerden sein soll. In Zukunft ist mit dem Einsatz von isoosmolalen viskösen Substanzen in der Dakryocystographie als Alternative zur Anwendung von Lipiodol zu rechnen. Studien zu dieser Indikation liegen jedoch derzeit noch nicht vor.

Literatur

ERCP

Ammann RW, Deyhle P, Butikofer E (1973) Fatal necrotizing pancreatitis after peroral cholangiopancreatography. Gastroenterology 64:320

Bilbao MK, Dotter CT, Lee TG, Katon RM (1976) Complications of endoscopic retrograde cholangiopancreatography (ERCP). Gastroenterology 70:314

Bub H, Bürner W, Riemann JF, Stolte M (1983) Morphology of the pancreatic ductal epithelium after traumatization of the papilla of vater or endoscopic retrograde pancreatography with various contrast media in cats. Scand J Gastroenterol 18:581

Cunliffe WJ, Cobden I, Lavelle MI, Lendrum R, Tait NP, Venables CW (1987) A randomised, prospective study comparing two contrast media in ERCP. Endoscopy 19:201

Fjosne U, Waldum HL, Romslo I, Kleveland PM, Johnsen H, Engebretsen LF (1986) Amylase, pancreatic isoamylase and lipase in serum before and after endoscopic pancreatography. Acta Med Scand 219:301

Hannigan BF, Keeling PWN, Slavin B, Thompson RPH (1985) Hyperamylasemia after ERCP with ionic and non-ionic contrast media. Gastrointest Endosc 31/2:109

Kivisaari L (1979) Contrast absorption and pancreatic inflammation following experimental ERCP. Invest Radiol 14/6:493

Kivisaari L, Alitalo I (1984) The immediate effects of retrograde pancreatography on the pancreas. Eur J Radiol 4:58

McCune WS, Shorb PE, Moscvitz H (1968) Endoscopic cannulation of the ampulla of vater. A preliminary report. Ann Surg 167:752

Moreira VF, Merono E, Larraona JL, Gonzalez JA, Simon MA, Fernandez C, Ruiz del Arbol L (1985) ERCP and allergic reactions to iodized contrast media. Gastroenterology 31/4:293

Okuno M, Himeno S, Kurokawa M et al. (1985) Changes in serum levels of pancreatic isoamylase, lipase trypsin, and elastase 1 after endoscopic retrograde pancreatography. Hepatogastroenterology 32:87

Rambow A, Staritz M, Manns M, Hütteroth T, Meyer zum Büschenfelde KH (1988a) Einfluß unterschiedlicher Röntgenkontrastmittel auf Pankreas- und die Leberenzyme bei der ERCP. Schweiz Rundschau Med (Praxis) 77/4:55

Rambow A, Staritz M, Meyer zum Büschenfelde KH (1988b) Contrast Media for ERCP. Endoscopy 20:126

Reimer JA, Malchow-Moller A, Matzen P, Larsen JE, Moller F, Rikardt AJ, Magid E (1985) A randomized trial of iohexol versus amidotrizoate in endoscopic retrograde pancreatography. Scand J Gastroenterol 20:83

Sable RA, Rosenthal WS, Siegel J, Ho R, Jankowski RH (1983) Absorption of contrast medium during ERCP. Dig Dis Sci 28/9:801

Weizel A, Gelhaus-Klamant U (1978) Renal excretion of contrast medium after endoscopic retrograde investigations. Endoscopy 10:30

Sialographie

Hamper K, Seifert G (1987) Speicheldrüsenveränderungen nach Sialographie. Pathologe 8:65

Higashi T, Mori Y, Ikuta H, Motohashi H, Suga K (1988) Salivary gland uptake of Gallium-67 citrate after sialography. Clin Nuclear Med 13/2:110
Johansen JG (1979) Sialography with a non-ionic water-soluble contrast medium (Amipaque). Dentomaxillofac Radiol 8:71
Pfeiffer K (1987) Gegenwärtiger Stand und Stellenwert der Sialographie. Radiologe 27:248
Qwarnström EE, Hand AR (1982a) A light and electron microscopic study of the distribution and effects of water-soluble radiographic contrast medium after retrograde infusion into the rat submandibular gland. Arch Oral Biol 27:117
Qwarnström EE, Hand AR (1982b) A light and electron-microscopic study of the effects of retrograde infusion of lipidsoluble radiographic contrast medium into the rat submandibular gland. Arch Oral Biol 27:705
Schindler E, Reck R (1982) Die Kombination von Computertomographie und Sialographie zur Parotisdiagnostik. Radiologe 22:241
Verhoeven JW (1984) Choice of contrast medium in sialography. Oral Surg 57:323

Bronchographie

Agee OF, Shires DL (1965) Death after bronchography with a water-soluble iodine-containing medium. JAMA 194/4:227
Bass HE (1949) Delayed pneumonia and urticaria following bronchography. New Engl J Med 240/13:505
Benker G, Voßkühler A, Greschuchna D, Reinwein D (1983) Bronchographie und Schilddrüsenfunktion. Prax Klin Pneumol 37:60
Hsing CT, Han FC (1963) Clinical observation of bronchography with propyliodone (Dionosil). Dis Chest 43:186
Lehner K, Gullotta U (1985) Spätkomplikation nach Hytrast-Bronchographie. „In-vivo-Verdünnung" als Ursache schwerer „Alveolarisierung"? Prax Klin Pneumol 39:133
Olsen AM, O'Neil JJ (1967) Bronchographie. A report of the Committee on Bronchoesophalogy. Am Coll Chest Phys 51:663
Olsen AM, Samson PC, McReynolds GS, Cracovaner AJ et al. (1958) Bronchography summary of a world wide survey. Report of Committee on Bronchoesophalogy 73:251
Rossi P, Hamid Shahinfar A, Ruzicka FF (1965) Transtracheal selective bronchography. Radiology 85:829
Steckel RJ, Grillo HC (1964) Catheterization of the trachea and bronchi by a modified Seldinger technique: a new approach to bronchography. Radiology 83:1035
Templeton AW, Fendley CE (1964) Selective transtracheal bronchography using a radiopaque catheter. AJR 92:591

Hysterosalpingographie

Alper MM, Garner PR, Spence JEH, Quarrington AM (1986) Pregnancy rates after hysterosalpingography with oil- and water-soluble contrast media. Obstet Gynecol 68/1:6
Bateman BG, Nunley WC, Kitchin JD (1980) Intravasition during hysterosalpingography using oil-base contrast media. Fertil Steril 34/5:439
Capdeville R, Remy J (1983) Un accident majeur d'hysterosalpingographie. J Radiol (Paris) 64/10:561
Caporn N, Gilani S, Jeans WD (1981) Contrast media for hysterosalpingography. J Radiol 54:157
DeCherney AH, Kort H, Barney JB, DeVore GR (1980) Increased pregnancy rate with oil-soluble hysterosalpingography dye. Fertil Steril 33/4:407
Ekelund L, Karp W (1981) Comparison between two radiographic contrast media for hysterosalpingography. Acta Obstet Gynecol Scand 60:393
Fullenlove TM (1969) Experience with over 2000 uterosalpingographies. AJR 106/3:463
Jorulf H, Wilbrand HF (1970) Erfahrungen mit Kontrastmittelnebenwirkungen bei Hysterosalpingo-Pelvigraphien. RÖFO 113/4:510

Nunley WC, Bateman BG, Kitchin JD, Pope TL (1987) Intravasation during hysterosalpingography using oil-base contrast medium – a second look. Obstet Gynecol 70:309
Rindfleisch W (1910) Darstellung des Cavum uteri. Berl Klin Wochenschr 47:780
Schütte HE (1982) Comparative study: endografine (Diatrizoate), Vasurix Polyvidone (Acetrizoate), Dimer-X (Iocarmate) and Hexabrix (Ioxaglate) in hysterosalpingography. Diagn Imaging 51:277
Schwabe MG, Shapiro SS, Haning RV (1983) Hysterosalpingography with oil contrast medium enhances fertility in patients with infertility of unknown etiology. Fertil Steril 40/5:604
Spring DB, Willson R, Arronet G (1979) Foley catheter hysterosalpingography: a simplified technique for investigating infertility. Radiology 131:543
Stiris G, Andrew E (1979) Hysterosalpingography with amipaque. Radiology 130:795

Dacryocystographie

Ewing AE (1909) Roentgen ray demonstration of the lacrimal abscess cavity. Am J Ophthalmol 26:1–4
Gammal TE, Brooks BS (1981) Amipaque dacryostography. Radiology 141:541–542
Johannsen JG, Udnaes I (1977) Dacryocystography with Amipaque (metrizamide). Acta Ophthalmol 55:683–687
Sargent EN, Ebersole C (1968) Dacryocystography: the use of Sinografin for visualization of the nasolacrimal passages. AJR 102:831–839

Indirekte Lymphangiographie

H. Weissleder

Einleitung

Die indirekte Lymphangiographie (ILG) ist eine Methode zur Darstellung peripherer Lymphgefäße, nach subepidermaler Infusion eines geeigneten wasserlöslichen Kontrastmittels (KM). Die limitierenden Nachteile der „direkten Lymphographie", nämlich ein hoher untersuchungstechnischer Aufwand sowie KM- und Vitalfarbstoff bedingte Komplikationen und Nebenerscheinungen, entfallen bei dieser neuen Untersuchungsmethode.

Bedeutung und Indikationen

Die Bedeutung der ILG liegt in der Möglichkeit einer risikoarmen, nichtinvasiven, röntgenologischen Darstellung peripherer Lymphstromgebiete. Im Gegensatz zur direkten Lymphographie gestattet die Methode unter bestimmten Voraussetzungen auch eine Beurteilung initialer Lymphgefäße und Präkollektoren im Bereich der gesamten Körperoberfläche.

Zum gegenwärtigen Zeitpunkt konzentriert sich die Anwendung der ILG auf lokalisierte und generalisierte Weichteilschwellungen der Extremitäten und des Körperstamms bedingt durch:

- Primäre oder sekundäre Lymphödeme,
- Lipo-Lymphödeme,
- Phlebo-Lymphödeme.

Bei versicherungsrechtlichen Fragen und im Rahmen der Abklärung artefizieller Lymphödeme kann die Methode durch Nachweis oder Ausschluß einer lymphogenen Schädigung hilfreich und diagnostisch entscheidend sein. Auch in Verbindung mit der Beurteilung lokalisierter, traumatisch bedingter Lymphgefäßveränderungen ist die Methode indiziert. Aussagen über Lokalisation und Schweregrad sowie das Ausmaß von Lymphgefäßregenerationen sind möglich.

Kontraindikationen

Ähnlich wie bei Untersuchungen mit anderen jodhaltigen Röntgenkontrastmitteln (RKM) ist eine Anwendung bei latenter und manifester Hyperthyreose oder bekannter KM-Allergie nicht indiziert. Die Kontraindikationen aus Strahlenschutzgründen sollten beachtet werden.

Untersuchungstechnik

Eine Darstellung peripherer Lymphgefäße durch intradermale KM-Infusion ist nur unter bestimmten untersuchungstechnischen Voraussetzungen möglich [12, 13]. Besonders wichtig ist eine exakte subepidermale Positionierung der Kanülenspitze (Butterfly G 27). Bei korrekter Lage bildet sich während der Infusion eine epidermale Quaddel mit dunklem Zentrum und hellerem Randsaum.

Die Infusionsgeschwindigkeit beträgt im Durchschnitt 0,15 ml/min. Langsamere Infusionen führen zu einer verminderten Kontrastdichte in den Lymphgefäßen. Eine Gesamtmenge von 2–4 ml KM je Punktionsstelle kann als ausreichend angesehen werden.

Der Punktionsort ist abhängig von der Fragestellung und Lokalisation der lymphogenen Schädigung. Bei Lymphödemen der Extremitäten erfolgt die KM-Infusion entweder in die dorsalen Anteile der Finger, Zehen und/oder Fuß- und Handrücken. Ergänzende Infusionen in Unter- und Oberschenkel aber auch in die Arme können ebenfalls indiziert sein.

Bei Frühformen primärer Lymphödeme hat sich nach unseren Erfahrungen die Kontrastmittelinfusion in den dorsalen Anteil der zweiten Zehe als aussagefähiger erwiesen, als eine Infusion in den Fußrücken. Dies hängt mit der Tatsache zusammen, daß sich die morphologischen Veränderungen bei dieser Ödemform zuerst an der 2. und 4. Zehe manifestieren. Erst im Verlauf der Erkrankung und bei weiter fortgeschrittenen Stadien sind die diagnostischen Aussagen auch bei KM-Infusionen in weiter proximal gelegene Lymphstromgebiete ebenso aussagekräftig.

Kontrastmittel

Über tierexperimentelle direkte und indirekte lymphographische Untersuchungen mit einem nichtionischen, dimeren Kontrastmittel (Iotasul) wurde erstmalig vor 10 Jahren berichtet [11, 16]. Nachfolgende klinische Studien bestätigen die Brauchbarkeit der Methode und die ausgezeichnete Verträglichkeit der neuen Substanz bei interstitieller Infusion [3–5, 17].

Neuerdings wird das nichtionische, dimere, hexajodierte, wasserlösliche KM Iotrolan (Isovist) verwendet [11–15]. Das KM wurde Ende der 70er Jahre in den USA entwickelt [10] und von der Schering AG übernommen. Es ist blut- und liquorisoton und zeichnet sich durch eine sehr gute Gewebeverträglichkeit und geringe Chemotoxität aus [14]. Wegen der ausgezeichneten Verträglichkeit und der lymphotropen Eigenschaften kann Iotrolan theoretisch in jeder Körperregion eingesetzt werden. Das Mittel liegt in verschiedenen Jodkonzentrationen vor. Bevorzugt wird Isovist 300 mit einem Jodgehalt von 300 mg/ml.

Die subepidermale Infusion führt zu einem Anstieg des lokalen Gewebedrucks. Dadurch wird ein Übertritt des KM in benachbarte initiale Lymphgefäße ermöglicht. Über die Eintrittspforte bestehen noch diskrepante Meinungen. Es wird sowohl ein Eintritt durch interendotheliale Spalten („junctions") als auch ein Übertritt durch endständig offene initiale Lymphgefäße diskutiert [1, 8].

Die bessere Verträglichkeit der nichtionischen dimeren RKM muß leider durch eine limitierte Darstellung der Lymphkollektoren erkauft werden. Lymphkollektoren sind durchschnittlich lediglich auf einer Länge von 40–50 cm beurteilbar. Die frühzeitige KM-Diffusion in das benachbarte Gewebe führt darüber hinaus zu Konturunschärfen der Lymphgefäße. Eine Beurteilung von Lymphknoten ist mit Isovist nicht möglich.

Nebenwirkungen

Ernsthafte Nebenerscheinungen wurden bei den eigenen 144 untersuchten Patienten (Tabelle 1) bisher nicht beobachtet. Lediglich 14 Patienten gaben spontan ein leichtes Brennen unterschiedlicher Stärke entweder ein- oder doppelseitig während der Infusion an. In 30% der Betroffenen trat das Brennen nur in einem Depot, von durchschnittlich 3 Depots je Patient, auf. Unterbrechungen der KM-Infusionen waren in keinem Fall erforderlich. Das brennende Gefühl war auch ausschließlich auf das Infusionsdepot beschränkt. Schmerzempfindungen im Verlauf der KM-haltigen Lymphkollektoren wurden nicht angegeben. Aus diesen Beobachtungen wird der Schluß gezogen, daß ursächlich für das Brennen im Depotbereich nicht das KM, sondern in erster Linie eine

Tabelle 1. Untersuchungskollektiv indirekte Lymphangiographie bei primären und sekundären Lymphödemen

144 Patienten	123 Frauen:	5–70 J. (34,4 J.)
	21 Männer:	20–69 J. (44,1 J.)
Untere Extremitäten:	262	
Obere Extremitäten:	11	
Körperstamm:	5	
Gesicht – Hals:	3	

mechanische Gewebeläsion verantwortlich ist. Lokale Reizerscheinungen, z. B. Schmerzen und Entzündungen wie sie von den ionischen KM nach unbeabsichtigter, interstitieller Injektion bekannt sind, wurden bisher nicht beobachtet.

Wegen der lokalen kutanen Läsion, die auch zu kleinen Nekrosen führen kann, wird empfohlen, diese Region für etwa 2–3 Tage zu schonen. Lymphdrainagen, enges Schuhwerk und scheuernde Verbände sind zu meiden. Hautschäden im Bereich der Infusionsdepots wurden bei 4 der bisher von uns untersuchten Patienten gesehen. Diese an Fußrücken und Unterschenkeln beobachteten Hautnekrosen heilten in wenigen Tagen komplikationslos ab. Ähnliche Beobachtungen liegen auch von anderen Autoren vor [2, 6].

Die vereinzelt registrierten lokalen allergischen Hautveränderungen sind dagegen sehr wahrscheinlich durch das KM bedingt. Generalisierte allergische Reaktionen wurden bisher nicht beobachtet.

Über KM-bedingte Schäden an Lymphgefäßen und Lymphknoten ist bis heute nichts bekannt.

Über eine vorübergehende Zunahme des Lymphödems für die Dauer von 1–2 Tagen wurde 4mal (4/56 Patienten) berichtet (J. Gmeinwieser, persönliche Mitteilung 1989). Im eigenen Kollektiv (144 Patienten) konnte lediglich bei einer Patientin eine solche Angabe objektiviert werden.

Ein leichtgradiges Erysipel 4 Tage nach der Untersuchung wurde bei einem Patienten mit posttraumatischem, sekundären Lymphödem gesehen (Tabelle 2). Durch Ruhigstellung und entsprechende medikamentöse Therapie konnte eine rasche Rückbildung erzielt werden. Eine Verschlechterung des Lymphödems trat nicht ein (J. Gmeinwieser, persönliche Mitteilung 1989).

Tabelle 2. Nebenwirkungen der indirekten Lymphographie

Nebenwirkungen	*n*	Quelle
Brennen im Infusionsbereich	14/144	(Eigene Ergebnisse)
Lokale Nekrosen KM – Depot	4/144	(Eigene Ergebnisse)
Verschlimmerung Lymphödem (vorübergehend)	1/144	(Eigene Ergebnisse)
Lokale Schmerzen, Erythem	1/ 70	(Partsch et al. 1989 [6])
Urtikaria	1/ 70	(Partsch et al. 1989 [6])
Lokale Allergie	2/ 19	(J. Gmeinwieser et al. 1988 [2])
Winzige Hautnekrosen	2/ 56	(J. Gmeinwieser, persönliche Mitteilung 1989)
Leichtgradiges Erysipel	1/ 56	(J. Gmeinwieser, persönliche Mitteilung 1989)
Verschlimmerung Lymphödem (vorübergehend)	4/ 56	(J. Gmeinwieser, persönliche Mitteilung 1989)

Aussagewert

Als alleinige Untersuchungsmethode hat die indirekte Lymphangiographie im Rahmen der Lymphödemdiagnostik nur einen begrenzten Aussagewert, da sie vorwiegend Informationen über morphologische Veränderungen vermittelt. Eine Beurteilung der Restfunktion des geschädigten Lymphsystems ist nur mit der quantitativen Lymphszintigraphie möglich. Beide Methoden sind also sich gegenseitig ergänzende Untersuchungen mit unterschiedlichen Schwerpunkten.

Die Anwendung öliger KM (direkte Lymphographie) ist, von wenigen Ausnahmen abgesehen, obsolet und kann als Kunstfehler betrachtet werden [12]. Auch der Patentblau-Test ist als alleinige diagnostische Maßnahme nicht mehr vertretbar. Dieser Test sollte durch die aussagefähigere und risikoarme indirekte Lymphangiographie ersetzt werden.

Ausblick – Weiterentwicklung Methoden

Die Möglichkeiten der ILG sind sicher noch nicht voll ausgeschöpft. Wünschenswert ist in erster Linie eine längere intravasale Verweildauer des KM ohne die störende Diffusion in das paravasale Gewebe. Empfehlenswert wäre auch die Entwicklung von Substanzen für die Lymphknotendiagnostik ohne die bekannten Nebenerscheinungen der bisher verwendeten öligen KM. Eine dankbare Aufgabe wäre auch die verstärkte Suche nach einem Lymphknoten-spezifischen RKM zur Kontrastierung sämtlicher, beim Menschen vorhandener Lymphknoten. Diese Substanz sollte nichtinvasiv applizierbar und frei von Nebenwirkungen sein.

Fortschritte in der ILG-Technik sind auch durch den Einsatz digitaler Aufnahmesysteme und der Benutzung von Mikrofokusröhren zu erwarten. Eine Objektvergrößerung um das 5–10fache dürfte für die Lymphgefäßdiagnostik interessante Aspekte bringen.

Neben einer Verbesserung der Beurteilbarkeit morphologischer Veränderungen an den peripheren Lymphgefäßen wäre auch die Entwicklung einer lymphangiographischen Funktionsdiagnostik durch Messung von Transportgeschwindigkeit und Transportvolumen erstrebenswert.

Zusammenfassung

Die indirekte Lymphangiographie gestattet eine Darstellung peripherer Lymphstromgebiete in sämtlichen Körperregionen durch subepidermale Infusion eines nichtionischen, dimeren, wasserlöslichen KM. Wesentlicher Vorteil dieser apparativ, technisch, und zeitlich wenig aufwendigen und ambulant durchführbaren Untersuchung ist die nichtinvasive Erfassung morphologischer Veränderungen an peripheren Lymphgefäßen. Damit ist bei lymphostatischen Ödemen erstmalig die Objektivierung einer lymphogenen Schädigung in peripheren Stromgebieten möglich.

Literatur

1. Castenholz A (1989) Vitalmikroskopische Beobachtungen an den Lymphbahnen der Zungenschleimhaut der Ratte. In: Clodius L, Baumeister RGH, Földi E, Kubik S, Partsch H, Stöberl C, Weissleder H (eds) Lymphologica. Medikon, München
2. Gmeinwieser J, Lehner K, Golder W (1988) Indirekte Lymphographie: Indikationen, Technik, klinische Ergebnisse. ROFO 149:642–647
3. Müller RP, Wenzel-Hora BI, Addicks HW (1985) Erste Mitteilung über die indirekte Lymphographie mit Iotasul im Kopf-Hals-Bereich. RÖFO 142:218–221
4. Partsch H, Wenzel-Hora BI, Urbanek A (1983) Differential diagnosis of lymphedema after indirect lymphography with Iotasul. Lymphology 16:12–18
5. Partsch H, Urbanek A, Wenzel-Hora BI (1984) The dermal lymphatics in lymphedema visualized by indirect lymphography. In: Bollinger A, Partsch H, Wolfe JHN (eds) The initial lymphatics. Thieme, Stuttgart, p 178–181
6. Partsch H, Stöberl C, Wruhs M, Wenzel-Hora BI (1989) Indirect lymphography with Iotrolan. In: Taenzer V, Wende S (eds) Recent developments in nonionic contrast media. Thieme, Stuttgart, p 117–122
7. Piza-Katzer H, Patsch H, Urbanek A, Wenzel-Hora BI, Walzer RL (1987) Zur Lymphgefäßregeneration nach Replantation und freier mikrovaskulärer Lappenplastik. Vasa 16:60–66
8. Rautenfeld DB v, Lubach D, Wenzel-Hora BI, Buchholz T, Poulsen Nautrup C (1989) Neue Techniken und Methoden zur Darstellung des indirekten Füllungsablaufes in der Haut. In: Clodius L, Baumeister RGH, Földi M, Kubik S, Partsch H, Stöberl C, Weissleder H (eds) Lymphologica. Medikon, München, S 36–43
9. Siefert HM, Mützel W, Schöbel C, Weinmann HJ, Wenzel-Hora BI, Speck U (1980) Iotasul, a water-soluble contrast agent for direct and indirect lymphography. Results of preclinical investigations. Lymphology 13:150–157
10. Sovak M (1984) Introduction: state of the art and design principles of contrast media. In: Sovak M (ed) Radiocontrast agents. Springer, Berlin Heidelberg New York (Handbook of experimental pharmacology, vol 73, pp 1–22)
11. Stöberl C, Partsch H (1988) Indirekte Lymphographie. Ödem. Perimed, Erlangen, S 105–107
12. Weissleder H (1990) Zwei schonende Methoden der Lymphgefäßdiagnostik. Herz Gefäße 10:8–16
13. Weissleder H, Weissleder R (1989) Interstitial lymphography: initial clinical experience using a dimeric non-ionic contrast agent. Radiology 170:371–374
14. Wenzel-Hora BI (1987) Iotrolan, nichtionisch, dimer: eine neue Generation der Röntgenkontrastmittel. In: Jahrbuch der Radiologie, S 195–203
15. Wenzel-Hora BI (1987) Iotrolan, the final step in the development of low osmolar contrast media. In: Felix R, Fischer HW, Kormano M et al. (eds) Contrast media from the past to the future. Thieme, Stuttgart, pp 149–160
16. Wenzel-Hora BI, Kalbas B, Siefert HM, Arndt JO, Schlösser HW, Huth F (1981) Iotasul, a water-soluble (non-oily) contrast medium for direct and indirect lymphography. Lymphology 14:101–112
17. Wenzel-Hora BI, Partsch H, Berens von Rautenfeld D (1985) Simultane indirekte Lymphographie. In: Holzmann H, Altmeyer P, Hör G, Hahn K (eds) Dermatologie und Nuklearmedizin. Springer, Berlin Heidelberg New York, S 411–413

Arzthaftung und Eingriffsaufklärung

W. WEISSAUER

Schwere Kontrastmittelzwischenfälle sind selten. Gemessen an der Zahl der publizierten Urteile führen sie jedoch relativ oft zu Schadensersatzprozessen.

Dafür gibt es mehrere Gründe. Der ursächliche Zusammenhang zwischen der Röntgenkontrastmitteluntersuchung und Gesundheitsschäden, die in engem zeitlichen Zusammenhang mit der Untersuchung auftreten, ist – ähnlich wie in der operativen Medizin – in aller Regel evident. Andererseits rechnet der Patient bei diesen Untersuchungen nicht mit schwerwiegenden Risiken. Es gilt die Faustregel: Je kleiner aus der Sicht des Patienten der Eingriff ist und je schwerer der iatrogene Schaden wiegt, desto wahrscheinlicher reagiert er mit Schadensersatzansprüchen und Strafanzeigen.

Lassen Sie mich ein Ergebnis vorwegnehmen: Urteile, die den Arzt nach Kontrastmittelschäden zum Schadensersatz verpflichten, setzen sich zwar oft kritisch mit der Frage auseinander, ob die Untersuchung im konkreten Fall indiziert war; in der Regel stellen sie dann aber nicht auf Behandlungsfehler, sondern auf Mängel bei der Aufklärung ab; diese stehen deshalb im Mittelpunkt meines Referats.

Arzthaftung und insbesondere die ärztliche Aufklärungspflicht sind inzwischen zu Themenkomplexen gewuchert, die Bibliotheken zu füllen vermögen. Ich möchte mich deshalb auf 3 große Komplexe beschränken, nämlich das medizinische Risiko des Patienten, das forensische Risiko des Arztes bei der Anwendung von Röntgenkontrastmitteln (RKM) und die speziellen Probleme der Eingriffsaufklärung. Abschließen werde ich mein Referat mit Überlegungen, wie das forensische Risiko reduziert werden kann.

Das medizinische Risiko

Das medizinische Risiko läßt sich definieren als die abstrakte, für die einzelnen Eingriffe in der Komplikationsdichte statistisch erfaßbare, aber im individuellen Fall trotz sorgfältiger Ermittlung der Risikofaktoren nicht exakt vorherberechenbare Gefahr des Behandlungsmißerfolgs, der sich in Behandlungskomplikationen konkretisiert und, soweit der Arzt diese nicht zu beherrschen vermag, in Gesundheitsschäden oder dem Tod des Patienten realisiert.

Schadensursachen

Bemessung der Komplikationsdichte

Die RKM haben keine *notwendigen* nachteiligen Nebenwirkungen, wie sie etwa mit der Radiotherapie verbunden sind, jedenfalls keine schwerwiegenden. Die *potentiellen* Nebenwirkungen der RKM, wie z. B. allergoide Reaktionen, sind – unter Berücksichtigung individueller risikoerhöhender Faktoren – in die Nutzen-Risikoabwägung einzukalkulieren, die der Indikationsstellung zugrundeliegt. Abzustellen ist dabei auf das Gewicht möglicher Gesundheitsschäden und auf die Häufigkeit, in der diese sich verwirklichen.

Primär hat es auf das Risiko des konkreten Falls am eigenen Arbeitsplatz anzukommen. Bei den schwerwiegenden RKM-Nebenwirkungen im Promillbereich fehlt jedoch dem einzelnen Arzt meist ein ausreichend großes Zahlenmaterial aus dem eigenen Arbeitsbereich, um eine repräsentative Komplikationsdichte berechnen zu können. Abzustellen ist dann sowohl für die Nutzen-Risikoabwägung bei der Indikationsstellung als auch für die Eingriffsaufklärung auf die allgemeine statistische Komplikationsdichte. [1]

Ermittlung der Schadensursachen

Offenbar ist es nicht immer möglich, Komplikationen bei RKM-Untersuchungen eindeutig als Arzneimittelnebenwirkung oder als Folge ärztlichen Handelns bei der Applikation des RKM zu identifizieren. Die Tatsache, daß die Verwendung nichtionischer Kontrastmittel Zahl und Schwere der Komplikationen signifikant oder sogar drastisch reduzierte, spricht jedoch dafür, daß die Komplikationen – jedenfalls bei Verwendung ionischer KM – vorwiegend auf Arzneimittelnebenwirkungen beruhen.

Die eindeutige Zuordnung zu einer der beiden Gruppen kann, wie gleich zu erörtern sein wird, forensisch von entscheidender Bedeutung sein, wenn es um die Frage der schuldhaften Fehlleistung geht. Steht dagegen die Risikoaufklärung im Vordergrund, so kann im Regelfall dahingestellt bleiben, auf welche Ursachen das (schicksalshafte) Risiko im einzelnen zurückzuführen ist. Der Patient ist an der Aufklärung über die Art und Bedeutung der Risiken interessiert und nicht an der Information, worauf sie im einzelnen beruhen. [2]

Das forensische Risiko

Behandlungsmißerfolge und darauf beruhende iatrogene Schäden können zur zivilrechtlichen Haftung des Arztes auf Schadensersatz und zu Strafverfolgung

[1] Vgl. OLG Bremen, Urteil vom 10. 02. 1981, zum Risiko bleibender Lähmung bei der Carotisangiographie; 328 komplikationslose Eingriffe am eigenen Arbeitsplatz seien nicht repräsentativ; AHRS 4710/9, S 23.

[2] So auch OLG Düsseldorf, Urteil vom 30. 06. 1983, AHRS 4710/12, S 34.

wegen fahrlässiger Körperverletzung oder fahrlässiger Tötung führen. Beide Haftungssysteme stehen rechtlich selbständig und unabhängig nebeneinander. Die Verurteilung des Arztes zum Schadensersatz schließt seine strafrechtliche Verurteilung zu Geld- oder Freiheitsstrafe wegen des gleichen Sachverhalts nicht aus; andererseits setzt die Durchführung eines Strafverfahrens nicht voraus, daß der Patient Schadensersatzansprüche stellt.

Verschuldenshaftung

Die Tatsache, daß der Patient durch eine RKM-Untersuchung einen Gesundheitsschaden erlitten hat, reicht für sich allein keinesfalls aus, um eine zivil- oder strafrechtliche Haftung des Arztes zu begründen. Arzthaftung ist Verschuldenshaftung. Zivil- und strafrechtliche Haftung setzen einen schuldhaften Behandlungsfehler, auch in der Form des Organisationsfehlers, oder verbotene ärztliche Eigenmacht voraus, d. h. die Durchführung eines Eingriffs ohne die wirksame Einwilligung des Patienten.

Schuldhafter Behandlungsfehler

Da auch kleine Fehlleistungen in der Medizin zu deletären Konsequenzen führen können, stellt die Rechtsprechung strenge Anforderungen an die ärztliche Sorgfaltspflicht. Schon leichte Fahrlässigkeit, die ursächlich für einen Gesundheitsschaden wird, genügt für die straf- und zivilrechtliche Haftung.

Die Sorgfaltsmaßstäbe, an denen der Arzt gemessen wird, bildet die Rechtsprechung aber nicht selbst. Sie stellt auf die berufsspezifische ärztliche Sorgfalt ab. Der Radiologe wird nach einem Behandlungsmißerfolg, der zu Gesundheitsschäden führt, an den medizinischen Kunstregeln sowie an den Leistungs- und Sorgfaltsstandards seines eigenen Fachgebiets gemessen. Die Gerichte prüfen mit Hilfe ärztlicher Sachverständiger, die sich über diese Standards informieren, wie sich ein gewissenhafter, erfahrener Fachkollege in der gleichen konkreten Situation verhalten hätte.

Die Fehlleistung bei der Anwendung von RKM kann z. B. in Mängeln der Anamnese und der Voruntersuchung auf risikoerhöhende Faktoren liegen (etwa Hinweise auf eine Allergie), in Fehlbeurteilungen bei der Indikationsstellung (weil etwa anhand deutlich erhöhter Risiken die RKM-Untersuchung hätte unterbleiben sollen), im Verzicht auf eine im konkreten Fall angezeigte Prophylaxe, in der Wahl des RKM beim Risikopatienten, in Mängeln bei der Durchführung (etwa bei der RKM-Dosierung, der Injektionsgeschwindigkeit) und bei der Zwischenfallstherapie.

Das Behandlungsverschulden kann auch darin bestehen, daß der Arzt eine Untersuchung oder Behandlung übernimmt, obwohl er dafür fachlich nicht ausreichend qualifiziert ist oder in seinem Arbeitsbereich nicht über die erforderlichen organisatorischen und strukturellen Voraussetzungen verfügt. Zu erwähnen ist in diesem Zusammenhang vor allem die medikamentöse und apparative Ausstattung für die akute Notfallbehandlung. Die Geister scheiden sich hier bei der Frage, ob der niedergelassene Radiologe wegen der Gefahr schwerwiegender allergoider Reaktionen über ein Intubationsbesteck verfügen und intubieren können muß.

Lebhaft diskutiert wird seit Einführung der nichtionischen KM, ob und bei welchen Untersuchungen diese generell oder jedenfalls bei bestimmten Patientengruppen wegen ihrer geringeren Komplikationsdichte den Vorzug vor den ionischen KM verdienen. Sind unerwünschte Nebenwirkungen bei nichtionischen KM – bei gleicher Bildqualität – signifikant seltener, so muß der Arzt daraus Konsequenzen bei der Wahl des KM, zumindest jedoch bei der Aufklärung des Patienten ziehen.

Die Rechtsprechung räumt dem Arzt prinzipiell die freie Wahl der Behandlungsmethode ein. Stehen aber mehrere Methoden mit gleicher Wirksamkeit zur Wahl, so muß der Arzt sich für die mit dem geringeren Risiko entscheiden. Daß dort, wo im konkreten Fall risikoerhöhende Umstände erkennbar sind, nichtionische Kontrastmittel eingesetzt werden sollten, ist offenbar seit langem die allgemeine oder zumindest weit überwiegende Auffassung, jedoch hat die Arzneimittelkommission der Deutschen Ärzteschaft bereits 1986 darauf hingewiesen, daß die Überlegenheit nichtionischer RKM bei fast allen Röntgenuntersuchungen, insbesondere bei Gefäßdarstellungen, nicht mehr umstritten sei.[3] Zur Minderung des Risikos und der Belastung des Patienten sollten nur noch nichtionische KM verwendet werden. Eine Ausnahme solle für die Ausscheidungsurographie gelten; nichtionische KM sollten hier, nicht zuletzt aus Kostengründen, nur bei solchen Patienten angewendet werden, die in der sorgfältig erhobenen Vorgeschichte Risikofaktoren erkennen lassen.

Die Deutsche Gesellschaft für Urologie und der Berufsverband der Deutschen Urologen forderten ihre Mitglieder darüber hinaus in einer kritischen Auseinandersetzung mit der Empfehlung der Arzneimittelkommission auf, in Zukunft auf den Einsatz ionischer KM völlig zu verzichten.[4]

Der Arzt, der gleichwohl ein ionisches Kontrastmittel verwendet, wird – falls es zu einer schwerwiegenden Komplikation mit Gesundheitsschäden kommt – angesichts dieser fachlichen Stellungnahmen im Schadensersatzprozeß und im Strafverfahren darlegen müssen, aufgrund welcher ernsthaften Prüfung und persönlichen Überzeugung von der Gleichwertigkeit ionischer Kontrastmittel er im konkreten Fall von der allgemeinen Meinung abgewichen ist. Die Rechtsprechung erkennt zwar prinzipiell an, daß auch der wirtschaftliche Aufwand bei der Methodenwahl eine Rolle spielen könne[5], angesichts der Auswirkungen, die schwere KM-Zwischenfälle für die gesamte weitere Lebensführung des Betroffenen haben können, wird hier jedoch der Grundsatz gelten müssen, daß

„vor dem Preis der therapeutische Nutzen entscheidet“.[6]

---

[3] Deutsches Ärzteblatt 1989, S 20.

[4] Uro-Telegramm VO/1987.

[5] Halsrippenurteil des BGH, Urteil vom 8. 10. 1974, VersR 1975.

[6] Nr. 10 der Arzneimittelrichtlinien.

Ürsächlichkeit der Fehlleistung

Zivil- und strafrechtliche Haftung setzen weiter voraus, daß der Gesundheitsschaden oder Tod des Patienten auf dem nachgewiesenen schuldhaften Behandlungsfehler beruht. Kann Ursache des iatrogenen Schadens sowohl eine schuldhafte Fehlleistung (z. B. bei der Applikation des KM), als auch ein schicksalhaftes Risiko sein (etwa eine mit der erforderlichen ärztlichen Sorgfalt nicht vermeidbare KM-Nebenwirkung), und ist eine klare Zuordnung zu einer der beiden Risikogruppen nicht möglich, so ist der Arzt im Strafverfahren freizusprechen. Im Schadensersatzprozeß geht die Nichtaufklärbarkeit des Kausalverlaufs zu Lasten desjenigen, dem die Darlegungs- und Beweislast obliegt.

Schuldhafte ärztliche Eigenmacht

Trotz aller Fortschritte der Medizin bleibt bei der RKM-Untersuchung ein Rest an Risiken, die mit ärztlicher Sorgfalt nicht beherrschbar sind. Für diese schicksalhaften, eingriffsimmanenten Risiken gilt der Grundsatz:

„Der indizierte und lege artis durchgeführte Heileingriff, in den der Patient wirksam eingewilligt hat, bleibt rechtmäßig, auch wenn er mißlingt."

Damit sind wir bei der zentralen Frage unseres Themas angelangt, was die wirksame Einwilligung des Patienten bei der Anwendung von RKM erfordert.

Einwilligungserfordernis

Der Eingriff in die Körperintegrität, auch der indizierte und lege artis ausgeführte Heileingriff, erfüllt nach ständiger Rechtsprechung den Tatbestand der Körperverletzung; er bedarf zu seiner Rechtfertigung der Einwilligung des Patienten, die nur wirksam ist, wenn er weiß, um was es bei dem Eingriff geht. Dieses Wissen muß der Arzt ihm vermitteln; er muß den Patienten über die für ihn wesentlichen Umstände im Rahmen der Eingriffsaufklärung informieren, um ihm eine selbstbestimmte, eigenständige Entscheidung für oder gegen den Eingriff zu ermöglichen.

Den berühmt berüchtigten kalten Krieg zwischen Ärzteschaft und Rechtsprechung um die rechtliche Einordnung des Heileingriffs hat das Bundesverfassungsgericht 1979 unter Berufung auf die verfassungsrechtlich garantierten Persönlichkeitsrechte (Artikel 1 und 2 des Grundgesetzes) zu Gunsten des Selbstbestimmungsrechts und des Schutzes der körperlichen Integrität des Patienten entschieden. *Die Pflicht des Arztes zur Eingriffsaufklärung, die auch als Selbstbestimmungsaufklärung bezeichnet werden kann, steht heute außer Diskussion.* Das hohe forensische Risiko zwingt den Arzt, selbst wenn er persönlich gegenteiliger Auffassung ist, die Anforderungen der Rechtsprechung an die ärztliche Aufklärung zu respektieren.

Einwiligungsfähigkeit

Von seinem Selbstbestimmungsrecht kann wirksam nur der Patient Gebrauch machen, der willensfähig ist Inhalt und Tragweite seiner Entscheidung voll zu erfassen und dies zur Grundlage seiner Willensentscheidung zu machen vermag. Die Willensfähigkeit ist nicht identisch mit der Geschäftsfähigkeit. Ob der Patient imstande ist, „das Für und Wider des Eingriffs zu beurteilen und gegeneinander abzuwägen“ [7], muß der Arzt unter Berücksichtigung der Gesamtumstände des konkreten Falls prüfen und u. U. unter Zuziehung eines auf diesem Gebiet kompetenten Fachvertreters entscheiden.

Soweit sich keine gegenteiligen Anhaltspunkte ergeben wird der Arzt bei einem Volljährigen regelmäßig die Willensfähigkeit annehmen können. Ist der Patient (z. B. wegen Bewußtlosigkeit) nicht willensfähig und hat er keine gesetzlichen Vertreter, so bestellt das Vormundschaftsgericht, falls der Eingriff keinen Aufschub duldet, einen Pfleger, der über die Einwilligung entscheidet. Reicht die Zeit für die Bestellung eines Pflegers nicht mehr aus, so kann das Vormundschaftsgericht selbst, u. U. auch telefonisch, über die Erteilung oder Versagung der Einwilligung entscheiden.

Minderjährige unter 14 Jahren werden in aller Regel außerstande sein eine selbstverantwortliche Entscheidung über die Durchführung einer RKM-Untersuchung zu treffen. Bei 14–18jährigen ist im Einzelfall zu prüfen, ob der Patient, bezogen auf den konkreten Eingriff, die geistige und psychosoziale Reife besitzt, Grund und Bedeutung der Untersuchung/Behandlung zu erkennen und dies zur Grundlage einer verantwortlichen Entscheidung zu machen.

Ist der Minderjährige nicht einwilligungsfähig, so haben prinzipiell beide Eltern zu entscheiden, wobei ein Elternteil den anderen vertreten kann. Bei RKM-Untersuchungen sollte sich der Arzt, falls nur ein Elternteil den Minderjährigen zur Untersuchung begleitet, vergewissern, daß der andere Elternteil ihn ermächtigt hat, auch in seinem Namen über den Eingriff zu entscheiden. Dazu wird bei schriftlichen Einwilligungserklärungen ein entsprechender Hinweis bei der Unterschrift des Elternteils genügen, der zum Aufklärungsgespräch mit dem Arzt erschienen ist.

Ist der Patient nicht willensfähig und kann wegen der Eilbedürftigkeit der Behandlung die Einwilligung der Sorgeberechtigten oder des Vormundschaftsgerichts nicht eingeholt werden, so hat sich der Arzt nach dem mutmaßlichen Willen des Patienten zu richten. Läßt sich der Wille des Patienten durch die Anhörung von Angehörigen oder aus schriftlichen Erklärungen des Patienten (z. B. einem „Patiententestament“) nicht sicher ermitteln, so kann der Arzt im Zweifel von der mutmaßlichen Einwilligung in einen indizierten Eingriff ausgehen.

Form der Einwilligung

Die Krankenhausträger treffen in der Regel die Anordung, daß die Einwilligung in Eingriffe über der Bagatellgrenze in Form schriftlicher Erklärungen

[7] BGH St 12, 379.

einzuholen sind, die der Patient unterzeichnet. Zur *Wirksamkeit* der Einwilligung ist die Schriftform jedoch nicht geboten; die Einwilligung kann auch mündlich oder stillschweigend (durch schlüssiges Handeln) erteilt werden. Macht sich der Patient nach der Aufklärung für die Injektion des KM bereit, so willigt er durch sein Verhalten stillschweigend in die Injektion ein. [8]

Die Schriftform der Einwilligung hat im wesentlichen prozessuale Bedeutung; sie erleichtert dem Arzt die Beweisführung.

Die ärztliche Aufklärung

Ein Eingriff in die Körperintegrität, der die Einwilligung des informierten Patienten erfordert, ist auch die Röntgenuntersuchung mit und ohne Anwendung von RKM.

Zum Inhalt der Eingriffsaufklärung

Aus einer Fülle von Einzelfallentscheidungen zur ärztlichen Aufklärungspflicht hat die Rechtsprechung Grundsätze entwickelt, die der Arzt als Richterrecht zu beachten hat, auch wenn er persönlich gegenteiliger Auffassung ist. Trotz aller Kritik im einzelnen kann keine Rede davon sein, daß die Rechtsprechung mit diesen Grundsätzen etwa generell überhöhte Anforderungen an den Inhalt und die Intensität der ärztlichen Aufklärung stellen würde.

Sie fordert, daß *der Arzt den Patienten in großen Zügen und in einer dem Laienverständnis angepaßten Sprache über die Art und Bedeutung des Eingriffs, über seine nachteiligen Folgen und möglichen Risiken sowie über ernsthaft in Betracht kommende Behandlungsalternativen informiert, um ihm eine selbstbestimmte Entscheidung zu ermöglichen.* Die Vermittlung von Lehrbuchwissen und technischen Details wird nicht gefordert. Eine Überfrachtung mit Details wäre im Sinne der Selbstbestimmungsaufklärung kontraproduktiv; sie würde dem Patienten das Verständnis der für ihn wesentlichen Zusammenhänge erschweren.

Ziel der Aufklärung, die der Arzt dem Patienten von sich aus zu geben hat („Spontanaufklärung"), muß es sein, ihn über den Zweck und den Verlauf der RKM-Untersuchung sowie über die indizierenden und kontraindizierenden Faktoren zu informieren, die der ärztlichen Entscheidung für die Untersuchung zugrunde liegen. Es soll damit dem Patienten ermöglicht werden, die Indikationsstellung des Arztes und die ihr zugrunde liegende Nutzen-Risikobilanz in großen Zügen nachzuvollziehen. Der Arzt hat wegen seines überlegenen Sachwissens die Führungsrolle. Je notwendiger und dringender ein Eingriff ist, desto entschiedener muß er dem Patienten dazu raten und ihn vor

[8] BGH NJW 1980, 1903.

allem auch über die Gefahren informieren, die ihm drohen, falls der Eingriff unterbleibt.

Herr des Aufklärungsgeschehens aber ist letztlich der Patient. Er entscheidet, wie weit die Aufklärung gehen soll und von welchen Umständen er seine Einwilligung abhängig machen will. Er kann eine Totalaufklärung fordern, aber auch auf jede Aufklärung verzichten, was sich der Arzt dann freilich aus *Beweisgründen* schriftlich bestätigen lassen sollte. Stellt der Patient Fragen, so hat sie der Arzt wahrheitsgemäß und vollständig zu beantworten.

Die Risikoaufklärung

Das bei weitem schwierigste Problem einer Patienteninformation, die den Anforderungen der Rechtsprechung genügen soll, ist die Risikoaufklärung und insbesondere die Abgrenzung der aufklärungsbedürftigen von den nicht aufklärungsbedürftigen Risiken. Dazu einige allgemeine Hinweise:

Aufklärung nur über schicksalshafte Risiken

Gegenstand der ärztlichen Aufklärung sind nur die *schicksalshaften*, mit ärztlicher Sorgfalt nicht beherrschbaren Risiken. Der Arzt braucht den Patienten also nicht darüber aufzuklären, daß ihm und seinen Mitarbeitern Fehler unterlaufen können und mit welchen Schäden aus solchen Fehlern zu rechnen ist.

KM-bedingte Nebenwirkungen und Komplikationen durch die Applikation der KM lassen sich trotz Wahrung der sich weiter entwickelnden Leistungs- und Sorgfaltsstandards z. Z. und wohl auch in näherer Zukunft nicht mit Sicherheit ausschließen. Sie gehören damit zu den schicksalshaften Risiken, was – wie oben erwähnt – keineswegs ausschließt, daß im konkreten Fall durch die Wahrung der erforderlichen Sorgfalt ein iatrogener Schaden vermeidbar gewesen wäre.

Allgemeine und eingriffsspezifische Risiken

Die Rechtsprechung stellt keine oder nur geringe Anforderungen an die Aufklärung über die *allgemeinen* Risiken, die mit jedem oder mit einer Vielzahl von Eingriffen verbunden sind, weil sie davon ausgeht, daß der Patient diese Risiken kennt (z. B. die Infektionsgefahr bei operativen Eingriffen).

Drastisch verschärft haben sich dagegen in den letzten 3 Jahrzehnten die Anforderungen an die Aufklärung über die eingriffsspezifischen, „typischen" Risiken. Die KM-bedingten Nebenwirkungen und Komplikationen sind typische Risiken, die der Patient in aller Regel nicht kennt. Die leichten Nebenwirkungen sind relativ häufig, die schweren Nebenwirkungen selten, aber so gewichtig, daß sie für die Entscheidung des verständigen Patienten, in die Untersuchung einzuwilligen oder die Einwilligung zu versagen, den Ausschlag geben können.

Die Rechtsprechung tendiert dazu, die Aufklärungspflicht hinsichtlich der KM-Risiken zu bejahen; dies gilt auch, soweit es sich um seltene und seltenste schwere Risiken handelt.

Modifikation der Anforderungen in Abhängigkeit von der Notwendigkeit und Dringlichkeit des Eingriffs

Die Rechtsprechung macht jedoch hinsichtlich der Aufklärungsintensität auch bei den typischen Risiken deutliche Abstufungen. Je notwendiger (Indikation) und dringender (Zeitfaktor) ein Eingriff ist, desto geringer werden die Anforderungen an die Aufklärung. Bietet nur noch ein sofortiger Eingriff eine Rettungschance, so kann sich die Risikoaufklärung auf nahezu Null reduzieren.

Geht es bei der Anwendung von RKM um therapeutische Eingriffe (z. B. im Rahmen interventioneller Radiologie), so bemessen sich die Anforderungen an die Intensität der Aufklärung nach der Notwendigkeit und Dringlichkeit der Behandlung. Diagnostische Eingriffe, die unerläßliche Voraussetzung einer vital indizierten und dringenden Therapie sind, können keinen strengeren Anforderungen hinsichtlich der Risikoaufklärung unterliegen als der therapeutische Eingriff selbst. Ist ein „kritischer, auf rasche Entscheidung dringender Prozeß im Gange“, so sind vor einem Eingriff, der die diagnostische Grundlage für die Behandlung eines lebensbedrohlichen Zustands liefern soll, mit der Aufklärung keine großen Umstände zu machen.[9]

Im Regelfall aber stellt die Rechtsprechung an die Aufklärung über diagnostische Eingriffe ohne therapeutischen Eigenwert – und damit auch an die KM-Untersuchung – besonders strenge Anforderungen. Und noch eine weitere Abstufung: Ist die Untersuchung bei Abwägung von Nutzen und Risiko nicht dringend indiziert, sondern allenfalls vertretbar, so kommt ihre Durchführung, ohne ausführliche Diskussion der für den gemeinsamen Entschluß von Arzt und Patient erheblichen Faktoren, einem ärztlichen Behandlungsfehler nahe.[10]

Im „Rektoskopie-Urteil“ hat der Bundesgerichtshof die Aufklärung über das Risiko der Darmperforation gefordert, obwohl er – sachverständig beraten – die Komplikationsdichte nur mit 1:10000 bis 1:20000 einschätzte. Dieses Urteil markiert zwar keine absolute Grenze für die Komplikationsdichte, aber es gibt Anhaltspunkte, auch für die Abgrenzung der aufklärungsbedürftigen Nebenwirkungen und Risiken im Bereich der KM-Anwendung.

Zur forensischen Kasuistik

Ärzte und Rechtsprechung sind sich darüber einig, daß es gilt, eine Horroraufklärung zu vermeiden. Bezüglich der Art und Weise der Aufklärung räumt die Rechtsprechung den Ärzten einen weiten Ermessensspielraum ein, wie sie den

---

[9] OLG Frankfurt, NJW 1973, 1415 im Falle einer Renovasographie.

[10] BGH, Vers R 1980, 1145; OLG Düsseldorf, Urteil v. 30. 06. 83, AHRS 4710/12, S 32, 33.

Patienten an die Wahrheit heranführen und mit dem Eingriffsrisiko vertraut machen. In der Entscheidung dagegen, *ob* der Patient über bestimmte Umstände (insbesondere über Risiken und Risikofolgen) aufzuklären ist, sieht sie die Beurteilung einer Rechtsfrage und verpflichtet die Ärzte, die forensischen Anforderungen an Inhalt und Intensität der Aufklärung zu erfüllen.

Die gerichtlichen Entscheidungen stimmen darin überein, daß es keinesfalls genügt, den Patienten nur über die relativ harmlosen und vorübergehenden Befindlichkeitsstörungen (auch über vorübergehende Lähmungen) zu informieren, die häufiger auftreten. Damit würde das Gesamtrisiko der RKM-Untersuchungen in seinen für den Patienten wesentlichen Aspekten bagatellisiert. Auch der pauschalierende Hinweis, es handele sich „nicht um eine Bagatelle" und es sei „kein völlig harmloser Eingriff" reicht nicht aus, und ebenso wenig der Vergleich mit dem Risiko einer PKW-Fahrt auf der Autobahn. Die Information, das Risiko der RKM-Untersuchung sei mit dem einer mittelschweren Operation vergleichbar, genügt auch nicht in Verbindung mit der Erwähnung von Blutungen an der Injektionsstelle, von KM-Unverträglichkeiten und dem Hinweis, daß auch noch andere Komplikationen möglich seien; eine konkrete Erwähnung der schwerwiegenden Risiken war nach Auffassung des Oberlandesgerichts (OLG) [11] auch nicht etwa deshalb entbehrlich, weil der Arzt bereits 328 Karotisangiographien komplikationslos durchgeführt hatte.

Einheitlich ist die Tendenz der Gerichte bei Angiographien, aber auch bei Myelographien, die klare und eindeutige Information zu fordern, daß es zu bleibenden Lähmungen und zu tödlichen Zwischenfällen kommen kann. [12] Die Urteile legen aufgrund der Informationen, die sie von den ärztlichen Sachverständigen erhalten haben, unterschiedliche Komplikationsdichten bei den gleichen Untersuchungen zugrunde. Es kann nach den erkennbaren Rechtsprechungstendenzen und mit dem Blick auf das Rektoskopie-Urteil nicht zweifelhaft sein, daß schon bei einer Komplikationsdichte von 0,01 – 0,05% die Pflicht zur Aufklärung über die schwerwiegenden Risiken bejaht wird.

Wie weit die Konkretisierung bei der Bezeichnung der bleibenden Lähmungen zu gehen hat, ist noch nicht abschließend entschieden. Das OLG Hamm ließ im Urteil vom 16. 09. 1984 (Querschnittlähmung nach zervikaler Myelographie) dahingestellt, ob die ausdrückliche Verwendung von Begriffen wie „Querschnittlähmung" oder „Rollstuhl" zu verlangen oder im Interesse des Patienten besser zu vermeiden ist. [13] Die Abwägung von salus *et* voluntas aegroti, die bei der Eingriffsaufklärung vorzunehmen ist, läßt den Verzicht auf abschreckende Formulierungen angeraten erscheinen. Es ist zu bedenken, daß offenbar die Angst des Patienten bei der RKM-Untersuchung deren Risiko signifikant erhöht. Wird der Patient gründlich aufgeklärt, so hat er Gelegenheit nach der Art der bleibenden Lähmungen zu fragen, wenn er eine nähere Information wünscht.

---

[11] OLG Düsseldorf, Urteil vom 30. 11. 1978, AHRS 4710/6, S 12.
[12] LG Memmingen, Urteil vom 19. 11. 1984, AHRS 4710/14, S 35.
[13] Urteil vom 10. 02. 1981, AHRS 4710/9, S 21, 23.

Der Bundesgerichtshof neigte im Gegensatz zum Berufungsgericht dazu, bei einer Vertebralis-Angiographie den Hinweis des Arztes auf „Lähmungserscheinungen, die sich meistens zurückbilden“, als Hinweis auf die Gefahr dauernder Lähmungen genügen zu lassen und führt dazu aus, der Arzt sei nicht gehalten „einen Patienten vor einem zwar nur diagnostischen, aber nach dem vorliegenden Krankheitsbild dringend gebotenen Eingriff auf die Risiken in besonders abschreckender Ausdrucksweise hinzweisen, wenn der Sinngehalt trotzdem klar und verständlich ist, und vor allem der Patient reichlich Gelegenheit zu ergänzenden Fragen hat“.[14]

Der Schwerpunkt der Aufklärung über die RKM-Risiken liegt bei den sehr schwerwiegenden Gefahren. Dies schließt nicht aus, daß auch über Komplikationen von geringerem Gewicht aufzuklären ist. Der Bundesgerichtshof erwähnt Thrombosen, Gefäßverletzungen und Infektionen, die seiner Ansicht nach nicht als unbedeutend gewertet werden können.[15]

Die Aufklärung über die schwerwiegenden Risiken der KM-Untersuchungen sollten mit einem Hinweis auf die Komplikationsdichte verbunden werden, also etwa, daß sie selten, sehr selten oder extrem selten sind. Die Mitteilung statistischer Komplikationsdichten wird von der Rechtsprechung nicht gefordert. Sie sollte schon im Hinblick auf die große Schwankungsbreite der statistischen Angaben unterbleiben, falls nicht der Patient sie ausdrücklich erbittet.

Aufklärung über Alternativen

Kommen neben der RKM-Untersuchung andere bildgebende Verfahren oder sonstige Methoden im konkreten Fall ernsthaft in Betracht, so muß der Patient über sie informiert werden. So hat das OLG Frankfurt in einem Urteil vom 10. 07. 1972 die Auffassung vertreten, vor einer Renovasographie hätte die Möglichkeit einer Schichtuntersuchung mit dem Patienten erörtert werden müssen, um ihm eine eigene Entscheidung zu ermöglichen.[16] Gibt es ein anderes bildgebendes Verfahren mit deutlich geringeren Risiken, das annähernd die gleiche Aussagekraft wie eine RKM-Untersuchung hat, so geht es freilich primär um die Frage, ob nicht die Wahl des risikoreicheren Verfahrens als schuldhafte Fehlleistung zu werten ist. Diese Frage klingt in einer Reihe der in diesem Referat zitierten Urteile an, bleibt aber letztlich offen, weil es für das

---

[14] So zur *Karotisangiographie:* OLG Düsseldorf, Urteil vom 30. 11. 1978, AHRS 4710/6, S 9; OLG Hamm, Urteil vom 19. 12. 1979, AHRS 4710/7, S 16; OLG Stuttgart, Urteil vom 28. 05. 1980, AHRS 4710/8, S 19; OLG Bremen, Urteil vom 10. 02. 1981, AHRS 4710/9, S 21; zur *Vertebralis-Angiographie:* OLG Hamm, Urteil vom AHRS 4710/11, S 28; OLG Düsseldorf, Urteil vom 30. 06. 1983, AHRS 4710/12, S 32; KG Memmingen, Urteil vom 18. 11. 1984, AHRS 4710/14, S. 35; zur *Myelographie:* OLG Saarbrücken, Urteil vom 29. 10. 1974, AHRS 4710/4, S 9; OLG Hamm, Urteil vom 16. 09. 1987, AHRS 4710/18, S 42; zur *Arteriographie der Hand:* Urteil vom 26. 11. 1981, AHRS 4710/10, S 24; zur *Angiographie der Bauchaorta:* OLG Stuttgart, Urteil vom 25. 08. 1987, AHRS 4710/17, S 40.

[15] Urteil vom 16. 09. 1987, AHRS 4710/18, S 45.

[16] Beschluß vom 21. 06. 1983, AHRS 4710/11, S 30, 31.

Gericht meist prozessual sehr viel einfacher ist, die Schadensersatzpflicht des Arztes unter dem Aspekt des schuldhaften Aufklärungsfehlers zu bejahen.

Um eine ernsthaft in Betracht kommende Alternative geht es letztlich auch bei der Wahl eines ionischen statt eines nichtionischen KM.

Auch wenn man dem Arzt konzediert, daß er im Rahmen der Methodenfreiheit nach gründlicher Prüfung und aufgrund persönlicher Überzeugung diese Wahl treffen durfte, so wird man ihn doch für verpflichtet halten müssen, den Patienten darüber zu informieren, daß es nichtionische KM gibt, deren Einsatz nach weit überwiegender Auffassung der Kollegen mit geringeren Risiken verbunden ist.

Durchführung der Aufklärung

Aus der Fülle der Probleme werden die Fragen angesprochen, die sich in der Praxis häufig stellen.

Wer muß aufklären?

Vertikale Arbeitsteilung: Die Aufklärung ist eine ärztliche Aufgabe. Sie kann nicht auf medizinisches Hilfspersonal delegiert werden.

Aufklären muß aber nicht der Arzt, der den Eingriff durchführt. Die Delegation auf ärztliche Mitarbeiter, die ausreichend über den Eingriff informiert sind, ist zulässig.

Für die *Organisation* der Aufklärung innerhalb der Fachabteilung ist deren leitender Arzt verantwortlich.

Horizontale Arbeitsteilung: Anders als in der vertikalen Arbeitsteilung, die auf dem Prinzip der Über- und Unterordnung beruht, stehen sich in der horizontalen Arbeitsteilung die Vertreter der verschiedenen Fachgebiete sowie niedergelassene Ärzte und Krankenhausärzte in voller fachlicher Selbständigkeit und Unabhängigkeit gegenüber. Ihre Zusammenarbeit beruht auf dem Prinzip der strikten Arbeitsteilung und auf dem Vertrauensgrundsatz, der solange gilt, als nicht konkrete Hinweise dieses Vertrauen erschüttern.

Geht es um RKM-Untersuchungen, so sind in der Regel der behandelnde Arzt, der die diagnostischen Ergebnisse benötigt, und der Radiologe, der die Untersuchung durchführt, nicht identisch. Damit stellt sich die Frage, wem die Aufklärung des Patienten obliegt.

Zwei Ausgangssituationen sind hier zu unterscheiden: Wird der Patient dem Radiologen zur diagnostischen Abklärung bestimmter Fragen überwiesen und ihm die Wahl der Untersuchungsmethode überlassen, so hat der Radiologe in eigener ärztlicher und rechtlicher Verantwortung zu entscheiden, ob eine RKM-Untersuchung indiziert ist oder eine mit geringeren Risiken belastete Methode ausreicht. Die Aufklärung des Patienten obliegt hier in vollem Umfange dem Radiologen.

Erteilt der behandelnde Arzt dagegen dem Radiologen den gezielten Auftrag für eine RKM-Untersuchung, so obliegt die Abwägung und Entscheidung, ob die erhofften diagnostischen Erkenntnisse in einem angemessenen Verhältnis zu den eingriffsspezifischen Risiken stehen, primär dem auftragerteilenden Arzt. Ihm obliegt deshalb auch die Aufklärung des Patienten über die Erwägungen, die seiner Indikationsstellung zugrunde liegen.

Der Radiologe darf und muß sich im Regelfall darauf verlassen, daß der behandelnde Arzt, der den gezielten Untersuchungsauftrag erteilt, die Abwägung der indizierenden und kontraindizierenden Faktoren mit der gebotenen Sorgfalt vorgenommen hat. Der Vertrauensgrundsatz muß jedenfalls solange gelten, als sich keine Anhaltspunkte für Qualifikationsmängel oder Fehlbeurteilungen ergeben. Stellt der Radiologe vor Durchführung der Untersuchung kontraindizierende Umstände fest, die möglicherweise für den behandelnden Arzt bei Erteilung des Auftrags nicht erkennbar waren, so wird er diesen darüber unterrichten und ihn darum bitten müssen, seine Entscheidung unter dem neuen Aspekt zu überprüfen.

Der behandelnde Arzt, der den Auftrag erteilt, muß bei der Indikationsstellung und bei der Aufklärung des Patienten die Risiken in Rechnung stellen. Die nähere Risikoaufklärung ist dagegen Aufgabe des Radiologen. Er entscheidet über die Technik der Untersuchung, z. B. die Wahl des KM und des Zugangswegs, sowie über eine Zwischenfallsprophylaxe. Er nimmt damit Einfluß auf die spezifischen Risiken. Abzustellen ist schließlich aus rechtlicher Sicht primär auf das Risiko am Arbeitsplatz des Radiologen, das von seiner individuellen Erfahrung im Umfang mit den KM, aber auch von der Prozeß- und Strukturqualität seines Arbeitsfelds beeinflußt wird. [17]

Wann ist aufzuklären?

Die Aufklärung hat bei einer mit gewichtigen Risiken belasteten Untersuchung so rechtzeitig zu erfolgen, daß dem Patienten Zeit zu ruhiger Überlegung bleibt. Als Faustregel kann die „Nacht dazwischen" als Überlegungsfrist gelten. Die Rechtsprechung hat wiederholt darauf hingewiesen, daß die Entscheidungsfreiheit keinesfalls gewahrt ist, wenn er aufgeklärt wird, nachdem er ein Schmerz- oder Beruhigungsmittel erhalten hat und seine unmittelbare Vorbereitung auf den Eingriff begonnen hat. [18]

Die organisatorischen Probleme sind für den Radiologen bei gezielten Überweisungen zur RKM-Untersuchung nur zu bewältigen, wenn der überweisende Arzt den ihm obliegenden, sehr wesentlichen Teil der Aufklärung mit der gebotenen Sorgfalt wahrnimmt.

[17] Beschluß vom 19. 05. 1983, AHRS 4710/10, S 28.

[18] Urteil vom 10. 07. 1972, AHRS 4710/3, S 5, 8.

Kausalität des Aufklärungsmangels

Auch beim schuldhaften Aufklärungsmangel, z. B. der unzureichenden Information des Patienten über die RKM-Risiken, setzt die zivil- und strafrechtliche Haftung einen Ursachenzusammenhang zwischen der schuldhaften Fehlleistung und dem Schaden voraus. Dieser Zusammenhang fehlt, wenn der Patient auch bei mangelfreier Information in die Untersuchung eingewilligt hätte.

Der Beweis, daß dies geschehen wäre, obliegt zwar dem Arzt; vom Patienten fordert die Rechtsprechung aber eine plausible Darlegung, warum er sich bei einer den rechtlichen Anforderungen genügenden Aufklärung anders entschieden hätte. Diese Darlegung wird ihm schwer fallen, wenn der Arzt ihn über die schwerwiegenden Risiken (bleibende Lähmungen, Lebensgefahr) aufgeklärt hat, beispielsweise aber nicht über Gefahren, die mit jeder Einspritzung verbunden sind; denn es ist kaum glaubhaft, daß er die schwerwiegenden Risiken in Kauf genommen, seine Einwilligung aber wegen relativ geringfügiger Gefahren versagt hätte. Hat aber der Arzt ihn nur über die relativ harmlosen Risiken aufgeklärt, so fällt dem Patienten eine plausible Erklärung, daß er bei Kenntnis der schwerwiegenden Risiken die Einwilligung verweigert hätte, leicht und für den Arzt ist es wohl kaum je möglich, das Gegenteil zu beweisen.

Beweislast

Im Strafverfahren gibt es keine Beweislast des Angeklagten. Kann ihm der schuldhafte Aufklärungsfehler nicht zur vollen Überzeugung des Gerichts nachgewiesen werden, so ist er nach dem Grundsatz „in dubio pro reo" freizusprechen.

Im Schadensersatzprozeß ist die Ausgangslage ähnlich. Der Kläger muß den schuldhaften Behandlungsfehler und seine Ursächlichkeit für den Schaden darlegen und beweisen. Die Rechtsprechung räumt ihm im Interesse der „Waffengleichheit zwischen Arzt und Patient" zwar weitreichende Beweiserleichterungen vom Beweis des ersten Anscheins (Prima-Facie-Beweis) bis hin zur Umkehr der Beweislast ein. Gleichwohl kommt der Patient, der seine Klage auf einen schuldhaften Behandlungsfehler stützt, oft in evidente Beweisnot.

Hat der Patient jedoch durch die RKM-Untersuchung einen Schaden erlitten, so hat andererseits der Arzt nur die Verteidigung, Ursache sei nicht eine schuldhafte Fehlleistung, sondern ein schicksalhaftes, durch ärztliche Sorgfalt nicht beherrschbares Risiko. Damit gibt er dem Patienten notgedrungen das Stichwort für die Replik, über dieses Risiko hätte er aufgeklärt werden müssen. Dem gegenüber kann der Arzt sich nur darauf berufen, das Risiko sei nicht aufklärungsbedürftig gewesen oder er habe darüber aufgeklärt. Die erstere Verteidigung steht angesichts der strengen Anforderungen der Rechtsprechung an die RKM-Aufklärung von vornherein auf schwachen Füßen. Mit der zweiten Verteidigungsmöglichkeit gerät nun sehr oft der Arzt selbst in eine evidente Beweisnot. Beweisen muß der Arzt nicht nur, daß er den Patienten aufgeklärt hat, wofür die in manchen Häusern immer noch üblichen Formulare genügen mögen, auf denen der Patient durch seine Unterschrift bestätigt, er sei über die Eingriffsrisiken aufgeklärt worden. Zu beweisen hat der Arzt darüber hinaus aber auch den wesentlichen Inhalt der Aufklärung. Insoweit sind diese Formulare ohne Beweiswert.

Die Rechtsprechung stellt an die Beweisführung des Arztes über den Inhalt der Aufklärung zwar keine hohen Anforderungen. Sie läßt den handschriftlichen Vermerk in den Krankenunterlagen über das Aufklärungsgespräch prinzipiell genügen, wenn er zeitgerecht gefertigt wurde. Dieser Vermerk muß dann freilich den wesentlichen Inhalt des Aufklärungsgesprächs festhalten und auf die Eingriffsrisiken eingehen, über die nach den Anforderungen der Rechtsprechung aufzuklären ist.

Der Zeugenbeweis erbringt nur selten etwas, weil im Prozeß – Jahre später – Zeugen sich regelmäßig nicht an Gesprächsinhalte und meist wohl auch nicht an den Patienten erinnern können.

Läßt sich das forensische Risiko reduzieren?

Die drastische Reduzierung des medizinischen Risikos durch die Fortschritte der Medizin und insbesondere auch der Radiologie führen nach den Erfahrungen der letzten Jahrzehnte nicht zu einer Reduzierung des forensischen Risikos für den Arzt. Das Risiko der zivil- und strafrechtlichen Haftung ist vielmehr – und zum Teil drastisch – angestiegen.

Diese scheinbar paradoxe Entwicklung ist bei näherer Analyse folgerichtig, ja geradezu zwingend. Medizinischer Fortschritt eleminiert oder reduziert in manchem das medizinische Risiko schlechthin und ohne Risikosurrogate. Zum guten Teil transformiert er aber lediglich die Risiken; neu entwickelte Leistungs- und Sorgfaltsstandards machen aus schicksalshaften Risiken beherrschbare. Kommt es zu einem iatrogenen Schaden, so muß der Arzt sich an diesen neuen und immer strengeren berufsspezifischen Standards seines eigenen Fachs forensisch messen lassen.

Wegen dieses fatalen Zusammenhangs muß versucht werden, das forensische Risiko überall dort zu reduzieren, wo dies mit relativ einfachen Mitteln möglich ist, nämlich in den Bereichen Organisation, Dokumentation und Aufklärung. Daß bei den Schadensersatzprozessen wegen RKM-Zwischenfällen die Chance zur Reduzierung des forensischen Risikos bei der Aufklärung gesucht werden muß, liegt um so näher, weil der Aufklärungsfehler hier im Prozeß, wie bereits ausgeführt, die dominierende Rolle spielt.

Feststellung der Komplikationsdichte

Die zur KM-Aufklärung ergangenen Urteile und ihnen zugrunde liegenden Statistiken über die Komplikationsdichte beruhen zumindest zum erheblichen

Teil noch auf Komplikationen mit ionischen KM. Zwischen den RKM-Untersuchungen, die zu dem Schaden führten, und den Urteilen der Berufungsinstanz (OLG), liegt im Durchschnitt mehr als ein halbes Jahrzehnt und die Statistiken über die Komplikationsdichte reichen mit ihrer Materialsammlung oft noch erheblich weiter zurück.

Für die Anforderungen an die Aufklärungspflicht des Radiologen, der heute eine Untersuchung durchführt, hat es aber darauf anzukommen, wie sich die Risiken aufgrund des zwischenzeitlichen medizinischen Fortschritts nun darstellen. Es empfiehlt sich deshalb eine gründliche Analyse der gegenwärtigen Komplikationsdichte und die Publikation der neuen Zahlen, die auch für die Risikoabwägung bei der Indikationsstellung und damit für die Konkurrenz der RKM-Untersuchung mit anderen Untersuchungsmethoden von erheblicher Bedeutung sind.

Man sollte sich zwar nicht die Hoffnung machen, daß die Rechtsprechung im Hinblick auf eine drastische Reduzierung der schwerwiegenden Risiken das Aufklärungsbedürfnis für diese Risiken nun verneinen würde, realistisch erscheint aber die Annahme, daß die Anforderungen der Rechtsprechung anhand solcher Ergebnisse wenigstens nicht mehr steigen werden.

Verbesserung der Patientenaufklärung

Die Ergebnisse von Untersuchungen über die Effizienz des Aufklärungsgesprächs stimmen darin überein, daß der weit überwiegende Teil der Patienten nur einen Bruchteil des wesentlichen Inhalts des Aufklärungsgesprächs zu erfassen vermag. Die psychische Anspannung des Patienten, der oft in rascher Folge mit invasiven Untersuchungen und therapeutischen Eingriffen konfrontiert wird, die Arbeitsüberlastung der Ärzte und die Schwierigkeit, dem Patienten medizinische Sachverhalte in laienverständlicher Sprache zu vermitteln, sind wohl die wesentlichen Ursachen.

Die Aufklärung vor RKM-Untersuchungen ist zudem vom organisatorischen Ablauf her dadurch erschwert, daß sie zum erheblichen Teil dem Arzt obliegt, der den Patienten zu gezielten Untersuchungen überweist (vgl. „Wer muß aufklären“).[19] Zudem stellt sich hier die Frage nach der *rechtzeitigen Information* des Patienten und nach einer ausreichenden *Dokumentation* des Aufklärungsgeschehens.[20] Es bot sich deshalb an, nach einer pragmatischen

[19] Vgl. zur Gesamtproblematik W. Weißauer „Zusammenarbeit von Ärzten aus rechtlicher Sicht“, Bayerisches Ärzteblatt 1981, S 816–820, sowie W. Weißauer „Indikationsstellung und Aufklärung bei Überweisung zur invasiven Diagnostik“, Informationen des BDC, Nr. 10, 1985 und das dort besprochene Urteil des OLG Düsseldorf vom 30. 06. 1983, das die Pflicht des überweisenden Urologen sowohl zur sorgfältigen Indikationsstellung für die Vertebralis-Angiographie als auch zur Aufklärung über die Indikation bejahte; das Urteil geht davon aus, daß der Radiologe sich in beidem auf die Wahrung der gebotene Sorgfalt durch den Urologen verlassen durfte.

[20] Vgl. BGH, Beschluß v. 21. 06. 1983, AHRS 4710/11, S 31, 32.

Lösung zu suchen; sie soll die Effizienz des Aufklärungsgeschehens signifikant verbessern, damit der Patient im Zeitpunkt der Einwilligung ausreichend informiert ist, sie soll das Aufklärungsgespräch von Standardinformationen entlasten und den Arzt-Patienten-Dialog sachgerecht vorbereiten sowie schließlich dem Arzt die Dokumentation erleichtern.

Das System der Stufenaufklärung, das im perimed-Verlag erscheint, kombiniert im Sinne einer solchen pragmatischen Lösung eine schriftliche Basisaufklärung des Patienten durch Merkblätter (1. Stufe) mit der mündlichen Aufklärung (2. Stufe). Für eine solche pragmatische Lösung spricht, daß wesentliche Teile der Informationen, die der Patient über die RKM-Untersuchung benötigt, standardisierbar sind. Sie eignen sich für eine schriftliche Vorinformation in laienverständlicher Sprache, die es dem Arzt erlaubt sich im Aufklärungsgespräch, also im Dialog mit dem Patienten, der Aufklärung über die individuellen Umstände zu widmen, wie etwa der Bedeutung kontraindizierender Faktoren für das KM-Risiko. Selbst insoweit übernehmen die radiologischen Merkblätter eine gewisse Vorinformation durch Fragen nach relevanten Vor- und Begleitkrankheiten verbunden mit dem Hinweis, daß sich aus ihnen Risikoerhöhungen ergeben können. Mehrfarbige Schemazeichnungen erleichtern die Verständigung zwischen Arzt und Patient.

Wesentliches Ziel der Verbesserung der Basisaufklärung ist es, das Selbstbestimmungsrecht des Patienten zu mobilisieren. Nur wenn er verstanden hat, worum es bei dem Eingriff geht, kann er im Aufklärungsgespräch mit dem Arzt zielgerichtete weiterführende Fragen stellen, z. B. nach den Risikofolgen, oder er kann bewußt auf weitere Fragen verzichten und damit den Aufklärungsinhalt im Rahmen seines Selbstbestimmungsrechts begrenzen.

Verbesserung der Dokumentation

Die Verbindung der schriftlichen Patienteninformation mit dem Protokollteil des Merkblatts erleichtert dem Arzt die Dokumentation wesentlich. Der Patient, der mit seiner Unterschrift bestätigt, daß er die Aufklärung verstanden habe und alle ihn interessierenden Fragen stellen konnte, erklärt damit, daß die Basisaufklärung und das Aufklärungsgespräch seinem Informationsbedürfnis genügten.

Mehr als 10 Mio. Eingriffe werden z. Z. jährlich mit Merkblättern im System der Stufenaufklärung durchgeführt. Die forensischen Probleme im Bereich der Eingriffsaufklärung haben sich in den Fällen, in denen Merkblätter eingesetzt wurden, auf ein Minimum reduziert.

Prophylaxe gegen Kontrastmittelnebenwirkungen

E. ZEITLER

Indikation und Aufklärung

Die parenterale Anwendung von Röntgenkontrastmitteln (RKM) setzt nicht nur die begründete Indikation für die Diagnosefindung voraus, sondern auch die Einwilligung zur Untersuchung durch den Patienten, gegebenenfalls seines rechtmäßigen Vertreters.

Grundlage für eine rechtswirksame Aufklärung ist die Information des Patienten nicht nur über den Ablauf der Untersuchung, sondern auch über das für ihn hiermit verbundene Risiko [15, 24, 26].

Dabei ist insbesondere auf „typische Risiken“ hinzuweisen, nicht auf „atypische Risiken“. Da die invasive Diagnostik dem therapeutischen Eingriff vorausgeht, wird sie regelmäßig nicht von der Einwilligung in den therapeutischen Eingriff mit gedeckt. Im Zusammenhang mit dem Kontrastmittel-Zwischenfall dient die *Sicherungsaufklärung* vor allem der ärztlichen Führung des Patienten bei Anwendung von Kontrastmitteln (KM).

Bei der *Selbstbestimmungsaufklärung* wird zwischen derjenigen über den Verlauf des Eingriffs und derjenigen über die Risiken, die mit ihm verbunden sind, unterschieden.

Da KM-Zwischenfälle bei Patienten, die bereits im Rahmen einer KM-Applikation einen Zwischenfall erlebten, häufiger sind, ist bei Patienten auch mit bekannter Allergie gegen andere Substanzen, die Erhebung einer spezifischen Anamnese der erste Teil der Prophylaxe eines KM-Zwischenfalls. Medizinisch und juristisch stellt sich das Unterlassen anamnestischer Erhebungen vor Injektion von KM als schuldhafte Verletzung der vertraglichen Untersuchungspflicht dar [24] und führt ebenso zur Schadenersatzpflicht des Arztes wie eine Nichtbeachtung von erkennbaren oder feststellbaren Kontraindikationen.

Applikationsart

Sowohl bei der Aufklärung des Patienten als auch in der Vorbereitung sind die besonderen Aspekte unterschiedlicher Indikationsformen zu berücksichtigen [15, 16, 19, 22, 25, 27]. Hierbei sind insbesondere die Unterschiede zwischen

Tabelle 1. Nebenwirkungen der i.v.-Urographie

Quelle KM prophylaktische Maßnahme		Patientenanzahl *n*	Nebenwirkungen [%]
Shehadi 1977 [20a]			
Ionisch		112 214	5,58
Bei Voruntersuchung		2 472	15,69
Schrott et al. 1986 [18]			
Nichtionisch		50 660	2,1
Bei Voruntersuchung		7 629	4,1
Reimann et al. 1986 [13]			
Ionisch	ohne Prämedikation	200	6,0
Ionisch			
Ohne Risiken	mit Prämedikation	300	0,0
Mit Risiko	ohne Prämedikation		32,0
Mit Risiko	mit Prämedikation		6,0

i. v.- und intraarterieller Applikation von Bedeutung. Bei den intraarteriellen KM-Applikationen addiert sich zum KM-Risiko dasjenige der möglichen embolischen und lokalen Komplikationen hinzu.

Andererseits sind die typischen allgemeinen KM-spezifischen Nebenwirkungen nach arterieller KM-Applikation eher seltener und nur abgeschwächt zu beobachten. Für die Bewertung der am weitest verbreiteten Angio-Urografika kommen daher nur i. v.-KM-Applikationen im Zusammenhang mit der Urographie, der Computertomographie (CT) und der digitalen Subtraktionsangiographie (DSA) in Betracht.

Für die Bewertung der Angio-Urografika dienen daher vorwiegend große Sammelstatistiken (Tabelle 1), die sowohl eine Aussage über die Häufigkeit von KM-Nebenwirkungen als auch die Mortalitätsrate geben [6, 7, 16–18, 20, 21, 25].

Die Gegenüberstellung der Häufigkeit von Nebenwirkungen und Mortalitätsraten nach i. v.-KM-Applikation zeigt, daß systemische Nebenwirkungen bei Verabfolgung nichtionischer KM um den Faktor 2–6 seltener auftreten als bei Anwendung konventioneller ionischer KM. Aus Tabelle 1 geht ebenfalls hervor, daß bei Verwendung ionischer KM durch den Einsatz einer gezielten Prämedikation mit H_1- und H_2-Rezeptorblockern die Nebenwirkungsrate und Schwere der Komplikationen weiter gesenkt werden kann [4, 13].

Pathophysiologische Ansätze zur Prophylaxe von Kontrastmittelnebenwirkungen

Als Ursachen einer Unverträglichkeitsreaktion [1, 4, 8–14, 23, 25] werden heute diskutiert:

1. Freisetzung vasoaktiver Mediatoren (insbesondere Histamin).
2. Komplementaktivierung.

3. Veränderungen im Histamin-Kallikrein-Metabolismus.
4. Direkte Effekte am ZNS.

Zur Prophylaxe wurden bisher 2 Konzepte systematisch geprüft;:

1. Prämedikation mit Kortikosteroiden [9, 11].
2. Prämedikation mit H_1- und H_2-Rezeptorblockern [4, 13, 14, 23].

Die Prämedikation mit Kortikosteroiden wurde von Lasser [11] in einer Großfeldstudie geprüft, deren Ergebnis Tabelle 2 wiedergibt.

In der prospektiven Studie von Katayama u. Tanaka [6, 7] konnte durch einmalige Prämedikation mit Kortikosteroiden keine Reduktion der Nebenwirkungen nachgewiesen werden, wohingegen eine signifikante Reduktion allein durch den Einsatz nichtionischer KM signifikant belegbar war.

Auf Grund der experimentellen und klinischen Ergebnisse von Lasser [9, 11] führten wir während mehrerer Jahre die prophylaktische Prämedikation mit Kortikosteroiden bei allen Patienten mit bekannter Allergie wie auch bei Patienten nach erlebtem KM-Zwischenfall durch, falls keine Dringlichkeit für die sofortige Untersuchung mit KM bestand. Dabei wurde eine Prämedikation von 3mal 40 mg Urbason gewählt, und zwar 48, 24 und 2 h vor der KM-Anwendung. Dies erfolgte unabhängig davon, ob die KM-Untersuchung i. v. für die Urographie, die CT oder die DSA geplant war oder für eine arterielle Katheterangiographie bzw. Koronarangiographie mit Lävokardiographie.

Die Dokumentation der Patienten in Nürnberg, die bereits schwere KM-Reaktionen hatten und die 3malige Prämedikation von Urbason erhielten, haben bei Verwendung ionischer KM die in Tabelle 3 wiedergegebenen Nebenwirkungen gezeigt.

Aus diesen Untersuchungen geht hervor,

- daß eine Prämedikation von Kortikosteroid 2 h vor der KM-Applikation keine signifikante Reduktion von Nebenwirkungen zur Folge hat,
- eine signifikante Reduktion der Nebenwirkungen durch zwei- oder mehrmalige Prämedikation und zwar 2, 12 und 24 h vor der KM-Applikation erreichbar ist,
- die Kortikosteroid-Applikation zu keinen Nebenwirkungen führt.

Prämedikation mit H_1- und H_2-Rezeptorblockern

In Fortführung der Kontrolle von Nebenwirkungen im Rahmen der Anästhesie von Doennicke und Lorenz [2, 3] konnte mehrfach gezeigt werden [4, 13, 14, 23], daß es während der KM-Reaktion zu einem passageren Anstieg des Plasmahistaminspiegels kommt (Tabelle 4). Der Histaminanstieg war nach Prämedikation noch immer festzustellen, jedoch nicht so hoch wie in dem Kollektiv ohne Prämedikation.

Auch andere Untersuchungen, wie die von Keyzer 1984 [8] mit der Bestimmung erhöhter Methylhistaminwerte im Urin bei Patienten nach schwerer KM-Reaktion oder die Untersuchungen von Dawson et al. 1983 [1] und Reiser

Tabelle 2. Effekt einer Kortikosteroid-Prophylaxe mit Medrol[a] [11]

Reaktion Kategorie	Studie 1[b] $n=2513$	Studie 2[c] $n=1759$	Studie 3[d] $n=1603$
Alle	166 (6,4%)	166 (9,4%)	145 (9,0%)
Grad I	86 (3,4%)	94 (5,3%)	79 (4,9%)
Grad II	72 (2,9%)	63 (3,6%)	55 (3,4%)
Grad III	5 (0,2%)	9 (0,5%)	11 (0,7%)
Behandlung notwendig	30 (1,2%)	36 (2,0%)	32 (2,0%)

[a] Medrol = Methylprednisolon oral in Tablettenform.
[b] Prämedikation 12 und 2 h vorher.
[c] Prämedikation 2 h vorher.
[d] Keine Prämedikation.

Tabelle 3. Ergebnis der 2–3tägigen oralen Kortikosteroid-Prophylaxe

Reaktionen	Patientenanzahl $n=67$[a] [%]	n
Alle	6,0	4
Grad I	4,5	3
Grad II	1,5	1
Grad II + III	–	
Behandlung notwendig	1,5	1

[a] Patienten mit KM-Allergie.

Tabelle 4. Plasmahistaminwerte [14]

	vor KM[a] [mg/ml]	vor KM[b] [mg/ml]	3 min nach KM[c] [mg/ml]	3 min nach KM[d] [mg/ml]
Tachykardie	0,5 ± 0,1	0,5 ± 0,2	2,2 ± 0,9	1,6 ± 0,4
Übelkeit	0,6 ± 0,2	0,4 ± 0,1	2,5 ± 1,4	1,2 ± 0,4
Gesamt	0,6 ± 0,2	0,5 ± 0,2	2,2 ± 0,7	1,4 ± 0,4

[a] Gruppe 1. [c] Gruppe 1, ionisches KM, keine Prämedikation.
[b] Gruppe 2. [d] Gruppe 2, ionisches KM, mit Prämedikation.

[14] konnten eine Erhöhung des Atemwiderstands als Folge der KM-induzierten Histaminliberation bestimmen.

Obwohl der Einsatz nichtionischer KM Nebenwirkungen, die auf das KM zurückzuführen sind, in ihrer Häufigkeit drastisch reduziert hat, können noch immer Todesfälle im zeitlichen Zusammenhang mit der KM-Injektion auch von nichtionischen KM auftreten. Nach Schmiedel 1989 [17] wurden der Arzneimittel-Kommission der Deutschen Ärzteschrift 23 Todesfälle gemeldet, von denen bei 11 eine KM-bedingte Ursache unwahrscheinlich war. Verglichen an der Zahl von KM-Untersuchungen hat er eine Letalitätsrate für die Anwendung von nichtionischen KM mit 1 : 500 000 als wahrscheinlich ermittelt. Auch wenn dies im Vergleich zur Letalität von 1 : 75 000 bei ionischen KM statistisch signifikant ist, kann auf die Anamnese vor KM-Untersuchungen nicht verzichtet werden. Vielmehr ist auch insbesondere bei Risikopatienten eine zusätzliche Prämedikation zur Senkung der Komplikations-Häufigkeit und Reduktion der KM-Schwere zu empfehlen. Risikofaktoren sind:

- Allergische Diathese (Pollinose, Medikamentenallergie),
- erneute KM-Gabe bei früheren KM-Unverträglichkeitsreaktionen,
- Histaminfreisetzung nach Operationen,
- Histaminfreisetzung nach Bluttranfusionen,
- Erkrankungen, die mit erhöhtem Histaminspiegel einhergehen (Lungenerkrankungen, Nahrungsmittelallergie etc.),
- Alter (über 70 Jahre oder Kinder),
- kardiale, respiratorische oder hepatische Insuffizienz.

Die Kombination von Fenistil (H_1-Rezeptorantagonist) und Tagamet (H_2-Rezeptorantagonist) ist für diese Indikation vom BGA von 1984 zugelassen. Das empfohlene Dosierungsschema [2, 3] gibt Tabelle 5 wieder.

Die bisher vorliegenden pathophysiologischen Erkenntnisse erlauben daher folgende Schlußfolgerung:

1. Vor jeder parenteralen KM-Gabe ist eine entsprechende KM- und allergiebezogene Anamnese zu erheben, um festzustellen, ob ein erhöhtes Risiko vorliegt.
2. Bei erhöhtem Risiko ist die Indikation zu überprüfen und ggf. auf mögliche Alternativmethoden, wie Sonographie oder MR-Tomographie auszuweichen.
3. Primär ist der Einsatz nichtionischer KM zu bevorzugen, da nachweislich Nebenwirkungen aller Schweregrade seltener sind und weniger schwere Nebenwirkungen auftreten.

Tabelle 5. Prämedikation mit H_1 und H_2-Rezeptorblockern (i.v.) vor parenteraler Gabe von Röntgenkontrastmitteln

Körpergewicht	Fenistil[a]			Tagamet[b]		
[kg]	[Amp.]	[ml]	[mg]	[Amp.]	[ml]	[mg]
40–60	1	4	4	1	2	200
60–100	2	8	8	2	4	400
100	3	12	12	3	6	600

[a] H_1-Antagonist, Dimetindenmaleat, 1 Amp. = 4 ml = 4 mg.
[b] H_2-Antagonist, Cimetidin, 1 Amp. = 2 ml = 200 mg.

4. Bei Risikopatienten ist generell eine Prämedikation mit H_1- und H_2-Rezeptorantagonisten zu empfehlen.
5. Ist eine schwere KM-Reaktion bereits vorausgegangen, wird, falls die Zeit zur Verfügung steht, die 3malige Urbason-Prämedikation z. B. 48, 24 und 2 h vor der KM-Applikation empfohlen.
6. Ist eine individuell angepaßte Aufklärung zu empfehlen.

Literatur

1. Dawson P, Pitfield J, Britton U (1980) Contrast media and bronchospasm: a study with Iopamidol. Clin Radiol 34:227–230
2. Doennicke A, Lorenz W (1985) Saartürner Workshop, Einbeck. Springer, Berlin Heidelberg New York
3. Lorenz W, Röher HT, Doennicke A, Ohmann C (1984) Clin Anästhesiol 2:404
4. Gmeinwieser J, Reimann H-J, Reiser M (1985) Röntgenpraxis 38:3965
5. Hartmann GW et al. (1982) Mortality during excretory urography: Mayo Clinic experience. AJR 139:919–926
6. Katayama H (1988) Clinical survey on adverse reactions of iodinated contrast media. In: Matsuura K, Katayama H, Liao M (eds) Advance and future trends of contrast media. Convention Services, Tokyo, pp 145–152
7. Katayama H, Tanaka T (1988) Clinical survey of adverse reactions to contrast media. Invest Radiol 23 [Suppl 1]:88
8. Keyzer JJ, Udding H, de Vries K (1984) Measurement of N-methylhistamine concentrations in urine as a parameter of release by radiographic contrast media. Diagn Imag Clin Med 53:67–72
9. Lasser EC (1988) Pretreatment with corticosteroids to prevent reactions to intravenous contrast material: overview and implications. AJR 150:257–259
10. Lasser EC, Walters J, Lang JH (1974) An experimental basis for histamine release in contrast material reactions. Radiology 110:49–59
11. Lasser EC, Sovak M, Kolb WP, Lyon SG, Hamblin AE (1977) Steroids: theoretical and experimental basis for utilization in prevention of contrast media reactions. Radiology 125:1–9
12. Lasser EC, Lang JH, Lyon SG, Hamblin A, Howard MM (1981) Prekallikrein-Kallikrein conversion rate as a predictor of contrast material catastrophies. Radiology 140:11–15
13. Reimann HJ, Tauber R, Kramann P, Gmeinwieser J, Schmidt U, Reiser M (1986) ROFO 144:169
14. Reiser M, Gmeinwieser J, Reimann H-J (1985) Änderung des Plasma-Histaminspiegels nach intravenöser Kontrastmittelapplikation. In: Zeitler E (Hrsg) Klinische Pharmakologie der Kontrastmittel, Symposium 1985. Schnetztor, Konstanz, S 165–174
15. Schewe G (1979) In welchem Umfang ist der Arzt verpflichtet, Arzneimittel-Nebenwirkungen zu kennen und darüber aufzuklären? MMW 121/18, PO 44
16. Schmiedel E (1989) Reduzieren nichtionische Kontrastmittel das Untersuchungsrisiko? Röntgenpraxis 42:335–337
17. Schmiedel E (1987) Pharmako-Dynamik und Verträglichkeit von Röntgenkontrastmitteln. Röntgenblätter 40:1–8
18. Schrott KM, Behrends B, Clauß W, Kaufmann J, Lehnert J (1986) Iohexol in der Ausscheidungsurographie. Ergebnisse des Drug-monitoring. Fortschr Med 7:153–156
19. Seyferth W, Dilbat G, Zeitler E (1983) Efficacy and safety of digital subtraction angiography with special reference to contrast agents. Cardiovasc Intervent Radiol 6:265
20. Shehadi W (1985) Adverse reactions to intravascular administered contrast media. AJR 26:145–152

20a. Shehadi W (1977) Die Risiken bei der Anwendung von Röntgenkontrastmitteln ... S 91–102. In: Zeitler E (Hrsg) Kontrastmittel-Zwischenfälle; Schering, Berlin
21. Shehadi W (1985) Death following intravascular administration of contrast media. Acta Radiol Diagn (Stockh) 26:457–461
22. Taenzer T, Zeitler E (1980) Contrast media. Thieme, Stuttgart
23. Tauber R (1987) Die Ausscheidungsurographie unter den Aspekten des Kontrastmittelrisikos und der Kostendämpfung. Urologe B 27:188–190
24. Uhlenbrock W (1981) Rechtliche Aspekte des Kontrastmittel-Zwischenfalls und des Strahlenrisikos in der ambulanten Diagnostik. NJW 24:1294–1299
25. Vogel H (1986) Risiken der Röntgendiagnostik. Urban & Schwarzenberg, München
26. Weißauer W (1980) Die Empfehlung der DKG zur Eingriffsaufklärung und zur Einwilligung des Patienten. Arzt im Krankenhaus 11:707–710
27. Zeitler E (1977) Kontrastmittel-Zwischenfälle, Symposium 1977. Schering AG, Berlin
28. Zeitler E (Hrsg) (1985) Klinische Pharmakologie der Kontrastmittel, Symposium 1985. Schnetztor, Konstanz

Prämedikation bei Risikopatienten – Ergebnisse einer prospektiven Studie mit nichtionischen Kontrastmitteln

U. Fink, D. Jung und B. K. Fink

Nichtionische Röntgenkontrastmittel (RKM) zeichnen sich im Vergleich zu ionischen Röntgenkontrastmitteln durch eine bessere Verträglichkeit und geringere Nebenwirkungsrate aus [1, 2]. Dennoch sind auch bei Anwendung nichtionischer Röntgenkontrastmittel Todesfälle aufgetreten, die in unmittelbarem Zusammenhang mit ihrer Applikation zu sehen sind. Die geschätzte Rate an tödlichen Begleiterscheinungen auf nichtionische Röntgenkontrastmittel liegt bei ca. 1:500 000 [3].

Ansell et al. [4] konnten zeigen, daß vor allem Patienten mit bekannter Kontrastmittelunverträglichkeit, allergischer Disposition sowie schweren kardialen Erkrankungen ein deutlich erhöhtes Risiko für das erneute Auftreten einer Unverträglichkeitsreaktion auf Kontrastmittel (KM) aufweisen. Ferner werden in der Literatur ein Alter über 65–70 Jahre sowie schwere pulmonale Erkrankungen als zusätzliche Risikofaktoren angegeben.

Doenicke [5] empfahl in Anlehnung an die Ergebnisse in der Anästhesie und Chirurgie, Risikopatienten vor Applikation von Röntgenkontrastmitteln mit Antihistaminika zu prämedizieren.

In einer großen prospektiven Studie sollten anhand von 12995 intravenös und intraarteriell durchgeführten Kontrastmitteluntersuchungen folgende Fragestellungen untersucht werden:

1. Wie hoch liegt die Nebenwirkungsrate bei ausschließlicher Applikation von nichtionischen Röntgenkontrastmitteln?
2. Führt die zusätzliche Prämedikation mit Antihistaminika bei Risikopatienten zu einer weiteren Senkung der Nebenwirkungsrate?
3. Kann aufgrund der Ergebnisse ein einheitliches Vorgehen für die Praxis empfohlen werden?

Nebenwirkungsraten nichtionischer Röntgenkontrastmittel

Über ca. 18 Monate wurden in der Radiologischen Klinik der Universität München sämtliche intravenös und intraarteriell durchgeführten KM-Untersuchungen erfaßt und statistisch ausgewertet.

Sämtliche KM-Untersuchungen wurden mit nichtionischen Röntgenkontrastmitteln (Iopromid 300, 370 bzw. Iopamidol 300, 370) durchgeführt. Neben dem Alter des Patienten und der Art der Untersuchung wurden eine genaue Allergieanamnese, frühere Erkrankungen, die benötigte Kontrastmittelmenge sowie auftretende Begleiterscheinungen nach Schwere und Zeit erfaßt. Dabei wurden die KM-Reaktionen nach Shehadi [6] eingeteilt (Tabelle 1).

Insgesamt traten bei 1,1% aller Untersuchungen unerwünschte Begleiterscheinungen auf. Diese gliederten sich in 0,58% leichte, 0,41% mittlere und 0,05% schwere KM-Reaktionen. Bei 8 Untersuchungen entsprechend 0,06% wurden keine Angaben über die Schwere der aufgetretenen KM-Reaktion gemacht (Abb. 1). Dabei ergab sich bei arteriellen Untersuchungen mit 1,3% eine gering höhere Nebenwirkungsrate als bei venösen Untersuchungen mit 1,03%. Trotz bestehender Risikofaktoren trat bei keinem Patienten nach Prämedikation mit Antihistaminika eine schwere Begleiterscheinung auf.

Tabelle 1. Einteilung der Kontrastmittelreaktionen nach Shehadi

1. Leichte Reaktionen	Hitzegefühl, Übelkeit, Erbrechen, leichte Tachykardie, geringe Urtikaria Keine Therapiemaßnahmen erforderlich
2. Mittelschwere Reaktionen	Urtikaria, stärkere Schleimhautödeme, Bronchospasmus, Blutdruckabfall, Dyspnoe Therapiemaßnahmen innerhalb der Abteilung nötig, Patient kann die Abteilung wieder verlassen
3. Schwere Reaktionen	Schock, starker Blutdruckabfall, Atemstillstand, Krampfanfälle, akutes Nierenversagen Therapiemaßnahmen unter stationären Bedingungen nötig

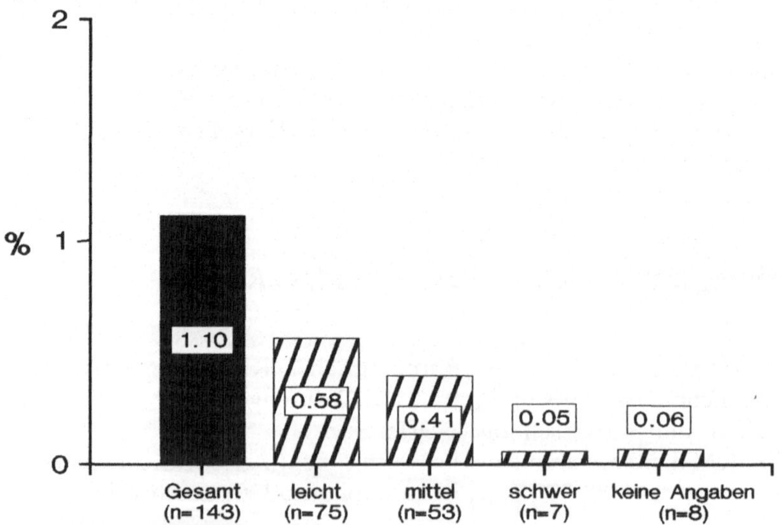

Abb. 1. Begleiterscheinung bei 12 995 Untersuchungen

Stellenwert der Prämedikation bei Risikopatienten

Als Risikopatienten wurden vor Beginn der prospektiven Studie alle Patienten mit bekannter KM-Unverträglichkeit, mit bekannter allergischer Disposition, mit schwerer kardialer und/oder pulmonaler Erkrankung sowie Patienten über 70 Jahre festgelegt. Diese Patienten sollten alle mit Antihistaminika prämediziert werden.

Die Prämedikation erfolgte mit langsamer intravenöser Applikation von 0,1 mg/kg Körpergewicht Fenistil und 5,0 mg/kg Körpergewicht Tagamet mindestens 10 min vor der KM-Applikation. Dies entspricht bei einem normalgewichtigen Patienten in der Regel 2 Ampullen Fenistil und 2 Ampullen Tagamet.

Bei insgesamt 16,7% aller Untersuchungen wurde eine Prämedikation vorgenommen. Dies betraf auch in einem gewissen Prozentsatz Patienten, die anamnestisch keinerlei Risikofaktoren aufwiesen. Umgekehrt wurde in einem gewissen Prozentsatz der Untersuchungen trotz bestehender Risikofaktoren keine Prämedikation durchgeführt.

Vergleicht man nun die Gruppe der Risikopatienten ohne und mit durchgeführter Prämedikation, so ergab sich sowohl bei bekannter KM-Unverträglichkeit und allergischer Disposition wie auch bei bekannter schwerer pulmonaler und/oder kardialer Erkrankung eine deutliche Senkung der Nebenwirkungsrate um rund 3% (Abb. 2). Bei Patienten ohne Risiko, bei denen aufgrund anderer schwerer Erkrankungen trotzdem eine Prämedikation durchgeführt wurde, lag die Anzahl der Begleiterscheinungen geringfügig höher als ohne Prämedikation. Dies betraf jedoch nur leichte und mittlere Nebenwirkungen.

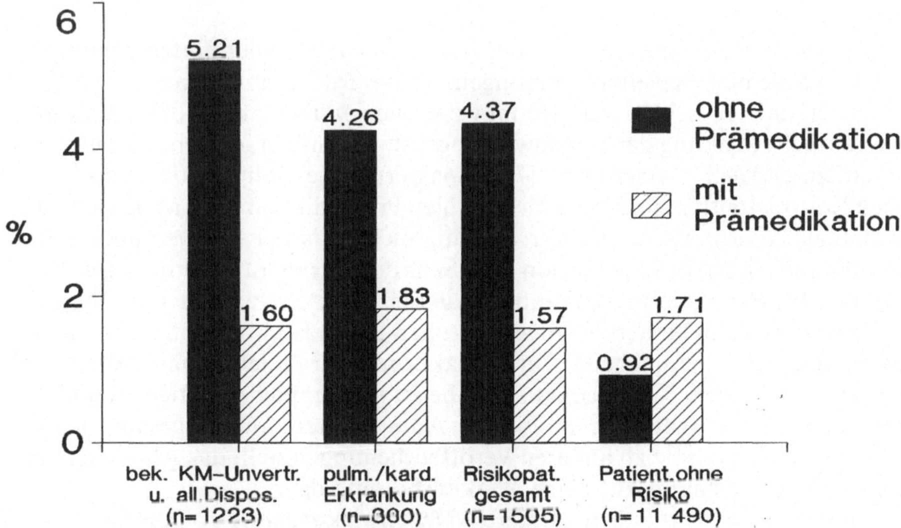

Abb. 2. Begleiterscheinungen einzelner Risikogruppen

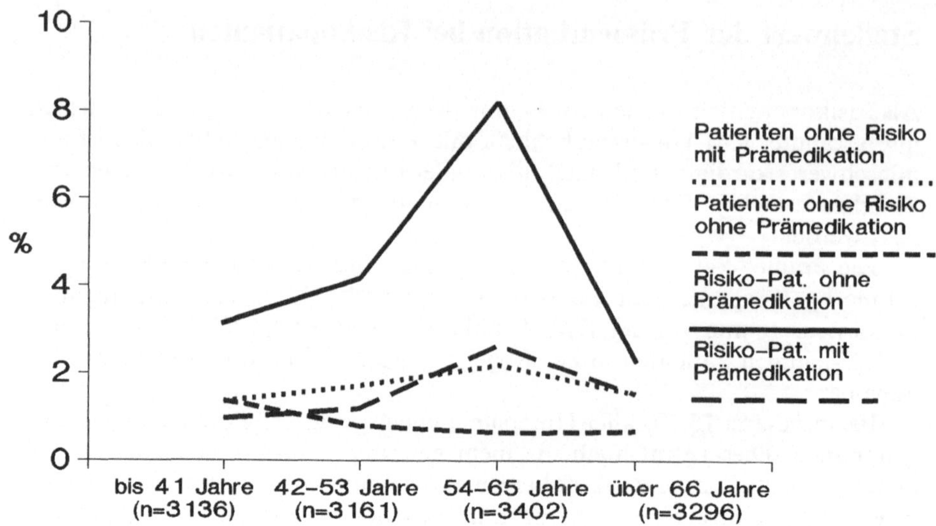

Abb. 3. Begleiterscheinungen verschiedener Altersgruppen

Betrachtet man die aufgetretenen Begleiterscheinungen für die verschiedenen Altersgruppen, so ist weder bei den Risikopatienten noch bei den Nicht-Risikopatienten eine Altersabhängigkeit in der Häufigkeit der KM-Reaktionen zu erkennen (Abb. 3).

Schlußfolgerungen

Nichtionische Röntgenkontrastmittel führen in ca. 1% aller Untersuchungen zu unerwünschten Begleiterscheinungen. Diese Zahlen stimmen mit den Ergebnissen anderer Arbeitsgruppen im wesentlichen überein [1, 2, 8]. Damit ist eine deutliche Senkung der Nebenwirkungsrate gegenüber ionischen Kontrastmitteln zu erzielen. Lasser et al. [7] propagierten die Kombination von ionischen Kontrastmitteln und einer zweizeitigen Prämedikation mit Methyl-Prednisolon als Alternative zu der Verwendung nichtionischer Kontrastmittel. Sie konnten mit dieser Prämedikation eine Senkung der therapiebedürftigen Reaktionen bei Patienten mit bekannter Allergie auf 1,5% erreichen.

Schrott et al. [8] kamen bei nichtionischen Kontrastmitteln ohne Prämedikation auf 1,2% therapiebedürftiger Reaktionen bei Patienten mit bekannter Allergie. In unserem Krankengut sank die Rate therapiebedürftiger Reaktionen nach Prämedikation mit H_1-/H_2-Antagonisten auf insgesamt 0,7% (Abb. 4). Im Gegensatz zu anderen Veröffentlichungen stellt das Alter allein in unserem Untersuchungsgut keine Risikoerhöhung dar.

Aufgrund der deutlich niedrigeren Nebenwirkungsrate sollten bei KM-Untersuchungen in der Röntgendiagnostik generell nur nichtionische Kon-

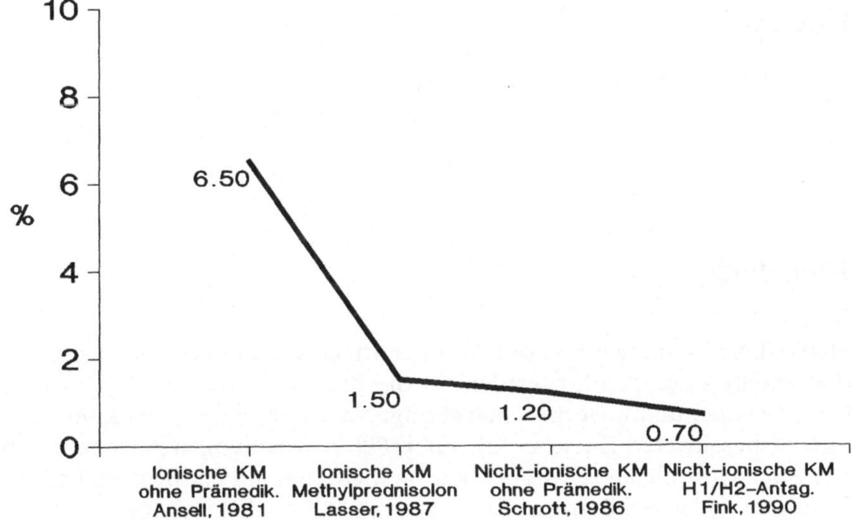

Abb. 4. Therapiebedürftige Reaktionen bei Patienten mit bekannter Allergie

trastmittel verwendet werden. Die signifikante Senkung der Begleiterscheinungen sowie das Fehlen schwerer Reaktionen bei Patienten mit erhöhtem Risiko, d. h. Patienten mit bekannter KM-Unverträglichkeit, allergischer Disposition sowie schwerer kardialer und/oder pulmonaler Erkrankung, nach Prämedikation mit H_1-/H_2-Antagonisten lassen eine generelle Prämedikation bei dieser Risikogruppe gerechtfertigt erscheinen.

Literatur

1. Palmer FJ (1988) The RACR survey of intravenous contrast media reactions. Final Report. Australas Radiol 32:426–428
2. Katayama MD (1988) Report of the Japanese Committee on the Safety of Contrast Media. A Scientific Poster Session, Presented at the Radiological Society of North America Meeting, November 1988
3. Schmiedel E (1989) Reduzieren nichtionische Kontrastmittel das Untersuchungsrisiko? Röntgenpraxis 42:335–337
4. Ansell G, Tweedie CR, Evans DAP (1981) Side effects of contrast media. XV. International Congress of Radiology, Brüssel 1981
5. Doenicke A (1985) Anwendung von H_1- und H_2-Rezeptor-Antagonisten in Anästhesie und Chirurgie – eine multizentrische Studie. In: Doenicke A, Lorenz W (Hrsg) Histamin und Histamin-Rezeptor-Antagonisten. Springer, Berlin Heidelberg New York, S 292–306
6. Shehadi WH, Toniolo G (1980) Adverse reactions of contrast media. Radiology 137:299–302
7. Lasser EC, Berry CC, Talner LB, Santini LC, Lang EK, Gerber FH, Stolberg HO (1987) Pretreatment with corticosteroids to alleviate reactions to intravenous contrast material. N Engl J Med 317:845–849
8. Schrott KM, Behrends B, Clauß W, Kaufmann J, Lehnert J (1986) Johexeol in der Ausscheidungsurographie. Fortschr Med 7:153–156

Die Behandlung von Kontrastmittelzwischenfällen

J. Zander

Einleitung

Obwohl pro Jahr etwa 5 Mio. Kontrastmittelanwendungen alleine in der Bundesrepublik durchgeführt werden, ist die Zahl der schweren, lebensbedrohlichen Zwischenfälle ausgeprochen gering. Nach der allgemeinen Literatur muß mit einem schweren Zwischenfall auf 40000 Anwendungen gerechnet werden. Die Zahl der tödlichen Zwischenfälle ist wiederum nur ein Bruchteil davon [5]. Man geht in der Bundesrepublik von etwa 0,007% aller Kontrastmittelanwendungen aus. Dabei ist zu berücksichtigen, daß viele schwere Reaktionen durch frühzeitige Erkennung und rechtzeitige, adäquate Behandlung einen günstigen Ausgang auch bei schwersten Zwischenfällen haben können.

Pathophysiologie

Auf die Ätiologie des Geschehens und auf eine mögliche Prophylaxe ist in anderen Kapiteln näher eingegangen worden. Um die wichtigen Prinzipien der Therapie erläutern zu können, sei aber noch einmal ein kurzer Abriß der pathophysiologischen Vorgänge bei der Kontrastmittelreaktion gegeben. Nur wenige Reaktionen nach Kontrastmittelgabe werden durch ein echtes allergisches Geschehen hervorgerufen; der überwiegende Teil stellt eine anaphylaktoide Reaktion dar. Wie dieses Geschehen im einzelnen ausgelöst wird, ist bisher nicht geklärt. Es können das freie Jod, das Trägerprotein, der Lösungsträger oder die Osmolalität an der Auslösung beteiligt sein.

Offenbar können Kontrastmittel (KM) direkt zur Histaminliberation führen. Histamin ist, im Gegensatz zu vor allem in letzter Zeit häufig geäußerten Meinungen, offenbar doch eine der Schlüsselsubstanzen der anaphylaktoiden Reaktion. Dies hat sich in Metaanalysen von Untersuchungen an freiwilligen Probanden und von Reaktionen an Patienten gezeigt. Es bleibt dabei unbestritten, daß auch Komplement, Bradykinin, Substanzen des Gerinnungssystems und sogar neurogene Peptide an der Reaktion einen mehr oder weniger großen Anteil haben. Die Freisetzung der Mediatoren kann durch zelluläre biochemische Mechanismen gefördert oder gehemmt werden. Zu den fördernden Substanzen gehört das Kalzium, zu den hemmenden das cAMP.

Klinik

Durch die Freisetzung der Mediatoren wird eine weitere Reaktion ausgelöst, die bei jedem Patienten anders verläuft. Sie hängt von einer nicht vorher diagnostizierbaren Prädisposition ab. Auch bei Anwendungen derselben Substanz zu unterschiedlichen Zeitpunkten kann die Reaktion des Patienten verschieden ausfallen.

Die anaphylaktoide Reaktion betrifft den gesamten Körper. Im Mittelpunkt der klinischen Problematik stehen jedoch die Wirkungen auf das kardiovaskuläre und das respiratorische System und deren sekundäre Folgen.

Man kann zwei generelle Reaktionstypen unterscheiden:

- das typische Bild eines anaphylaktischen Schocks und
- die vagale Reaktion.

Bei der ersten Reaktion finden sich

- eine maximale Weitstellung der Gefäße,
- eine starke Steigerung des Herzminutenvolumens,
- eine maximale Steigerung des Sauerstoffverbrauchs,
- eine relative oder absolute Hypovolämie.

Diese hämodynamische Veränderung kann gekoppelt sein mit schweren respiratorischen Störungen, sie kann aber auch alleine auftreten. Diese Veränderungen sind:

- eine ausgeprägte Bronchokonstriktion und
- eine Tachypnoe, u. U. eine Hyperventilation,
- Zyanose.

Beim zweiten Typ der Reaktion findet sich eine ausgeprägte Bradykardie und eine schwere, zunehmende systemarterielle Hypotension.

Beide Reaktionstypen gehen normalerweise mit Störungen des Bewußtseins im Sinne einer Unruhe und Desorientiertheit, aber auch eines Sopors einher. Es sind jedoch immer wieder Patienten zu beobachten, die auch bei sehr schweren Reaktionen und niedrigen systemarteriellen Drücken völlig wach und orientiert sind.

Um möglichst optimal therapeutisch in das pathophysiologische Geschehen eingreifen zu können, ist es wichtig, eine schnelle Verdachtsdiagnose zu stellen. Dabei gibt es eine gewisse Korrelation zwischen einigen einfachen klinischen Zeichen und der Schwere der Reaktion, bei deren Auftreten eine erhöhte Aufmerksamkeit geboten ist:

- Niesen (oft milde Reaktion),
- Husten (mittlere und schwere Reaktion),
- Erbrechen (fast immer schwere Reaktion).

Bei schweren Reaktionen treten dann in schneller Folge auf:

- ein Ödem von Gesicht und Larynx,
- ein Bronchospasmus,
- ein kardiovaskulärer Kollaps.

Die Todesursache bei den meisten Patienten ist eine schwere zerebrale Schädigung aufgrund einer zerebralen Hypoxie, die in Folge einer schweren Ventilationsstörung und der schweren globalen Perfusionsstörung durch die systemarterielle Hypotension ausgelöst wird. Nur hingewiesen werden soll an dieser Stelle auf andere Möglichkeiten einer zerebralen Schädigung in der Reperfusionsphase durch freie Fettsäuren, freie Radikale, Arachidonsäuremetaboliten, etc. Schäden treten jedoch an allen Organen auf; sie imponieren jedoch vor allen Dingen im ZNS. Nach heutigem Verständnis ist der Schock ja nicht nur eine Störung der Mikrozirkulation aufgrund der schweren systemarteriellen Hypotension, sondern schließt auch eine metabolische Störung der Zellen ein [7]. Nur im Beginn des Geschehens besteht eine Reversibilität der pathophysiologischen Veränderungen. Bleibt eine adäquate Therapie aus, so tritt der Tod aufgrund eines irreversiblen Multiorganversagens ein. Dieses kann im Laufe von Stunden, aber auch als Spätfolge erst nach Tagen auftreten.

Therapeutische Möglichkeiten

Prinzipiell kann die Therapie eines jeden Schockgeschehens symptomatisch entsprechend dem Schocktyp erfolgen. Es ist nicht notwendig, die eigentliche Ursache zu eruieren; so spielt es für die Therapie des KM-bedingten Zwischenfalls auch keine Rolle, ob das Schockgeschehen anaphylaktisch oder anaphylaktoid ausgelöst ist.

Die Therapieziele sind:

- Die Aufrechterhaltung oder Wiederherstellung der zerebralen und koronararteriellen Perfusion,
- die Beseitigung der Hypoxie,
- die Inhibition einer weiteren Freisetzung von Mediatoren.

Dabei ist es wichtig, daß die Therapie der Schwere der Reaktion angepaßt ist.

Leichte Reaktion

Eine leichte Reaktion kann oft schon durch eine intensive psychische Betreuung des Patienten beherrscht werden. Die Zusicherung, es sei alles in Ordnung, die Reaktion nicht ungewöhnlich und die Symptome würden sich in Kürze zurückbilden sind natürlich besonders dann für den Patienten beruhigend, wenn er über diese Möglichkeiten einer Reaktion vor der Untersuchung aufgeklärt wurde.

Zusätzlich können auch Antihistaminika i.v. gegeben werden. Dabei sollten, aus Gründen, die später noch genauer erläutert werden, immer ein H_1-Blocker und ein H_2-Blocker kombiniert werden. Prinzipielle Unterschiede zwischen den verschiedenen Substraten bestehen bei H_2-Blockern bei der Akutanwendung nach Ansicht der meisten Autoren nicht; bei den H_1-Blockern sind Unterschiede in der klinischen Wirkung vor allen Dingen im Hinblick auf ihre zentral sedierende Wirkung zu verzeichnen. Diese kann auf der einen Seite als unangenehm sowohl vom Therapeuten als auch vom Patienten empfunden werden, als auch vorteilhaft sein, da sie bei aufgeregten Patienten die zusätzliche Gabe eines Psychopharmakons unnötig macht. Ist eine Sedierung des Patienten erwünscht, so ist in den meisten Fällen Diazepam das Mittel der Wahl; die Gabe von Phenothiazinen (z. B. Atosil) kann in einzelnen Fällen zu einem weiteren Abfall des Blutdrucks führen.

Die notwendige Dosierung für Antihistaminika ist nicht generell anzugeben. Alle Histaminantagonisten haben eine geringere Affinität zum Histaminrezeptor, an dem sie kompetitiv angreifen, als das Histamin selber. Die individuelle Reaktion ist deshalb nicht vorherzusagen. Außerdem läuft ein Teil der Reaktion, wie schon erwähnt wurde, nicht über Histamin als Mediator, sondern über andere Systeme. Histaminantagonisten sind also nicht immer in der Lage, die Reaktion komplett zu stoppen. Eine nach der Gabe von Histaminantagonisten weiterlaufende Reaktion ist deshalb kein Beweis dafür, daß diese Substanzen unwirksam oder unterdosiert waren.

Im allgemeinen sollte die Dosierung wie folgt sein:

bei Patienten, die in der Prämedikation Antihistaminika bekommen haben:
- Cimetidin (Tagamet) 200 mg i.v.,
- .Clemastin (Tavegil) 2 mg i.v.

Bei Patienten ohne Prämedikation mit Antihistaminika:
- Cimetidin (Tagamet) 5 mg/kg KG i.v.,
- Clemastin (Tavegil) 4–6 mg i.v.

Die Gabe von Glukokortikoiden bei schwachen Reaktionen ist umstritten. In den meisten Fällen wird dafür keine Notwendigkeit bestehen.

Starke Reaktionen

Kommt es zu einer schweren Reaktion, wie oben beschrieben, so ist die konsequente und sofortige Einleitung aller Notfallmaßnahmen notwendig.

Dazu gehört zunächst, daß der behandelnde Arzt nicht alleine bleibt, sondern nach einem festgelegten (und wiederholt geübten) Schema weitere Helfer hinzugezogen und alle weiteren Abläufe koordiniert werden.

An erster Stelle der Therapiemaßnahmen steht natürlich, daß jede weitere Gabe von KM unterbleibt. Blutdruck und Puls sollten unverzüglich und wiederholt gemessen und der Patient nach Möglichkeit mit einem EKG-Monitor überwacht werden. Der Raum ist ausreichend zu beleuchten (möglichst Tageslicht), um den Patienten besser zu sehen, und frühzeitig eine Verschlechterung des Zustands zu erkennen, z. B. eine Zyanose. Geschieht der Zwischenfall in einem Krankenhaus, so kann auch die Kontrolle durch ein Pulsoximeter möglich und nützlich sein, um fortlaufend sowohl einen Überblick über die respiratorische als auch über die hämodynamische Situation zu bekommen.

Behandlung der hämodynamischen Reaktion

Der Patient wird flach auf dem Rücken gelagert, wobei die Beine angehoben werden, um einen ausreichenden Zustrom von Blut aus den venösen Kapazitätsgefäßen in den Thoraxbereich zu ermöglichen. Falls noch nicht vorhanden, muß mindestens ein großvolumiger, peripherer Venenzugang gelegt werden (G14, G16). Ein zentralvenöser Katheter ist in der unmittelbaren Notfalltherapie nicht notwendig, auch nicht für eine eventuelle Reanimation.

Über den venösen Zugang sollte dem Patienten sofort Volumen appliziert werden. Bei einem Erwachsenen besteht nach einer anaphylaktoiden Reaktion ein Volumendefizit von 1–3 l. Der Grund dafür liegt in der massiven, globalen Vasodilatation, aber auch in einer Extravasation von Flüssigkeit ins Interstitium. Der Streit, ob eher kristalloide Lösungen, wie Ringer-Lactat, oder kolloidale Lösungen, wie Hydroxyäthylstärke, verwendet werden sollten, ist heute so entschieden, daß bis zu einem Volumen von 20–25 ml/kg KG Hydroxyäthylstärke verwendet werden sollte, die weiteren Verluste sollten als Ringer-Lactat-Lösung ersetzt werden. Der intravasale Effekt der Volumenexpansion ist bei den kolloidalen Lösungen deutlich stärker als bei den kristalloiden. Auf der anderen Seite scheinen kristalloide Lösungen notwendig zu sein, um das Interstitium wieder aufzufüllen. Zusätzlich können (falls vorhanden) Plasmaproteinlösung oder Humanalbumin gegeben werden. Von den verschiedenen Hydroxyäthylstärkelösungen sollte wegen der Verweildauer von 2–4 h eine mit einem mittleren Molekulargewicht von 200000 bei einem Substitutionsgrad von 0,5 gewählt werden. Die Gabe von Dextranen kann wegen der möglichen schweren anaphylaktischen Reaktion auf diese Substanzgruppe trotz der Vorgabe von Promit nicht empfohlen werden. Auch Gelatinelösungen verbieten sich, da auch bei den modernen Gelatinepräparaten eine Histaminfreisetzung nicht ausgeschlossen werden kann. Auch Glucoselösungen sollten nicht verwendet werden, da sie über eine Verstärkung der anaeroben Glykolyse zu einem vermehrten Anfall von Lactat z. B. auch im ZNS führen können.

Aufgrund der schnellen Reaktion mit großem Volumenbedarf ist es nicht immer möglich, durch die Infusion von Flüssigkeit die Kreislaufsituation sofort zu stabilisieren. Aus diesem Grunde ist die Anwendung von Vasopressoren unumgänglich. Diese sollen durch eine Stimulation der α-Rezeptoren im Bereich der Arteriolen und des venösen Gefäßsystems verschiedene Effekte bewirken:

- Anhebung des diastolischen systemarteriellen Drucks zur Verbesserung der Koronarperfusion,

- Anhebung des mittleren systemarteriellen Drucks zur Steigerung der zerebralen Perfusion und
- Erhöhung des venösen Gefäßtonus zur Erhöhung der kardialen Vorlast.

Das Mittel der Wahl ist das Adrenalin. Es hat nicht nur die erwünschten Effekte auf die Zirkulation, sondern auch Effekte auf den zugrundeliegenden Pathomechanismus, die gerade bei der anaphylaktoiden Reaktion erwünscht sind. Auf diese wird noch eingegangen werden.

Die erforderliche Dosis von Adrenalin ist nicht individuell vorauszusagen, da die Dosis-Wirkung-Beziehung bei der KM-Reaktion verändert ist. Die Dosierung muß also nach der klinischen Wirkung erfolgen. Dazu ist es sinnvoll, eine Lösung von Adrenalin zu verwenden, wie:

- Adrenalin 1 mg auf 10 ml verdünnt mit NaCl 0,9%, 1 ml = 100 µg,
- Adrenalin 0,1 mg auf 10 ml verdünnt mit NaCl 0,9%, 1 ml = 10 µg.

Davon sollte als erste Dosis bei einem Erwachsenen, wenn der systolische Blutdruck noch bei etwa 80 mmHg liegt, etwa 30–50 µg gegeben werden, und danach nach Bedarf mehr. Die mittlere Dosis sollte 10 µg/min betragen. Liegt der arterielle Druck niedriger, so muß die Dosis natürlich nach Wirkung entsprechend höher gewählt werden.

Bei jeder schweren Reaktion sollten auch Antihistaminika gegeben werden. Die unter dem Einfluß von Histamin auftretende Vasodilatation wird initial durch H_1-Rezeptoren vermittelt. Die später auftretende sekundäre, lang anhaltende Vasodilatation entsteht unter der Vermittlung durch H_2-Rezeptoren, jedoch ist dazu eine deutlich höhere Konzentration an Histamin erforderlich. Da Histaminantagonisten kompetitiv am Rezeptor wirken, ist ihre Gabe auch dann noch sinnvoll, wenn schon Histamin ausgeschüttet wurde. Die Affinität der Substanzen zum Histaminrezeptor ist allerdings deutlich kleiner als die von Histamin selber.

Kortikosteroide können ebenfalls in die Regulation der Hämodynamik eingreifen. Sie hemmen den Abbau der Katecholamine, nachdem diese in den synaptischen Spalt ausgeschüttet worden sind. Damit liegt die Konzentration sowohl der endogenen als auch der exogenen Katecholamine höher als ohne die Gabe von Kortikosteroiden. Die Wirkung der Kortikosteroide tritt jedoch erst mit einer Verzögerung von mindestens 20 min ein.

Bei der vagalen Reaktion ist die Therapie der Wahl die Gabe von Volumen und Atropin, letzteres in einer Dosierung von 0,5–3,0 mg i. v. beim Erwachsenen. Die Kombination aus der höheren Herzfrequenz und der durch die Volumengabe verbesserten Vorlast des Herzens normalisieren die Kreislaufsituation in kurzer Zeit. Zusätzlich kann Sauerstoff über eine Maske appliziert werden.

Therapie der respiratorischen Probleme

Bei jeder schweren KM-Reaktion können sowohl die hämodynamischen als auch die respiratorischen Probleme im Vordergrund stehen. Die Dyspnoe ist ein besonders quälender Zustand für den Patienten und wirkt auch meist dramatischer auf den Therapeuten als die schlechte hämodynamische Situation. Die erste Maßnahme, neben dem Freimachen der Atemwege, besteht in der Gabe von reinem Sauerstoff über eine Gesichtsmaske. Befürchtungen, gerade bei älteren Patienten könne dieses zu einer respiratorischen Verschlechterung führen, sind unbegründet. Probleme treten nur bei sehr wenigen Patienten auf, die ihre Atemregulation nicht mehr primär über die CO_2-Konzentrration, sondern über den Sauerstoffpartialdruck steuern. Da in einer Notfallsituation die Atmung des Patienten sowieso genau überwacht wird, ist dies nie ein Problem.

Entwickelt der Patient eine zunehmende Atemnot, so kann der Grund hierfür eine Verengung der oberen Atemwege durch ein Ödem oder eine Bronchokonstriktion sein. Das Ödem kann nur durch die kombinierte Therapie mit Adrenalin und Antihistaminika gebremst werden. Ob die Gabe von Kortikosteroiden hier effektiv ist, ist umstritten. Wegen des Ödems kann die Spontanatmung für den Patienten so schwierig werden, daß sie z. B. mit Hilfe einer Maske unterstützt werden muß. In extremen Fällen kann die Schwellung innerhalb von wenigen Minuten so zunehmen, daß auch dies unmöglich wird. Hier ist aus mechanischen Gründen meist auch eine endotracheale Intubation unmöglich. In diesem Fall hilft nur noch eine Koniotomie oder eine Spickung der Membrana cricothyroidea mit dicken Kanülen. Diese Maßnahme ist einfach durchzuführen, relativ gefahrlos und ist für solche Patienten absolut lebensrettend. Von dem Versuch einer Tracheotomie soll auch an dieser Stelle dringend abgeraten werden.

Der Bronchospasmus kann mit H_2-Antagonisten oder mit direkten oder indirekten β_2-Sympathomimetika behandelt werden. Auch hier sind Histaminantagonisten nur unterstützend wirksam. Jede Gabe von direkten oder indirekten β-Mimetika kann zu schweren Nebenwirkungen führen. Typisch sind eine Hypotension aufgrund einer Vasodilatation im Bereich der Arteriolen und des venösen Systems und schwere Herzrhythmusstörungen. Dies ist auch dann der Fall, wenn sie per inhalationem gegeben werden. Die letztere Applikationsweise ist bei schweren spastischen Zuständen nicht sehr wirksam, da oft wegen der schweren Ventilationsstörung nur ein geringer Teil der Substanz vom Patienten aufgenommen wird. Deshalb ist es in diesen Fällen ratsam, eine i. v.-Applikation vorzunehmen. Intramuskuläre oder subkutane Injektionen sind nicht sicher in ihrer Wirksamkeit vorauszusehen, da die Zirkulation schon erheblich verschlechtert sein kann.

Zur Verfügung stehen unter anderem:

- β_2-Agonisten:
  - Salbutamol (Sultanol),
  - Terbutalin (Bricanyl),
  - Fenoterol (Berotec),
  - Clenbuterol (Spiropent).
- β_1- und β_2-Agonisten:
  - Orciprenalin (Alupent),
  - Isoproterenol (Isoprenalin).
- β- und α-Agonisten:
  - Adrenalin (Suprarenin),
  - Noradrenalin (Arterenol).

Die Therapie des Bronchospasmus kann auch durch indirekte Sympathomimetika versucht werden. Hierzu werden 5 mg/kg KG Theophyllin (z. B. Euphyllin) im Bolus über etwa 5–10 min gegeben. Die möglichen Nebenwirkungen sind die gleichen wie bei der Gabe von direkten β-Stimulatoren: Hypotension, Arrhythmien, Tachykardie. Ob die Gabe von Theophyllin wirklich besser ist als die von direkten β_2-Agonisten, ist zur Zeit umstritten.

In manchen Fällen ist auch die Applikation von Atropin (1–3 mg i. v. beim Erwachsenen) sinnvoll, da bei einigen Patienten der Bronchospasmus vornehmlich über den Parasympathikus aufrecht erhalten wird.

Hemmung der Mediatorausschüttung

Wie oben erwähnt, wird die Mediatorausschüttung durch mehrere intrazelluläre Mechanismen beeinflußt. Dazu gehören das cAMP (Hemmung) und das Kalzium (Förderung). Beide lassen sich auch therapeutisch beeinflussen. Der cAMP-Gehalt der Zelle kann durch β_1-Stimulation vermehrt werden. Es gibt jedoch auch andere Möglichkeiten, die cAMP-Konzentration zu steigern: die Stimulation der cAMP-Synthese durch Glukagon oder die Anwendung von Phosphodiesteraseinhibitoren. Hier kann auch unter Umständen das Theophyllin eine Rolle spielen, das jedoch offenbar nur in sehr hoher Dosierung als Phosphodiesterasehemmer wirkt [12].

Die β-Stimulation kann entweder über reine β-Agonisten erfolgen (spezifisch oder unspezifisch) oder über eine Substanz wie Adrenalin, die sowohl β- als auch α-agonistisch wirkt. Bei niedriger Dosierung von Adrenalin dominiert der β-Effekt [3, 2]. Bei höherer Dosis jedoch kommt auch der α-Effekt zum Tragen, wobei der sekundäre Transmitter der α-Rezeptoren, Kalzium, zu einer verstärkten Ausschüttung von Mediatoren führen kann. Die höhere Dosierung von Adrenalin sollte also nur dann gewählt werden, wenn es aus hämodynamischen Gründen notwendig ist. In diesem Fall wiegt der Vorteil der verbesserten Hämodynamik die möglichen Nachteile der Mediatorfreisetzung auf. Eine frühe, niedrige Dosierung ist sonst anzustreben.

Reanimation

Trotz aller therapeutischen Maßnahmen kann es zu einem Herz-Kreislauf-Stillstand kommen. In diesen Fällen ist unverzüglich mit Reanimationsmaßnahmen zu beginnen.

Dabei müssen zunächst die Atemwege gesichert und die Spontanatmung des Patienten wiederhergestellt bzw. der Patient beatmet werden. Der Beginn der Reanimationsmaßnahmen mit der extrathorakalen Herzmassage kann im Fall eines anaphylaktoiden Schocks kaum empfohlen werden. Diese Reihenfolge der Maßnahmen gilt nur für den Fall, daß der Patient aus einer akuten kardialen Situation (Kammerflattern oder -flimmern) einen Herz-Kreislauf-Stillstand erleidet. In diesem Fall ist das Blut noch gut oxygeniert und die kardiale Reanimation (z. B. Defibrillation) steht am Beginn der Reanimation.

Nicht so beim anaphylaktoiden Schock, da hier der Kreislaufstillstand das Resultat eines Schockgeschehens und einer Hypoxie ist.

Die Beatmung sollte entweder über eine Maske mit 100% Sauerstoff, u. U. unter Anwendung eines Wendl- oder Güdel-Tubus, oder besser noch über einen endotrachealen Tubus erfolgen. Sind überhaupt keine Hilfsmittel zur Hand, so muß eine Mund-zu-Nase-Beatmung durchgeführt werden. Es ist darauf hinzuweisen, daß die Anwendung von Hilfsmitteln für die Beatmung nur dann sinnvoll ist, wenn der Therapierende Erfahrung im Umgang mit diesem Hilfsmittel besitzt, sonst ist die Mund-zu-Nase-Beatmung die Methode der Wahl [4]. Mehrere Untersuchungen konnten zeigen, daß die Anwendung von Hilfsmitteln durch Ungeübte zu einer Verschlechterung der Effektivität der Beatmung führt. Dies gilt natürlich vor allen Dingen für die endotracheale Intubation.

Die Mund-zu-Nase-Beatmung wird heute statt der Mund-zu-Mund-Beatmung empfohlen. Der Grund dafür liegt in der Gefahr, daß bei der Mund-zu-Mund-Beatmung der Druck im Bereich des Pharynx so groß wird, daß es zu einer Öffnung des Ösophagus und einer Insufflation des Magens kommt. Dies kann durch die Mund-zu-Nase-Insufflation vermieden werden. Es gibt bisher keinen Hinweis darauf, daß durch eine Mund-zu-Mund/Nase-Beatmung etwa eine HIV-Infektion übertragen werden kann.

Hat der Therapeut jedoch Erfahrungen in der endotrachealen Intubation, so sollte sie durchgeführt werden. Sie hat den Vorteil, daß eine Beatmung mit 100% Sauerstoff erfolgen kann, daß eine Aspiration mit hoher Wahrscheinlichkeit ausgeschlossen werden kann, und daß auch bei zunehmendem Ödem im Bereich der oberen Luftwege eine sichere Beatmung möglich ist. Außerdem ist durch den Tubus eine einfache Applikation von Medikamenten in den endotrachealen Bereich möglich.

Nach der Sicherung der Atemwege und Beatmung muß untersucht werden, ob noch ein effektiver Kreislauf vorhanden ist oder nicht. Dazu wird der Karotispuls für mindestens 5 s getastet und außerdem die Pupillenweite kontrolliert. Ist der Puls nicht tastbar und sind die Pupillen weit, so besteht mit Sicherheit ein Kreislaufstillstand. Ob dieser aufgrund einer Asystolie oder eines Kammerflatterns oder -flimmerns eingetreten ist, ist nur mit Hilfe eines EKG-Geräts festzustellen, jedoch nicht so wichtig für die weiteren Therapiemaßnahmen.

Die von Kouwenhoven et al. [6] gefundene Methode der externen Herzmassage ist zwar heute auch den meisten Laien bekannt, wird jedoch trotzdem selbst vom medizinischen Personal oft nicht korrekt durchgeführt. Eine optimale Durchführung der mechanischen Reanimation ist jedoch wichtig, da selbst bei optimaler Durchführung der mechanischen Maßnahmen der resultierende Blutfluß nur ein Minimum des Volumens beträgt, das normalerweise erforderlich ist. So beträgt während der extrathorakalen Herzmassage der Blutfluß in der Carotis communis nur etwa 10%, in den Koronararterien etwa 5% des Normwerts.

Zur Durchführung der extrathorakalen Herzmassage wird zunächst der optimale Druckpunkt aufgesucht. Die Hand muß in dieser Position gehalten werden und darf während der Massage den Kontakt zum Thorax nicht verlieren. Während der Massage ist es wichtig, daß der Schultergürtel des Therapierenden senkrecht oberhalb des Sternums des Patienten liegt; die Massage selbst erfolgt bei durchgestreckten Armen aus der Bauchmuskulatur heraus. Nur so ist eine optimale Kraftausübung zu erzielen. Verständlicherweise ist eine solche Durchführung der Herzmassage nicht möglich, wenn der Patient sich auf einem Röntgenuntersuchungstisch befindet. Es ist deshalb immer zu überlegen, ob der Patient vom Untersuchungstisch auf eine Decke auf dem Boden gelegt werden kann. Dies vereinfacht und verbessert die Reanimationsmaßnahmen.

Es ist seit einigen Jahren bekannt, daß die extrathorakale Herzmassage über einen anderen Mechanismus funktioniert als lange angenommen wurde [13]. Ursache für die Entstehung eines Blutflusses ist nicht, daß das Herz zwischen Sternum und Wirbelsäule komprimiert wird und wegen seiner Klappensysteme wie eine Pumpe das Blut von der venösen auf die arterielle Seite fördert. Angiographische Untersuchungen am Menschen haben gezeigt, daß die Herzklappen bei der extrathorakalen Herzmassage am Menschen meist offen stehen, zumindest die Trikuspidal- und die Mitralklappe [15]. Außerdem liegt das Herz nicht genau in der Mittellinie des Körpers, sondern etwas nach links verlagert. Gerade der linke Ventrikel läßt sich deshalb kaum komprimieren, da sich das Herz während der Thoraxkompression zudem am Gefäßstiel etwas nach links dreht. Die eigentliche Ursache für das Entstehen eines Blutflusses liegt offenbar in der Erhöhung des intrathorakalen Drucks. Bei der Kompression des Thorax pflanzt sich dieser über das arterielle System auch in die Körperregionen außerhalb des Thorax fort. Im Venensystem gibt es jedoch im Bereich des Schultergürtels überall Klappensysteme (Segel- oder Taschenklappen), die eine Ausbreitung des Drucks verhindern. Diese werden durch einen funktionellen Verschluß unterstützt, da die dünnwandigen Venen durch den von außen auf sie einwirkenden Druck leicht zusammengepreßt werden. So baut sich im Bereich der oberen Körperhälfte eine Druckdifferenz zwischen arterieller und venöser Seite auf, wodurch ein Blutfluß bewirkt wird.

Um eine Druckerhöhung im Thorax zu erreichen, muß die Kompressionsphase bei der Herzmassage etwa 50% des Zyklus betragen. Alternative Maßnahmen, die die Effektivität der mechanischen Maßnahmen verbessern sollten, haben bisher keine Verbesserung der Effektivität der Reanimation bewirkt.

Da auch bei optimaler Durchführung der mechanischen Maßnahmen der Blutfluß auch zum Herzen und in den Koronargefäßen immer noch vergleichsweise schlecht ist, ist der Einsatz von Katecholaminen sinnvoll. Hier ist Adrenalin das Mittel der Wahl [1, 9, 10]. Die Kombination von α-Stimulation und β-Stimulation hat sich bei dieser Substanz bisher gegenüber anderen Katecholaminen als überlegen erwiesen, obwohl gezeigt werden konnte, daß eigentlich nur der α-stimulierende Effekt zur Reanimation notwendig ist [8]. Die Dosierung ist:

- Adrenalin 1 mg auf 10 ml NaCl 0,9%, 1 ml = 100 µg,
- initialer Bolus (Erwachsener): 3–5 ml.

Dieser Bolus muß unter Umständen mehrfach wiederholt gegeben werden, da bei einigen Patienten größere Mengen an Katecholaminen erforderlich sind. Es ist jedoch zu beachten, daß während der Gabe die Herzmassage nicht unterbrochen wird. Da das Herzzeitvolumen relativ niedrig ist, müssen allerdings zwischen den Bolusgaben sicherlich 2 min Zeit liegen, um die Wirkung abzuwarten. Eine intrakardiale Injektion wird heute allgemein als nicht sinnvoll angesehen, da die Komplikationshäufigkeit in keinem Verhältnis zur Effektivität steht. Empfohlen werden kann allerdings die initiale Gabe der Medikamente über den endotrachealen Tubus tief endobronchial, und zwar in etwa der doppelten der normalen Dosis. Natriumbikarbonat darf allerdings nicht so appliziert werden, da es eine erhebliche Reizung des Lungengewebes verursacht.

Zur Stabilisierung der Herz-Kreislauffunktion kann die Gabe von Adrenalin oder Dopamin über eine Spritzenpumpe oder per infusionem notwendig sein:

- 200 mg Dopamin auf 50 ml NaCl 0,9% oder
- 200 mg Dopamin auf 250 ml G 5%
  (Dosierung nach klinischer Wirkung).

Da Adrenalin β-agonistisch wirkt und das Myokard der Patienten bei der Reanimation oft hypoxisch ist, können nach der Applikation Rhythmusstörungen auftreten. Diese sind durch die Gabe von Lidocain (Xylocain) 1–1,5 mg/kg KG langsam i.v. meist zu beherrschen.

Bei jedem Patienten tritt nach einer protrahierten Schocksituation eine Azidose auf; deshalb kann die Gabe von Natriumbikarbonat erwogen werden. Die bestehende Azidose ist jedoch meist eine Kombination aus respiratorischer und metabolischer Azidose. Außerdem werden nach Wiedereintreten der Perfusion nicht alle Strombahngebiete gleichmäßig perfundiert, so daß eine Berechnung der Dosierung nach Körpergewicht sicher falsch wäre. Die Gabe von Natriumbikarbonat ist in letzter Zeit umstritten [16]. In den Fällen, bei denen es aus völliger Gesundheit im Rahmen eines kardialen Geschehens durch ein akutes Kammerflimmern beispielsweise zu einem plötzlichen Kreislaufstillstand kommt, ist oft keine Azidose nachweisbar. In diesen Fällen ist keine Indikation für den Einsatz von Natriumbikarbonat gegeben. Hier überwiegen die möglichen Nebenwirkungen der Therapie, auf die hier nicht weiter eingegangen werden kann. Bei der KM-Reaktion dagegen stellt der Herz-Kreislauf-Stillstand meist den Endpunkt einer über 10 oder 15 min verlaufenden Schocksituation mit Hypoxie dar. Hier ist es sicher eher angebracht, auch Natriumbikarbonat zur Therapie einzusetzen. Wichtiger als die Beseitigung der Azidose ist für den Erfolg einer Therapie jedoch immer die Optimierung des Blutflusses durch die extrathorakale Herzmassage.

Die Dosierung von Natriumbikarbonat beim Erwachsenen beträgt:
- Initial: 1–1,5 mval/kg KG als Bolus,
- Repetition: die Hälfte der Initialdosis nach 10–15 min bei anhaltendem Schockzustand.

Die Anwendung von alternativen Puffern, wie z. B. Tris-Puffer, konnte keine Verbesserung der Reanimationswahrscheinlichkeit gegenüber Natriumbikarbonat bewirken. In einzelnen Untersuchungen sind auch weniger positive Effekte des Tris-Puffer bekannt [11].

Kommt es zum Kammerflattern oder -flimmern, so ist die Defibrillation das Mittel der Wahl. Diese Möglichkeit wird jedoch in den meisten Fällen in einer Praxis nicht zur Verfügung stehen. Da beim anaphylaktischen/anaphylaktoiden Schock das Kammerflimmern der Endpunkt einer längeren Perfusionsstörung oder Hypoxie im Bereich des Herzens sein dürfte, ist hier der Versuch eines präkardialen Faustschlages so gut wie sicher unwirksam. Ist kein Defibrillator zur Hand, so ist die einzige Alternative die Fortsetzung der extrathorakalen Herzmassage. Der Therapieerfolg ist jedoch um so wahrscheinlicher, je kürzer die Phase der Fibrillation ist [14].

Problempatienten

Problematisch sind Patienten, die medikamentös vorbehandelt sind. In den letzten Jahren hat vor allen Dingen die Verschreibung von β-Blockern deutlich zugenommen. Diese Patienten sprechen deutlich schlechter auf die Therapie mit β-Agonisten an als nicht vorbehandelte Patienten. Bei der Therapie mit Adrenalin kann es zu einer frühen Dominanz der α-Stimulation kommen, die wie beschrieben dann nachteilig sein kann, wenn keine Reanimationssituation vorliegt. Auch die chronische Einnahme von direkten oder indirekten β-Agonisten (Asthmatiker) kann zu einer deutlich verschlechterten therapeutischen Wirksamkeit führen. Bei Patienten, die unter der Wirkung von α-Antagonisten stehen, kann es zu einer Umkehr der Adrenalinwirkung mit schwerer Hypotonie kommen. Eine solche Medikation sollte spezielle Berücksichtigung bei der Vorbereitung finden.

Schlußfolgerungen

Es ist wichtig, die Reanimation nicht zu früh zu beenden. Der Ausgang von Reanimationsmaßnahmen ist auch von Erfahrenen initial nur schwer zu beurteilen. Die Einstellung der therapeutischen Maßnahmen sollte deshalb möglichst erst nach Beratung mit einem in der Reanimation erfahrenen Kollegen erfolgen. Deshalb sollte im Alarmplan für einen solchen Zwischenfall immer die Hinzuziehung eines solchen Kollegen (z. B. Notarzt) vorgesehen sein. Niemand wird dem Radiologen einen Vorwurf machen, weil eine schwere Reaktion aufgetreten ist. Der Vorwurf bezieht sich praktisch immer auf die Unterlassung oder Nichtbeherrschung von geeigneten Therapiemaßnahmen. Mit den ärztlichen Sofortmaßnahmen, die hier aufgeführt sind, hat der Radiologe ein therapeutisches Spektrum in der Hand, mit dem er jeden Patienten optimal therapieren kann. Hinzuweisen ist in diesem Zusammenhang auch auf die vielen

Notfallkurse für Ärzte, die von den Landesärztekammern bundesweit angeboten werden, und auf denen ein praktisches Üben der Maßnahmen durchgeführt werden kann.

Literatur

1. Atkins J (1986) Emergency medical service systems in acute cardiac care: state of the art. Circulation 74 [Suppl IV]: IV-4
2. Barach E, Nowak R, Tennyson G, Tomlanovich M (1984) Epinephrine for treatment of anaphylactic shock. JAMA 251(10): 2118
3. Bielory L, Kaliner M (1985) Anaphylactoid reactions to radiocontrast materials. Int Anesth Clin 23:97
4. Elam J, Brown E, Elder J (1954) Artificial respiration by mouth-to-mouth method. A study of respiratory gas exchange of paralyzed patients ventilated by operators expired air. N Engl J Med 250:749
5. Hartman G, Hattery R, Witten D, Williamson B (1982) Mortality during excretory urography: Mayo Clinic experience. Am J Radiol 139:919
6. Kouwenhoven W, Jude J, Knickerbocker G (1960) Closed-chest cardiac massage. JAMA 173:1064
7. MacLean L, Mulligan W, McLean A, Duff J (1967) Patterns of septic shock in man – a detailed study of 56 patients. Ann Surg 166:543–558
8. Otto C, Yakaitis R (1984) The role of epinephrine in CPR: a reappraisal. Ann Emerg Med 13:840
9. Redding J, Pearson J (1963) Evaluation of drugs for cardiac resuscitation. Anesthesiology 24:203
10. Redding J, Pearson J (1968) Resuscitation from ventricular fibrillation (drug therapy). JAMA 203:255
11. Rosenberg J, Martin G, Paradis N, Nowak R, Walton D, Apleton T, Welch K (1989) The effect of CO_2- and non-CO_2-generating buffers on cerebral acidosis after cardiac arrest: a ^{31}P NMR study. Ann Emerg Med 18(4):341–347
12. Rossing TH (1989) Methylxanthines in 1989. Ann Intern Med 110(7):502–504
13. Rudikoff M, Maughan W, Effrom M, Freund P, Weisfeld M (1980) Mechanisms of blood flow during cardiopulmonary resuscitation. Circulation 61:345
14. Sanders A, Kern K, Atlas M, Bragg S, Ewy G (1985) Importance of the duration of inadequate coronary perfusion pressure on resuscitation from cardiac arrest. J Am Coll Cardiol 6:113
15. Werner J, Greene H, Janko C (1981) Visualization of cardiac valve motion during external chest compression using two-dimensional echocardiography. Implications regarding the mechanism of blood flow. Circulation 63:1417
16. Zander J (1990) Hyperkapnie – Gewebsazidose: Welche Störung wann therapieren? In: Peter K, Lawin P, Bein T, Briegel J (Hrsg) Intensivmedizin 1990. Thieme, Stuttgart

Röntgenkontrastmittelnebenwirkungen und Komplikationen – Stand 1990

E. Zeitler

1. Die bisherige Entwicklung der Röntgenkontrastmittel (RKM) hat einen gewissen Abschluß erreicht und stellt ein hohes Maß an Sicherheit für den Patienten dar.
2. Die bildgebende Diagnostik wurde durch physikalische andersartige Untersuchungsmethoden als es die Röntgenstrahlen sind (Ultraschall, Endoskopie, Kernspintomographie) bereichert, wodurch eine beachtliche Zahl von Kontrastmitteluntersuchungen überflüssig wurden. Zu diesen gehörten u. a. die Cholezysto- und Cholangiographie wie auch mehr als 75% der i. v.-Ausscheidungs-Urographien.

In der zentralen Radiodiagnostischen Abteilung im Klinikum Nürnberg ist die Zahl der Urographien drastisch zurückgegangen. Dabei ist allerdings zu bemerken, daß die wesentliche verbliebene Indikation, der Verdacht auf Urolithiasis und die erforderliche Steinlokalisation in der unabhängigen urologischen Röntgenabteilung ausgeführt wird. Retrograde Pyelogramme werden jedoch auch in der urologischen Klinik überwiegend nur noch im Zusammenhang mit einem therapeutischen Eingriff praktiziert. Andererseits konnte durch die Computertomographie (CT) die Zahl der Myelographien gesenkt werden. Das Ausmaß der noch notwendigen Myelographien ist dabei sowohl abhängig von der Einstellung des Operateurs als auch von der zusätzlichen Einsatzmöglichkeit der Kernspintomographie. Trotz CT und Magnetresonanztomographie (MRT)-Zugriff ist am weiterhin bestehenden Bedarf für die Myelographie nicht zu zweifeln.

3. Haupteinsatzgebiet jodhaltiger Kontrastmittel (KM) sind heute vorzugsweise die Verfahren der Angiographie inklusive der Kardangiographie und Koronarangiographie wie auch die CT.
4. Nichtionische KM haben 2–6mal weniger Nebenwirkungen als ionische. Ihr Einsatz ist insbesondere bei Risikopatienten zu wählen. Es besteht ein deutlicher Hinweis dafür, daß auch die Zahl der letalen KM-Zwischenfälle durch die nichtionischen KM wesentlich gesenkt wurde.
5. Eine weitere Risikominderung sollte durch prophylaktische Maßnahmen insbesondere bei allen Risikopatienten eingeleitet werden. Daher gehört vor jede KM-Applikation die Erhebung einer speziellen Anamnese. Beste Prophylaxe für schwere Nebenwirkungen nach KM-Anwendung sind der Einsatz nichtionischer KM in Kombination mit der Prämedikation von H_1- und H_2-Antagonisten.

6. Die optimale Dosis für die Urographie sind 1,5 ml/kg Körpergewicht von nichtionischen KM.
7. Als maximale Dosis innerhalb von 30–60 min sollten nicht mehr als 5 ml/kg Körpergewicht appliziert werden (Bedarf hierfür besteht vorwiegend bei Multi-Organ-Angiographie und Bolus-CT).
8. Über einzelne Wirkungen sind unsere Kenntnisse noch unvollkommen. So z.B. über spezielle Organwirkungen am tubulären Apparat der Niere, am ZNS und über Häufigkeit und Art von KM-Spätreaktionen.
9. Die Weiterentwicklung von RKM wird sich vornehmlich auf sehr spezielle Indikationen ausrichten (z.B. Lymphographie) und KM-Entwicklungen bei anderen bildgebenden Systemen.
10. Da das Rechtsempfinden der Menschen in unserer Gesellschaft das Selbstbestimmungsrecht des Patienten stärker betont als je zuvor, ist dem auch in der Aufklärung Rechnung zu tragen. Dies bedeutet, daß dem Patienten bei beabsichtigter Anwendung ionischer KM die Alternative besser verträglicher Substanzen benannt wird wie auch Risikounterschiede bei speziellen Anwendungsbereichen definiert werden müssen. Dabei kommt den typischen, methodenspezifischen Risiken die Hauptbedeutung zu, unter Beachtung auch seltenster Ereignisse.
11. Der Einsatz ionischer RKM bedarf einer besonderen Begründung.

Sachverzeichnis